C. Marischler
BASICS Endokrinologie

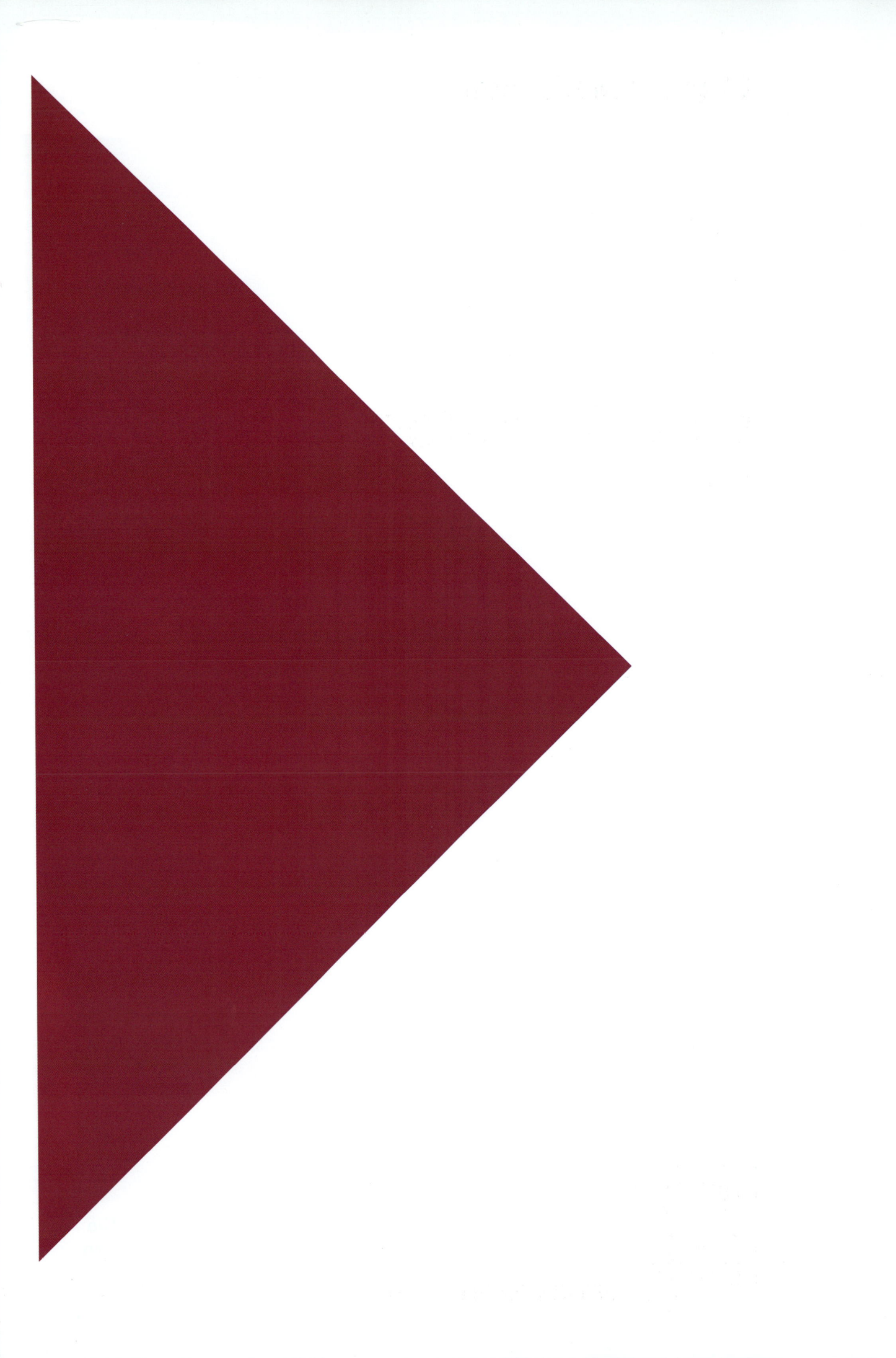

Clemens Marischler

BASICS
Endokrinologie

2. Auflage

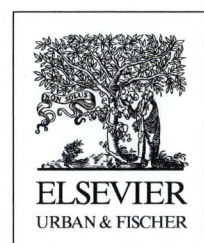

ELSEVIER
URBAN & FISCHER

URBAN & FISCHER München

Zuschriften an:
Elsevier GmbH, Urban & Fischer Verlag, Hackerbrücke 6, 80335 München

Wichtiger Hinweis für den Benutzer
Die Erkenntnisse in der Medizin unterliegen laufendem Wandel durch Forschung und klinische Erfahrungen. Der Autor dieses Werkes hat große Sorgfalt darauf verwendet, dass die in diesem Werk gemachten therapeutischen Angaben (insbesondere hinsichtlich Indikation, Dosierung und unerwünschter Wirkungen) dem derzeitigen Wissensstand entsprechen. Das entbindet den Nutzer dieses Werkes aber nicht von der Verpflichtung, anhand weiterer schriftlicher Informationsquellen zu überprüfen, ob die dort gemachten Angaben von denen in diesem Werk abweichen und seine Verordnung in eigener Verantwortung zu treffen.
Für die Vollständigkeit und Auswahl der aufgeführten Medikamente übernimmt der Verlag keine Gewähr.
Geschützte Warennamen (Warenzeichen) werden in der Regel besonders kenntlich gemacht (®). Aus dem Fehlen eines solchen Hinweises kann jedoch nicht automatisch geschlossen werden, dass es sich um einen freien Warennamen handelt.

Bibliografische Information der Deutschen Nationalbibliothek
Die Deutsche Nationalbibliothek verzeichnet diese Publikation in der Deutschen Nationalbibliografie; detaillierte bibliografische Daten sind im Internet über http://www.d-nb.de/ abrufbar.

Alle Rechte vorbehalten
2. Auflage 2014
© Elsevier GmbH, München
Der Urban & Fischer Verlag ist ein Imprint der Elsevier GmbH.

14 15 16 17 18   5 4 3 2 1

Für Copyright in Bezug auf das verwendete Bildmaterial siehe Quellenverzeichnis.

Das Werk einschließlich aller seiner Teile ist urheberrechtlich geschützt. Jede Verwertung außerhalb der engen Grenzen des Urheberrechtsgesetzes ist ohne Zustimmung des Verlages unzulässig und strafbar. Das gilt insbesondere für Vervielfältigungen, Übersetzungen, Mikroverfilmungen und die Einspeicherung und Verarbeitung in elektronischen Systemen.

Um den Textfluss nicht zu stören, wurde bei Patienten und Berufsbezeichnungen die grammatikalisch maskuline Form gewählt. Selbstverständlich sind in diesen Fällen immer Frauen und Männer gemeint.

Planung: Ulrike Kriegel
Lektorat: Susanne Szczepanek
Redaktion: Dr. Nikola Schmidt
Gestaltungskonzept: Rainald Schwarz, Andrea Mogwitz, München
Herstellung: Elisabeth Märtz, Renate Hausdorf, München
Satz: abavo GmbH, Buchloe/Deutschland; TnQ, Chennai/Indien
Druck und Bindung: Printer Trento, Trient, Italien
Umschlaggestaltung: SpieszDesign, Neu-Ulm

ISBN 978-3-437-42267-6
ISBN e-Book 978-3-437-29266-8

Aktuelle Informationen finden Sie im Internet unter **www.elsevier.de** und **www.elsevier.com**

VORWORT ZUR 2. AUFLAGE

Zahlreiche Neuerungen nicht nur im Bereich der Diabetologie haben es sinnvoll erscheinen lassen, dieses Lehrbuch gründlich zu überarbeiten. Mit der Neuauflage in modernem Layout gab es außerdem die Möglichkeit, Mängel und Fehler zu beheben.

Falls es mir gelungen ist, den Leser zu motivieren, dieses Buch nicht nur zum Lernen für eine Prüfung oder ein Praktikum, sondern auch zum wiederholten Nachschlagen in die Hand zu nehmen, so sehe ich meine Aufgabe als erfüllt an.

Bleibt mir noch, Dank zu sagen für die Unterstützung durch meine Familie sowie durch Univ.-Prof. Dr. Alois Gessl, Lektorin Dr. Nikola Schmidt, Ulrike Kriegel und Andreas Rumpf von Elsevier/Urban & Fischer.

Linz, Sommer 2013
Clemens Marischler

Vorwort zur 1. Auflage

Als Leser überspringe ich selbst meist das Vorwort. Daher möchte ich hier vor allem praktische Hinweise zur Benutzung dieses Buches geben. Es wurde besonderer Wert darauf gelegt, klinische Symptome sowie diagnostische und therapeutische Vorgehensweisen übersichtlich darzustellen. Dieses Buch aus der BASICS-Reihe soll es dem Studenten ermöglichen, begleitend zu einer Famulatur oder einem Praktikum in kurzer Zeit einen Einblick in den praktischen Alltag der Endokrinologie zu bekommen. Daneben findet man sowohl Antworten auf einfache Fragen, die man sich vielleicht keinem Arzt zu stellen traut, als auch Antworten auf komplizierte Mechanismen, die einem auch ein Facharzt nicht immer so schnell erklären kann.

Das Buch ist in einen allgemeinen und einen speziellen Abschnitt gegliedert. Im allgemeinen Teil werden grundlegende Begriffe und Mechanismen erklärt, auf die in späteren Kapiteln nicht mehr eingegangen wird. Diese sind vor allem für das Verständnis von diagnostischen und therapeutischen Grundprinzipien von Bedeutung. Der spezielle Teil enthält die häufigsten endokrinen Erkrankungen, die den jeweiligen Organsystemen zugeordnet sind. Dabei findet man zu Beginn eines Kapitels eine Wiederholung physiologischer Grundlagen. Dies soll helfen, pathophysiologische Mechanismen besser zu verstehen. Mir selbst fällt das Lernen im Allgemeinen leichter, wenn ich die Zusammenhänge kenne. Leider kann man sich jedoch nicht alle Sachverhalte auf logische Weise herleiten.

Dennoch hoffe ich, dass durch dieses Buch das Wissen über das breite Gebiet der Endokrinologie auf verständliche Weise nähergebracht wird. Und vielleicht gelingt es mir ja auch, einige Leser für diesen faszinierenden Bereich der inneren Medizin zu begeistern.

Wegen des wissenschaftlichen Fortschritts sind zahlreiche Vorgehensweisen, die noch vor einigen Jahren gültig waren, nun bereits überholt. Ich habe mich daher auch bemüht, aktuelle Erkenntnisse einzubeziehen. Es kann jedoch aufgrund des Umfangs nicht auf alles detailliert eingegangen werden. Dies kommt dafür dem Leser zugute, der sich nicht mit Details aufhalten möchte. Für all diejenigen, die sich vertiefend mit der Endokrinologie beschäftigen möchten, ist weiterführende Literatur zu empfehlen.

Schließlich möchte ich mich noch bei allen bedanken, die maßgeblich an der Entstehung dieses Buches beteiligt waren. Besonderer Dank gebührt Frau Primar Dr. Wilhelmine Maschek, die ohne zu zögern und mit viel Erfahrung diese Arbeit betreut hat. Aufgrund des umfassenden Themenbereiches war ich auf die Hilfe weiterer Fachärzte angewiesen. Ich bedanke mich besonders bei Primar Prof. Dr. Georg Biesenbach, Dr. Eva Bentz, Prof. Dr. Georg Schatzl und Dozent Dr. Jörg Berg für die Korrektur einzelner Kapitel. Große Unterstützung habe ich auch durch zahlreiche Kommilitoninnen und Kommilitonen, insbesondere Andreas Pollreisz und Hans Christian Lederhuber, durch meine Familie und nicht zuletzt durch die Lektorinnen Willi Haas und Veronika Sonnleitner (Elsevier/Urban & Fischer Verlag) und die Redakteurin Dagmar Reiche (Sprachquadrat) bekommen.

Wien, im Frühjahr 2007
Clemens Marischler

ABKÜRZUNGSVERZEICHNIS

A., Aa.	Arteria, Arteriae	FDG	Fluordesoxyglukose
Abb.	Abbildung	FISH	Fluoreszenz-in-situ-Hybridisierung
ACE	Angiotensin-converting-Enzym	FIT	funktionelle Insulintherapie
Acetyl-CoA	Acetyl-Coenzym A	FMTC	familial medullary thyroid carcinoma
ACTH	adrenokortikotropes Hormon	FNP	Feinnadelaspirationspunktion
ADH	antidiuretisches Hormon (= Vasopressin)	FSH	follikelstimulierendes Hormon
ADP	Adenosindiphosphat	fT_3	freies Triiodthyronin
AGE	advanced glycation endproducts	fT_4	freies Thyroxin
AGS	adrenogenitales Syndrom	GADA	Antikörper gegen Glutamatdecarboxylase
AIRE	Autoimmune-Regulator	GDP	Guanosin-5'-diphosphat
AK	Antikörper	GEP	gastroenteropankreatische Tumoren
AMP	Adenosinmonophosphat	ggf.	gegebenenfalls
AN	Anorexia nervosa	GH	growth hormone (Wachstumshormon)
ANP	atriales natriuretisches Peptid	GHIH	Somatostatin (Growth-Hormone-inhibiting-Hormon)
AP	alkalische Phosphatase		
APECED	autoimmune Polyendokrinopathie-Candidiasis-ektodermale Dystrophie	GHRH	Growth-Hormone-releasing-Hormon (= Somatoliberin)
AT II	Angiotensin II	GLA-Protein	Gammacarboxyglutamat-Protein
ATP	Adenosintriphosphat		
AZ	Allgemeinzustand	GLP-1	glucagon-like peptide (= Liraglutide)
BB	Blutbild	GM-CSF	Granulozyten-Makrophagen-koloniestimulierender Faktor
BE	Broteinheit		
BGA	Blutgasanalyse	GnRH	Gonadotropin-releasing-Hormon
BMD	Knochenmineraldichte (bone mineral density)	GTP	Guanosin-5'-triphosphat
BMI	Body-Mass-Index	h	Stunden
BSG	Blutkörperchensenkungsgeschwindigkeit	Hb	Hämoglobin
BZ	Blutzucker	HbA_{1c}	C-Fraktion des glykosylierten Hämoglobins
bzw.	beziehungsweise	hCG	humanes Choriongonadotropin
Ca^{2+}	Kalzium	HDL	High-Density-Lipoprotein
cAMP	zyklisches Adenosinmonophosphat	HT	Hormontherapie
CBG	kortisolbindendes Globulin	Hg	Quecksilber
CCK	Cholezystokinin	5-HIES	5-Hydroxyindolessigsäure
CETP	Cholesterinester-Transferprotein	Hkt	Hämatokrit
CGH	Komparative genomische Hybridisierung	HLA	human leukocyte antigen
cGMP	zyklisches Guanosinmonophosphat	hMG	humanes menopausales Gonadotropin
CK	Kreatinkinase	HMV	Herzminutenvolumen
CMV	Zytomegalievirus	HPT	Hyperparathyreoidismus
COMT	Katecholamin-O-Methyltransferase	5-HT	5-Hydroxytryptamin (= Serotonin)
CRH	Corticotropin-releasing-Hormon	HVL	Hypophysenvorderlappen
CRP	C-reaktives Protein	HWZ	Halbwertszeit
CT	Computertomografie, Computertomogramm	IAA	Insulinautoantikörper
DD	Differenzialdiagnose	IA-2A	Antikörper gegen Tyrosinphosphatase
DDG	Deutsche Diabetes Gesellschaft	ICA	Inselzellantikörper
d. h.	das heißt	IDL	Intermediate-Density-Lipoproteine
DHEA	Dehydroepiandrosteron	i. d. R.	in der Regel
DHEAS	Dehydroepiandrosteronsulfat	IE	Insulineinheit/Internationale Einheit
DHT	Dihydrotestosteron	IFG	impaired fasting glucose (gestörte Nüchternglukose)
Diff-BB	Differentialblutbild	IFN-α	Interferon-α
DNA	deoxyribonucleic acid (= Desoxyribonukleinsäure, DNS)	IGF-1	insulin-like growth factor 1
		IGT	impaired glucose tolerance (gestörte Glukosetoleranz)
DOC	Desoxykortikosteron	IHH	idiopathischer hypogonadotroper Hypogonadismus
DXA	Dual-X-Ray-Absorptiometrie	i. m.	intramuskulär
EEG	Elektroenzephalografie, Elektroenzephalogramm	INR	International Normalized Ratio
EGF	epidermal growth factor	IP_3	Inositoltriphosphat
EIA	enzyme-linked immunoassay	i. S.	im Serum
EKG	Elektrokardiografie, Elektrokardiogramm	i. v.	intravenös
ELISA	enzyme-linked immunosorbent assay	IVF	In-vitro-Fertilisation
EPO	Erythropoetin	KEV	konstitutionelle Entwicklungsverzögerung
etc.	et cetera	KG	Körpergewicht
evtl.	eventuell	KH	Kohlenhydrat(e)
FDA	Food and Drug Administration	KHK	koronare Herzkrankheit

KI	Kontraindikation(en)	RMP	relative mineralokortikoide Potenz
LADA	latent autoimmune diabetes mellitus in adults	RNA	Ribonukleinsäure
LDL	Low-Density-Lipoprotein	Rö-Thorax	Röntgen-Thorax
LH	luteinisierendes Hormon	RR	Blutdruck (Riva-Rocci)
Lj.	Lebensjahr	rT_3	reverses Triiodthyronin
LPL	Lipoproteinlipase	s	Sekunden
M., Mm.	Musculus, Musculi	s.c.	subkutan
MAO	Monoaminooxidase	SD	Schilddrüse
MEN	multiple endokrine Neoplasie	sek.	sekundär
MIBG	Metaiodbenzylguanidin (mit ^{128}I oder ^{131}I markiertes Noradrenalin-Analogon)	SERM	selektive Östrogen-Rezeptor-Modulatoren
		SH	Sulfonylharnstoff(e)
MIBI	2-Methoxy-2-Methylpropyl-Isonitril (mit ^{99m}Tc markiertes Radiopharmakon zur Tumorszintigrafie)	SHBG	sexualhormonbindendes Globulin
		sHPT	sekundärer Hyperparathyreoidismus
min	Minute(n)	s.o.	siehe oben
Mio.	Million(en)	sog.	so genannt
MODY	maturity-onset diabetes of the young	SRY	sex-determining region of Y
MR	Mineralokortikoidrezeptor	SSRI	selektiver Serotonin-Wiederaufnahmehemmer
mRNA	Botenribonukleinsäure (messenger RNA)	s.u.	siehe unten
MRT	Magnetresonanztomografie, Magnetresonanztomogramm	Syn.	Synonym
		T_3	Triiodthyronin
MSH	melanozytenstimulierendes Hormon	T_4	Thyroxin
N., Nn.	Nervus, Nervi	TA	Transaminase(n)
NA	Noradrenalin	Tab.	Tabelle
NaCl	Natriumchlorid	TBG	thyroxinbindendes Globulin
NET	neuroendokrine Tumore	TCA	trizyklisches Antidepressivum
NMH	niedermolekulares Heparin	TcTU	Technetium-Pertechnetat thyreoidaler Uptake
NNM	Nebennierenmark	TESE	testikuläre Spermienextraktion
NNR	Nebennierenrinde	TG	Triglyzeride
NO	Stickstoffmonoxid	Tg	Thyreoglobulin
NPH-Insulin	neutrales Protamin Hagedorn (Insulin, das auf dem von Hagedorn 1936 eingeführten Verzögerungsprinzip durch Protamin beruht)	Tg-AK	Antikörper gegen Thyreoglobulin
		TGF-β	transforming growth factor-β
		THG	Tetrahydrogestrinon
		TIA	transiente ischämische Attacke
NSAR	nichtsteroidale Antirheumatika	TNF	Tumor-Nekrose-Faktor
NW	Nebenwirkung(en)	TPO	thyreoidale Peroxidase
o.Ä.	oder Ähnliches	TPO-AK	Antikörper gegen thyreoidale Peroxidase
OAD	orales Antidiabetikum	TRAK	Anti-TSH-Rezeptor-Antikörper
oGTT	oraler Glukosetoleranztest	TRH	Thyreotropin-releasing-Hormon
PAS	polyglanduläres Autoimmunsyndrom	TSH	thyreoideastimulierendes Hormon
pAVK	periphere arterielle Verschlusskrankheit	u.a.	unter anderem
PCOS	polyzystisches Ovar-Syndrom	u.Ä.	und Ähnliche
PET	Positronenemissionstomografie	UKPDS	United Kingdom Prospective Diabetes Study
PGE	Prostaglandin E	US	Ultraschall
pHPT	primärer Hyperparathyreoidismus	u.U.	unter Umständen
PIF	Prolaktin-inhibiting-Faktor	u.v.a.	und viele andere
PIP_2	Phosphatidylinositoldiphosphat	V., Vv.	Vena, Venae
POMC	Proopiomelanocortin	V.a.	Verdacht auf
PP	pankreatisches Polypeptid	v.a.	vor allem
PPAR	Peroxisomen-Proliferator-aktivierter Rezeptor	VIP	vasoaktives intestinales (Poly-)Peptid
PPV	positive predictive value (positiver Vorhersagewert)	VLDL	Very-low-Density-Lipoproteine
		WADA	World Anti-Doping Agency
prim.	primär	WHI	Women's Health Initiative
PRL	Prolaktin	WHO	World Health Organization
PSA	prostataspezifisches Antigen	WHR	waist-to-hip ratio
PTH	Parathormon	Wo.	Woche(n)
PTHrP	parathormone-related peptide	WS	Wirbelsäule
qCT	quantitative Computertomografie	Z.n.	Zustand nach
RAAS	Renin-Angiotensin-Aldosteron-System	ZNS	zentrales Nervensystem
RANK	receptor activator of NF-κB	z.T.	zum Teil
RANKL	receptor activator of NF-κB ligand	ZVD	zentraler Venendruck
RF	Raumforderung		
RGP	relative glukokortikoide Potenz		
RIA	Radioimmunoassay		
RIT	Radioiodtherapie		

INHALTSVERZEICHNIS

ALLGEMEINER TEIL

Grundlagen 2
1. Physiologische Grundlagen 2
2. Grundlagen endokriner Störungen 7

Diagnostik und Therapie 8
3. Anamnese und körperliche Untersuchung 8
4. Weiterführende Untersuchungen 10
5. Therapie 12
6. Wasserhaushalt 13
7. Ausgewählte Elektrolytstörungen 14

SPEZIELLER TEIL

Kohlenhydrat- und Fettstoffwechsel 18
8. Kohlenhydratstoffwechsel 18
9. Diabetes mellitus – Klassifikation und Klinik 20
10. Diabetes mellitus – Diagnostik 24
11. Diabetes mellitus – Komplikationen 26
12. Diabetes mellitus – Therapie 31
13. Fettstoffwechsel 36

Hypothalamus – Hypophyse 38
14. Physiologie und Diagnostik 38
15. Hypophysentumoren 40
16. Akromegalie 42
17. Hypopituitarismus 44
18. ADH-Störungen 47

Schilddrüse 50
19. Anatomie und Physiologie 50
20. Schilddrüsendiagnostik 52
21. Struma und solitärer Knoten 54
22. Funktionsstörungen 56
23. Thyreoiditiden 61
24. Schilddrüsenmalignome 64

Nebenschilddrüse und Knochenstoffwechsel 66
25. Physiologie 66
26. Hyperkalzämie 68
27. Hypokalzämie 70
28. Osteomalazie und Rachitis 72
29. Osteoporose 74

Nebenniere 78
30. Physiologie 78
31. Cushing-Syndrom 82
32. Hyperaldosteronismus 84
33. Adrenale Hyperandrogenämie 86
34. Nebennierenrindeninsuffizienz 88
35. Phäochromozytom 91

Gonaden – Mann 94
36. Entwicklung und Physiologie der Testes 94
37. Männlicher Hypogonadismus 96

Gonaden – Frau 100
38. Entwicklung und Physiologie der Ovarien 100
39. Amenorrhö 102
40. Polyzystisches Ovar-Syndrom (PCOS) 106
41. Klimakterium 108
42. Hormonelle Kontrazeption 109

Spezielle Themen 110
43. Multiple endokrine Neoplasie (MEN) 110
44. Polyglanduläres Autoimmunsyndrom (PAS) 112
45. Neuroendokrine Neoplasien 114
46. Doping 117

FALLBEISPIELE
47. Fall 1: Starker Durst und Polyurie 122
48. Fall 2: Gewichtszunahme 124
49. Fall 3: Hirsutismus 126
50. Fall 4: Knochenschmerzen 128

ANHANG
51. Tabellen 132
52. Blutzucker-Protokoll 137
53. Quellenverzeichnis 139
54. Register 141

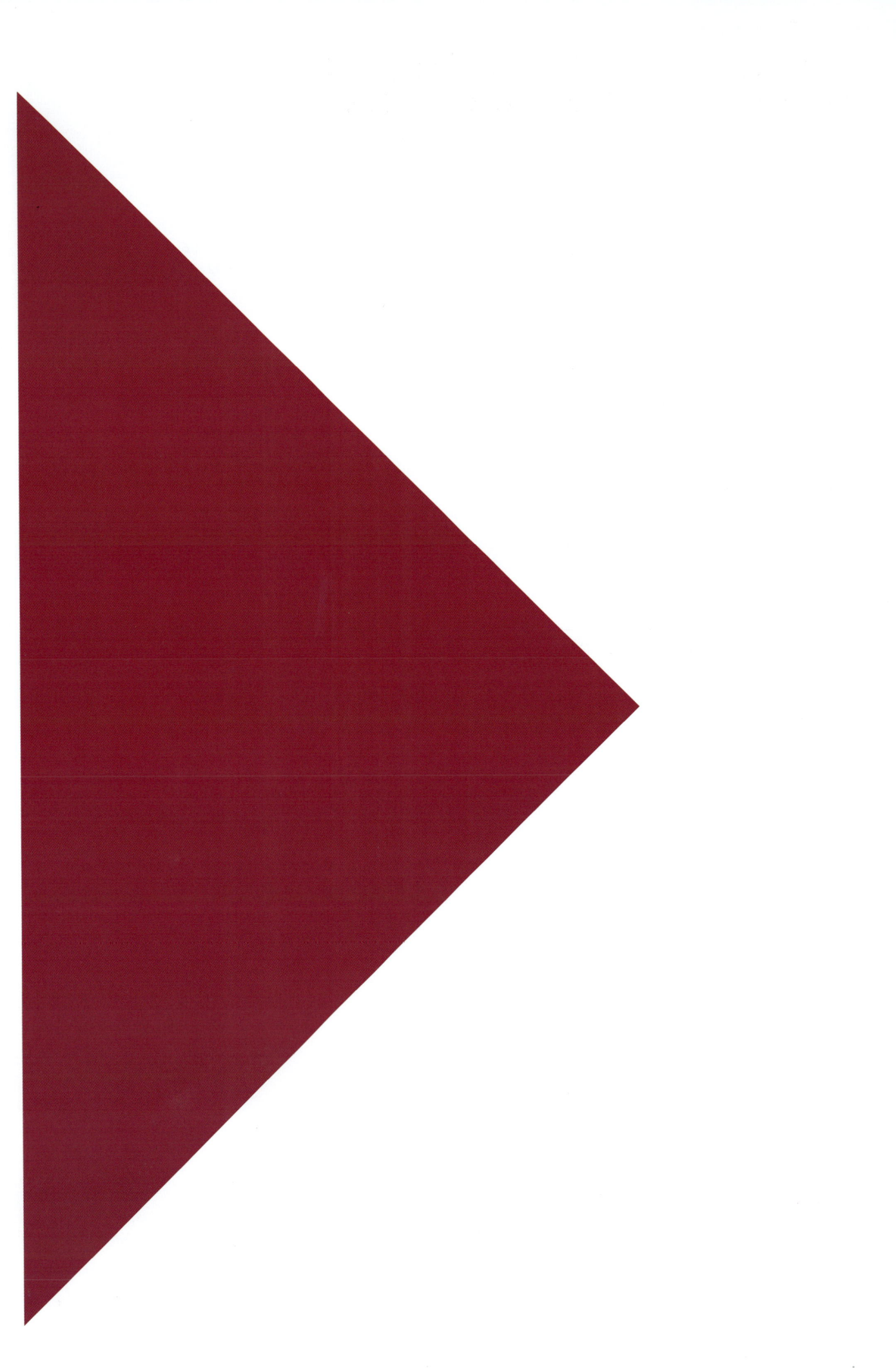

Allgemeiner Teil

Grundlagen

1 Physiologische Grundlagen   2
2 Grundlagen endokriner Störungen   7

Diagnostik und Therapie

3 Anamnese und körperliche Untersuchung   8
4 Weiterführende Untersuchungen   10
5 Therapie   12
6 Wasserhaushalt   13
7 Ausgewählte Elektrolytstörungen   14

1 PHYSIOLOGISCHE GRUNDLAGEN

Die Endokrinologie ist die Lehre von der inneren Sekretion von Hormonen durch Drüsen und deren Störungen. Man unterscheidet drei Gruppen hormoneller Systeme:
▶ **Endokrines System:** Durch Hormone werden entfernte Organe oder periphere endokrine Drüsen gesteuert (▶ Abb. 1.1).
▶ **Neurokrines System:** Hormone sind Informationsträger der neuronalen Übertragung.
▶ **Autokrin-parakrines System:** Durch Hormone steuert die Zelle sich selbst (autokrin) oder die benachbarte Zelle (parakrin).

Das endokrine System dient zur Steuerung und Regulierung nahezu aller Funktionen des Körpers wie Stoffwechsel, Wachstum, Entwicklung, Fortpflanzung, Stimmung, Verhalten sowie der Homöostase, also der Herstellung eines dynamischen Gleichgewichts des inneren Milieus im Organismus. Darunter fällt die Regulation des Blutkreislaufs, der Körpertemperatur, des Säure-Basen-Haushalts, des Wasser- und Elektrolythaushalts. Die Homöostase wird nicht nur durch das endokrine System, sondern in enger Zusammenarbeit mit dem ZNS und dem Immunsystem gewährleistet.

Hormone

Das endokrine System wirkt über Hormone. Das Wort Hormon stammt aus dem Griechischen und bedeutet „antreiben", „erregen".

> Hormone sind essenzielle Botenstoffe, die in spezialisierten Zellen gebildet werden, bereits in sehr geringen Konzentrationen wirken und über die Blutbahn (klassische endokrine Wirkung) oder durch Diffusion im Gewebe (parakrine und autokrine Wirkung) ihre Zielzellen erreichen.

Hormone wirken über Rezeptoren, die sich an der Zellmembran, im Zytoplasma oder im Zellkern der Zielzellen befinden. **Glandotrope Hormone** (z. B. TSH, ACTH) wirken auf Rezeptoren von untergeordneten Hormondrüsen während **nichtglandotrope Hormone** (z. B. Thyroxin, Kortisol) auf Rezeptoren von nichtendokrinen Zellen wirken. Dabei sind Hormone v. a. für die langsame und längerfristige Übertragung von Signalen zuständig. In Abhängigkeit von der Hormonsynthese und den Rezeptoren setzt ihre Wirkung innerhalb von Sekunden bis Stunden ein.

Klassifikation

Hormone können nach verschiedenen Kriterien eingeteilt werden:
▶ **Bildungsort:** glanduläre Hormone aus endokrinen Drüsen, neurosekretorische Hormone im Nervengewebe, Gewebshormone
▶ **Ursprungsorgan:** z. B. Pankreas-, Nebennieren-, Hypophysenhormone
▶ **Wirkort und Funktion:** z. B. im Hypothalamus gebildete Inhibiting- und Releasing-Hormone oder in der Hypophyse gebildete „-trope" Hormone, die nach dem Zielgewebe bezeichnet werden, das zur Hormonausschüttung angeregt wird (z. B. thyreotropes Hormon)
▶ **Chemische Struktur.** Dabei unterscheidet man fünf Gruppen (▶ Tab. 1.1):
1. **Peptid- und Proteohormone:** Bei Molekülen bis ca. 100 Aminosäuren spricht man von Peptiden, darüber von Proteinen.
2. **Glykoproteine** entstehen durch die Anlagerung von Zuckergruppen (Glykosylierung) an die Aminosäuren, was die Rezeptorbindung und Halbwertszeit beeinflusst. Die Gonadotropine und TSH besitzen eine identische α-Einheit und unterscheiden sich nur in der für die biologische Wirkung verantwortlichen β-Untereinheit.
3. **Von Aminosäuren abgeleitete Hormone:** Ausgehend von Tyrosin oder Tryptophan entstehen Amine oder Aminosäurederivate.
4. **Steroidhormone:** Ihre Grundstruktur ist das Cholesterin.
5. **Von ungesättigten Fettsäuren abgeleitete Hormone**

Peptid- und Proteohormone, Glykoproteine

Peptide entstehen durch Translation der mRNA am Ribosom. Aus diesem Prä-Prohormon wird durch posttranslationelle Modifikation das inaktive Prohormon gebildet. Dabei entstehen ggf. durch Anlagerung von Zuckergruppen Glykoproteine. Durch Abspaltung des Propeptids entsteht schließlich das biologisch aktive Hormon. Die Hormone werden in sekretorischen Granula gespeichert und durch Exozytose freigesetzt. Sie haben meist ein großes Molekulargewicht. Peptidhormone sind hydrophile Hormone und im Blut gut löslich. Sie benötigen keine Transportproteine. Eine Ausnahme bilden IGF-1 (Insulin-Like-Growth-Faktor-1) und Wachstumshormon (GH), die spezielle Bindungsproteine besitzen. Der Abbau von Peptidhormonen erfolgt durch Peptidasen. Dadurch entstehen inaktive bzw. wenig aktive Metabolite des Hormons.

Amine

▶ Die **Katecholamine** (Dopamin, Noradrenalin, Adrenalin) entstehen in adrenergen, postganglionären Nervenendigungen, im Nebennierenmark und im ZNS aus Tyrosin (▶ Abb. 35.1). Katecholamine haben eine kurze Halbwertszeit und werden ebenfalls in Vesikeln gespeichert. Sie werden enzymatisch durch die MAO (Monoaminooxidase) und die COMT (Katecholamin-O-Methyltransferase) abgebaut. Diagnostisch bedeutsam ist auch der Nachweis der Metaboliten Normetanephrin und Metanephrin (Messung der Konzentration im Urin zur Diagnose des Phäochromozytoms).
▶ **Serotonin** (5-Hydroxytryptamin) wird aus der Aminosäure Tryptophan in den enterochromaffinen Zellen (EC) der Darmschleimhaut und in den Raphekernen des ZNS gebildet. Das Serotonin in Thrombozyten stammt aus EC-Zellen und wird bei der Darmpassage aufgenommen. Der Abbau erfolgt ebenfalls durch die MAO.

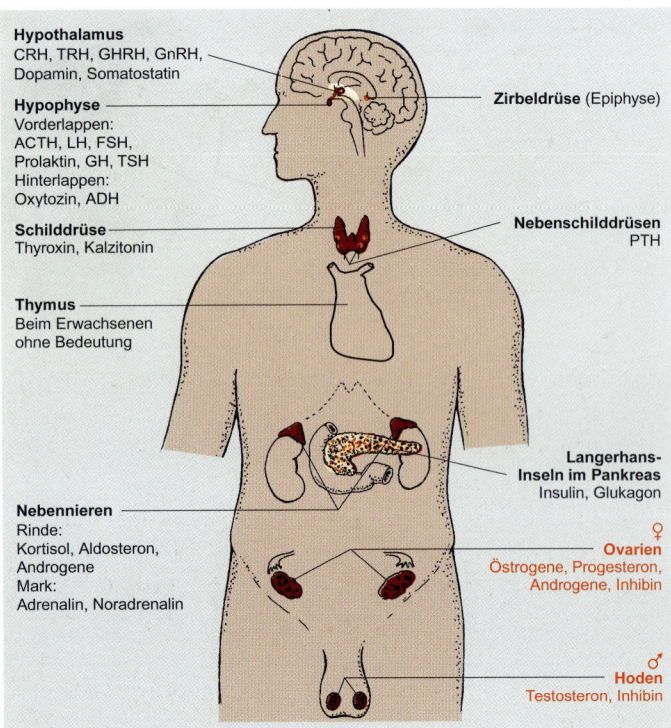

Abb. 1.1: Übersicht über die wichtigsten Organe des klassischen endokrinen Systems und ihre Hormone. [L190]

Tab. 1.1: Einteilung von Hormonen nach ihrer chemischen Struktur.

Peptid-/Proteohormone	Glykoproteine	Von AS abgeleitete Hormone	Steroidhormone	Von ungesättigten FS abgeleitete Hormone
ACTH, GH, Prolaktin, ADH, Oxytocin, Calcitonin, PTH, Insulin, Glukagon, Somatostatin, PP, CCK, Ghrelin, Angiotensin, IGF-1	Gonadotropine (FSH, LH, hCG), TSH, Erythropoietin	T_3, T_4, Noradrenalin, Adrenalin, Dopamin, Serotonin	Östrogene, Gestagene, Androgene, Glukokortikoide, Mineralokortikoide, *Vitamin D (steroidähnlich)*	Prostaglandine u. a. Eikosanoide

▶ **Aminosäurederivate:** Im Vergleich zu anderen Hormonen ist die Halbwertszeit von Thyroxin mit etwa 7–10 Tagen um ein Vielfaches länger. Mehr zum Metabolismus der Schilddrüsenhormone ▶ Kapitel 19 und folgende.

Steroidhormone

Cholesterin wird mit der Nahrung aufgenommen oder aus Acetyl-CoA synthetisiert. In den hormonbildenden Zellen folgt die Umwandlung zu Pregnenolon als gemeinsame Ausgangssubstanz für die Steroidsynthese (▶ Abb. 30.1). Die lipophilen Steroidhormone können nicht in der Zelle gespeichert werden, sondern diffundieren durch die Plasmamembran. Eine erhöhte Sekretion ist also nur über einen Anstieg der De-novo-Synthese möglich.

Steroidhormone werden vorwiegend in der Leber durch Biotransformation inaktiviert. Dabei werden in Phase I funktionelle Gruppen eingeführt oder freigelegt, an die in der Phase II polare Moleküle wie Glukuron- oder Schwefelsäure gekoppelt werden. Dadurch wird die Löslichkeit der Steroide im Blut erhöht. Die Ausscheidung erfolgt über den Harn und die Galle. Nur ein geringer Anteil wird unverändert renal eliminiert. Die Halbwertszeit kann bis zu mehreren Stunden betragen.

Von ungesättigten Fettsäuren abgeleitete Hormone

Arachidonsäure entsteht durch Abspaltung von Membranphospholipiden durch die membranständige Phospholipase A_2. Die Derivate der Arachidonsäure (Eikosanoide) werden auch als Gewebshormone bezeichnet. Zu ihnen gehören die zyklooxygenaseabhängigen Prostaglandine und Thromboxane sowie die 5-Lipoxygenase-abhängigen Leukotriene. Sie kommen fast im gesamten Organismus vor und werden auf verschiedene Reize hin neu synthetisiert und freigesetzt. Sie werden rasch enzymatisch und nichtenzymatisch inaktiviert und sind v. a. lokal wirksam.

Transport

Lipophile Hormone (z. B. Steroid- oder Schilddrüsenhormone) sind im Blut nichtkovalent an Transportproteine gebunden, die ihre Löslichkeit erhöhen. Diese Proteine werden in der Leber gebildet und binden Hormone mit unterschiedlicher Affinität. Nur ein geringer Hormonanteil zirkuliert frei. Es stellt sich dabei ein Gleichgewicht zwischen gebundenem und ungebundenem Anteil ein.

> Nur die ungebundene Fraktion ist für die Hormonwirkung verantwortlich.

Tab. 1.2: Hormone und ihre Transportproteine.

Transportprotein	Hormone
TBG (thyreoxinbindendes Globulin) Transthyretin (keine Bindung von T_3)	Thryroxin (T_4), Trijodthyronin (T_3)
CBG (kortisolbindendes Globulin)	Kortisol, Progesteron
SHBG (sexualhormonbindendes Globulin)	Testosteron, Östradiol

Albumin hat eine große Bindungskapazität, bei jedoch nur geringer Affinität. Eine höhere Bindungsaffinität haben spezielle Transportproteine. Der Anteil der Hormone, die an diese Proteine gebunden sind, übersteigt zumeist den an Albumin gebundenen Anteil (▶ Tab. 1.2).

Eine **Erhöhung** der Transportproteine wie SHBG, TGB und CBG tritt in der Schwangerschaft, durch orale Kontrazeptiva (Östrogenwirkung) oder bei einer Hyperthyreose ein. Zu einer **Erniedrigung** können hingegen Androgene, Glukokortikoide, Progesteron, Insulin und GH oder ein nephrotisches Syndrom (Eiweißverlust) führen. Bei Veränderungen des Transportproteinspiegels kommt es bei einem intakten hypothalamisch-hypophysären Regelkreis zu einer Anpassung der Gesamthormonkonzentration, während die Konzentration an freien Hormonen konstant bleibt.

> Eine Erhöhung der Transportproteine führt auch zu einer Erhöhung der Gesamthormonkonzentration. Bei funktionierenden Rückkopplungsmechanismen ergeben sich daraus jedoch keine endokrinen Funktionsstörungen!

▶ Das endokrine System steuert zahlreiche Funktionen des Organismus.
▶ Hormone vermitteln Botschaften über Rezeptoren an teilweise weit entfernte Zellen.
▶ Hormone kann man nach dem Bildungsort und Ursprungsorgan, dem Wirkort und der Funktion sowie der chemischen Struktur einteilen. Sie unterscheiden sich auch in der Art der Synthese, der Freisetzung, des Transports und der Elimination.
▶ Transportproteine erhöhen die Löslichkeit von hydrophoben Hormonen.

ZUSAMMENFASSUNG

1 PHYSIOLOGISCHE GRUNDLAGEN

Rezeptoren

Hormone vermitteln ihre Botschaft über Rezeptoren an die Zielzellen. Eine nichtkovalente (reversible) Bindung des Hormons führt zu einer Konformationsänderung des Rezeptors, die eine weitere Fortleitung des Signals (Signaltransduktion) oder die Expression bestimmter Gene bewirkt. Entscheidend bei diesem Vorgang sind eine hohe Bindungsaffinität und Spezifität des Hormons zu seinem Rezeptor. Dadurch werden die Rezeptoren auch durch sehr niedrige Hormonkonzentrationen zwischen 10^{-9} und 10^{-11} mol/l aktiviert.

Membranrezeptoren

Heptahelikale Rezeptoren

Heptahelikale Rezeptoren sind membranständig und besitzen sieben transmembranäre Helices (schraubenförmig angeordnete Polypeptidketten). Bei der Bindung des Liganden an den Rezeptor kommt es zur Aktivierung eines G-Proteins, bestehend aus einer α- und einer βγ-Untereinheit. Dies führt zu einem Austausch von GDP durch GTP an der α-Untereinheit und einer Dissoziation der Untereinheiten, die dann jeweils unterschiedliche membranständige Effektoren aktivieren. Dabei kann ein G-Protein mehrere Effektoren aktivieren, die in weiterer Folge mehrere Second-Messenger bilden können, was zu einer kaskadenartigen Verstärkung der Signaltransduktion führt. Je nach Verlauf der Signaltransduktion unterscheidet man verschiedene G-Proteine (▶ Abb. 1.2). Nach Hydrolyse des GTP zu GDP an der α-Untereinheit bindet diese erneut an die βγ-Untereinheit, wodurch das G-Protein inaktiviert wird.

In weiterer Folge werden durch Second-Messenger zahlreiche Zellfunktionen beeinflusst. Zum Beispiel aktiviert cAMP eine Kinase (ein Enzym, das durch Phosphorylierung eine Aktivitätsänderung von Zellproteinen bewirkt). IP_3 setzt über einen eigenen Rezeptor Kalzium aus dem endoplasmatischen Retikulum frei, das wie cAMP eine Proteinkinase aktiviert. Kalzium ist der einfachste Botenstoff in der Zelle, und auch zahlreiche weitere Reaktionen werden durch ein Kalziumsignal ausgelöst, z. B. die Kontraktion von Myofibrillen, die Sekretion von Hormonvesikeln oder auch die Einleitung der Apoptose. Diacylglycerol ist das zweite Produkt von PIP_2 und aktiviert die Proteinkinase C, die ebenso Zellproteine phosphoryliert. Hormone, die über heptahelikale Rezeptoren wirken, sind z. B. ADH, Angiotensin II, TSH, Adrenalin oder Dopamin. Die Wirkung tritt schnell ein, da die Zellproteine, die sie in ihrer Aktivität beeinflussen, nicht neu gebildet werden, sondern bereits vorhanden sind.

Ligandengesteuerte Ionenkanäle

Serotonin kann sowohl über spezifische heptahelikale Rezeptoren als auch über den ionotropen 5-HT_3-Rezeptor wirken. Dieser Ionenkanal besitzt dabei selbst eine Bindungsstelle für Serotonin. Die klinische Bedeutung des 5-HT_3-Rezeptors besteht darin, dass sich durch 5-HT_3-Antagonisten z. B. zytostatikainduziertes Erbrechen hemmen lässt.

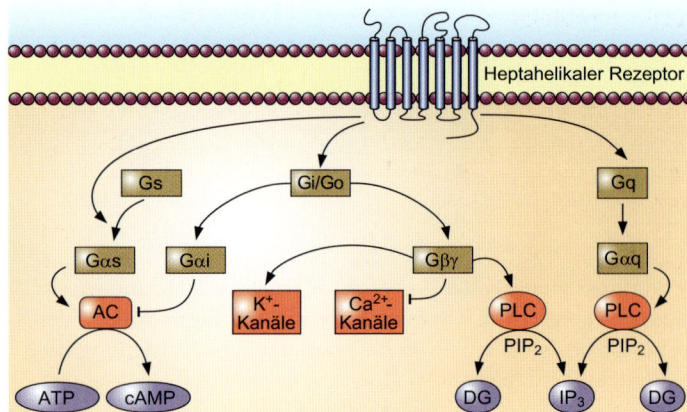

Abb. 1.2: Durch Aktivierung eines G_s-(stimulierend) oder G_i-(inhibierend-)Proteins kommt es zu einer Stimulation bzw. Hemmung der membranständigen Adenylatcyclase (AC), die in weiterer Folge aus ATP den Second-Messenger cAMP bildet. Dieses wird durch Phosphodiesterasen (PDE) zu AMP inaktiviert. Durch Aktivierung der Phospholipase C (PLC) werden Inositoltriphosphat (IP_3) und Diacylglycerol (DG) aus dem Membranphospholipid Phosphatidylinositoldiphosphat (PIP_2) gebildet. Anders als beim cAMP-System fehlt hier ein hemmender Faktor der PLC. Daneben können die Untereinheiten auch direkt an Ionenkanäle binden und diese hemmen oder erregen. [O522]

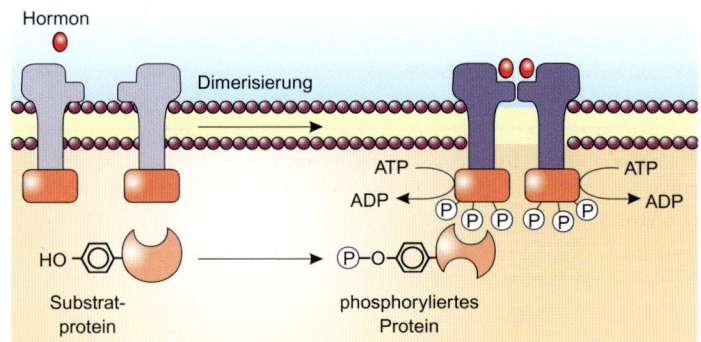

Abb. 1.3: Schema von Rezeptortyrosinkinasen: Die Bindung von Hormonen wie Insulin oder EGF führt zur Bildung eines Rezeptordimers mit Autophosphorylierung und Phosphorylierung anderer Proteine. [O522]

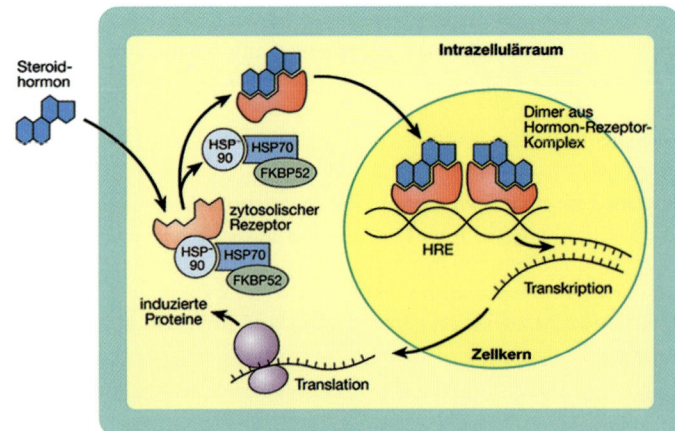

Abb. 1.4: Schematische Darstellung des Wirkmechanismus von intrazellulären Rezeptoren. [L106]

Rezeptorproteinkinasen

Verschiedene Hormone, die für die Proliferation und Differenzierung der Zelle verantwortlich sind, wirken über Rezeptorproteinkinasen. Proteinkinasen sind Enzyme, die die Übertragung von Phosphatresten katalysieren (Phosphorylierung). Eine Bindung des Liganden führt dabei zu einer Dimerisierung von zwei Rezeptormolekülen (▶ Abb. 1.3).

▶ Die Rezeptoren für Insulin, IGF-1 oder EGF (epidermal growth factor) werden dabei selbst am Tyrosin phosphoryliert (Autophosphorylierung) und aktivieren weitere Signalkaskaden, die auf die Zellproliferation Einfluss nehmen.

▶ Anders führen Erythropoietin oder Interleukine durch Rezeptordimerisierung zur Anlagerung einer weiteren Tyrosinkinase (JAK: just another kinase), die danach aktiviert wird. Der Rezeptor selbst besitzt jedoch keine Kinaseaktivität. In weiterer Folge kommt es zur Expression bestimmter Differenzierungsgene.

Guanylylcyclase

Über cGMP, einen weiteren Second-Messenger, wirken Stickstoffmonoxid (NO), atriales natriuretisches Peptid (ANP) und andere vasoaktive Peptide. Im Gegensatz zu NO, das eine zytosolische Guanylylcyclase stimuliert, wird durch ANP eine membrangebundene Form des Enzyms aktiviert.

Intrazelluläre Rezeptoren

Lipophile Hormone wie Vitamin D, Steroid- oder Schilddrüsenhormone diffundieren durch die Zellmembran und binden im Zytosol oder Zellkern an ihre Rezeptoren, die als Transkriptionsfaktoren agieren (▶ Abb. 1.4). Dabei können nur Hormone diffundieren, die nicht an Transportproteine gebunden sind. Ihre Rezeptoren besitzen eine hormon- und eine DNA-bindende Domäne.

Mechanismen mit DNA-Bindung (genomisch)

Steroidrezeptoren haben normalerweise ein Hitzeschockprotein (HSP) gebunden, das die Wanderung des Rezeptors in den Kern verhindert. Bindet ein Ligand (Hormon) an den Rezeptor, so kommt es zu einer Konformationsänderung mit Dissoziation des Hitzeschockproteins und zur Translokation in den Nukleus. Dort erfolgt die Anlagerung der DNA-bindenden Domänen eines Rezeptordimers an regulatorische Genabschnitte. Weitere Koaktivatoren sind nötig, um die DNA zu entwinden. Dies geschieht u. a. durch Azetylierung der Histone, um welche die DNA gewickelt ist. Die Anlagerung der RNA-Polymerase II an die DNA induziert schließlich die Bildung der mRNA (Transkription). Da die Hormonwirkung bei der Transkription über eine De-novo-Proteinsynthese entsteht, dauert es natürlich längere Zeit, bis die Proteine synthetisiert und für ihre Funktionen modifiziert werden. Die genomische Wirkung von Steroiden setzt daher nach frühestens 1–2 h ein.

Mechanismen ohne DNA-Bindung (nichtgenomisch)

Neben dem beschriebenen aktivierenden Effekt auf die Proteinsynthese (**Transaktivierung**) gibt es für den Glukokortikoidrezeptor auch einen weiteren Mechanismus ohne DNA-Bindung, bei dem es zu einer Hemmung anderer Transkriptionsfaktoren kommt (**Transrepression,** z. B. durch Hemmung der Histonazetylierung).

Bei hoher Kortikosteroiddosis beobachtet man auch Effekte, die früher als beim genomischen Mechanismus eintreten. Bezüglich des Mechanismus gibt es verschiedene Hypothesen. So könnte die Wirkung z. B. über intrazelluläre oder membranständige Glukokortikoidrezeptoren bzw. durch chemische Interaktion mit der Zellmembran selbst entstehen. Nichtgenomische Effekte bestehen insbesondere für Vitamin D_3, aber wahrscheinlich auch für Östradiol, Progesteron oder Thyroxin.

▶ Hormone binden reversibel mit hoher Affinität an ihre Rezeptoren.

▶ Second-Messenger haben über Kinasen Einfluss auf Zellproteine. Die Aktivität von Proteinen kann durch Phosphorylierung verändert werden.

▶ Das Second-Messenger-Signal wird in einer kaskadenartigen Transduktion verstärkt.

▶ Steroid- und Schilddrüsenhormone bewirken über eine Bindung an intrazelluläre Rezeptoren die Expression bestimmter Gene.

ZUSAMMENFASSUNG

1 PHYSIOLOGISCHE GRUNDLAGEN

Regelkreise

Die Hormonkonzentration ist abhängig von der Sekretion und der Eliminationsgeschwindigkeit. Entscheidend für eine exakte Steuerung der Hormonausschüttung durch endokrine Drüsen und damit der Hormonkonzentration ist die Rückkopplung durch Regelkreise. Für eine schnelle Regulation ist dabei besonders eine kurze Halbwertszeit des Hormons notwendig.

Ein Beispiel für einen **direkten Feedback-Mechanismus** ist die Konstanthaltung der Blutglukosekonzentration (▶ Abb. 1.5). Hier beeinflusst Insulin die Glukosekonzentration. Andererseits hat der Blutzucker direkten Einfluss auf die Hormonsekretion. Ebenso können auch andere Größen wie Elektrolytkonzentrationen (Parathormonausschüttung bei Hypokalzämie) oder die Osmolalität (erhöhte Osmolalität steigert die ADH-Sekretion) eine direkte Rückkopplung auf die Hormonfreisetzung bewirken.
Im hypothalamisch-hypophysären Regelkreis führt das Endhormon (z. B. Kortisol) zu einer negativen Rückkopplung (**negativer Feedback-Mechanismus**) auf Ebene des Hypothalamus und der Hypophyse, wodurch die Hormonausschüttung gebremst wird. Eine Ausnahme stellt die positive Rückkopplung des Östradiols in der Zyklusmitte dar (▶ Kap. 38).

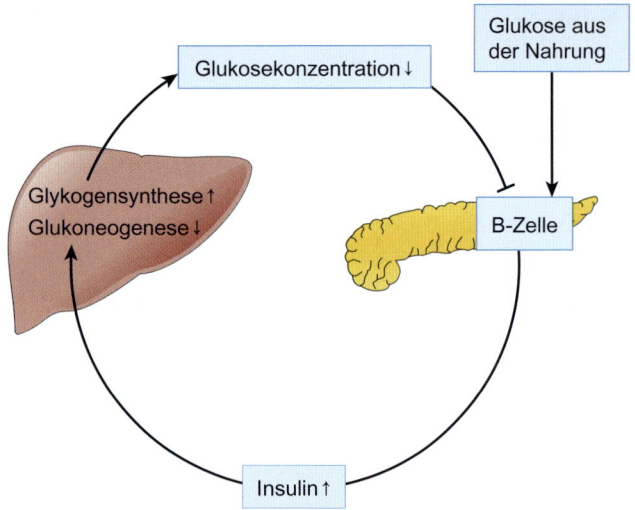

Abb. 1.5: Schema eines Regelkreises am Beispiel der Blutglukosekonzentration: Der Regler (B-Zelle) vergleicht Sollwert mit Istwert und beeinflusst die periphere Regelstrecke (Glukosekonzentration) durch Stellglieder (z. B. Leber). Stellglieder und Störgrößen (Nahrungsglukose) führen zu einer Veränderung des Istwerts. Eine Verstellung des Sollwerts bewirkt eine dynamische Anpassung des Regelkreises, bis ein neues Gleichgewicht erreicht ist. [E984]

Hypothalamisch-hypophysäre Achse

Das wichtigste Zentrum zur Steuerung der Homöostase ist der Hypothalamus. Hier werden zahlreiche vegetative und endokrine Funktionen integriert (▶ Kap. 14). Auf humoralem Weg steuert der Hypothalamus die Adenohypophyse über das hypothalamisch-hypophysäre Pfortadersystem durch geringe Konzentrationen sog. **Releasing- und Inhibiting-Hormone.** Erst die daraufhin ausgeschütteten **hypophysären Hormone** wirken dann auf die peripheren Drüsen und die Körperzellen. Durch die dort produzierten Hormone kommt es zu einer negativen Rückkopplung auf Ebene des Hypothalamus und der Hypophyse (▶ Abb. 1.6).

Diese Regulationsmechanismen können nicht so schnell auf Reize reagieren wie neuronale Netzwerke, erlauben dafür aber eine sehr präzise Steuerung zahlreicher Funktionen im gesamten Körper.

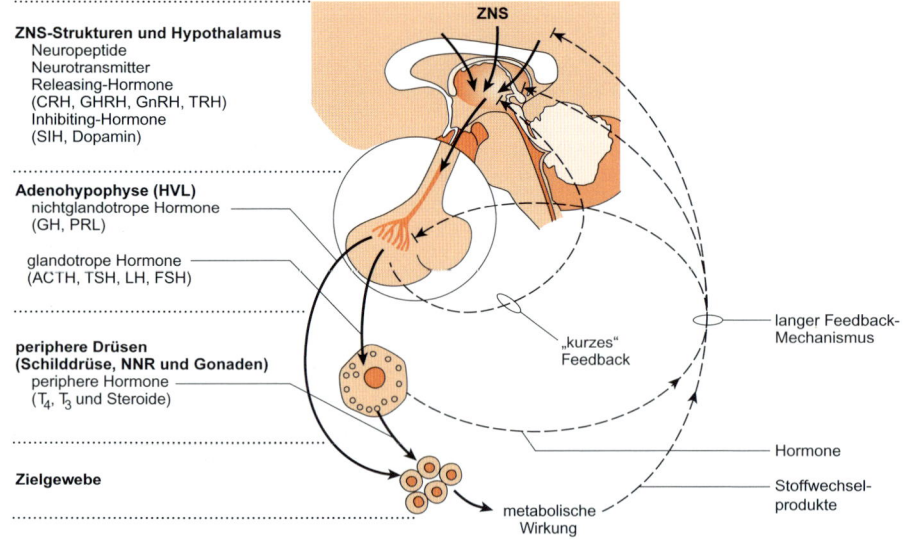

Abb. 1.6: Schema der Regulation der Hormonsekretion durch das Hypothalamus-Hypophysen-System: Releasing- und Inhibiting-Hormone steuern die Hormonsekretion der Adenohypophyse. Glandotrope Hypophysenhormone stimulieren dann die peripheren endokrinen Drüsen (Gonaden, NNR und Schilddrüse), während nichtglandotrope Hormone direkt auf die Zielgewebe wirken. Negativ rückkoppelnde Mechanismen regulieren die Hormonsekretion. [E984]

▶ Regelkreise führen durch Rückkopplung zur dynamischen Anpassung der Hormonsekretion.
▶ Die Sekretion der Endhormone der hypothalamisch-hypophysären Achse wird durch einen negativen Rückkopplungsmechanismus gehemmt.

ZUSAMMENFASSUNG

2 GRUNDLAGEN ENDOKRINER STÖRUNGEN

Für die Einteilung von endokrinen Störungen gibt es mehrere Prinzipien. So kann z. B. nach der Hormonkonzentration (Über-, Unterfunktion) oder nach der Ebene der Störung in Bezug auf das Hypophysen-Hypothalamus-System (primär, sekundär, tertiär) unterschieden werden. Daneben kann auch eine Hormonresistenz zu Störungen führen.

Unter- und Überfunktion

Ursachen für **Unterfunktionen** sind das vollständige Fehlen der Drüse oder die Zerstörung von hormonbildenden Zellen (z. B. häufig durch Autoimmunerkrankungen: Hashimoto-Thyreoiditis oder Morbus Addison, ▶ Abb. 2.1). Störungen der Hormonsynthese können durch Enzymmangel oder Mangel an Substrat (z. B. Jodmangel) bedingt sein. Die Wirkung des Hormons am Rezeptor kann durch Rezeptormutationen, hemmende Antikörper oder Antagonisten gestört sein. Eine **Überfunktion** entsteht häufig durch endokrine Tumoren oder eine Hyperplasie. Auch Hormonagonisten oder Antikörper können zu einer Überfunktion führen. Im Rahmen eines paraneoplastischen Syndroms kann es zu einer ektopen Hormonproduktion (z. B. ACTH-Sekretion durch kleinzelliges Bronchialkarzinom) kommen. Ebenso kann durch eine exogene Hormonzufuhr das klinische Bild einer Überfunktion entstehen (z. B. iatrogenes Cushing-Syndrom).

Durch die Rückkopplung in Regelkreisen ergeben sich dadurch charakteristische Hormonveränderungen. Die Auswirkungen sind schematisch in ▶ Abbildung 2.2 dargestellt.

Primäre, sekundäre und tertiäre Störungen

Erfolgt die Regulation der Hormonsekretion durch das Hypothalamus-Hypophysen-System, bezeichnet man eine Unter- oder Überfunktion der peripheren Drüse als primäre Störung. Bei sekundären Störungen liegt die Ursache auf der Ebene der Hypophyse und bei tertiären auf Ebene des Hypothalamus.

Latente und manifeste Störungen

Bei einer latenten Störung liegt die Konzentration der peripheren Drüsenhormone (z. B. T_4) noch im Normbereich, während die Konzentration der hypophysären Hormone (z. B. TSH) bereits erhöht oder erniedrigt ist. Bei einer manifesten Störung sind sowohl die peripheren als auch die hypophysären Hormonkonzentrationen außerhalb der Normwerte.

Periphere Hormonresistenz

Eine besondere Form der endokrinen Störung stellt die periphere Hormonresistenz dar, bei der das Hormon aufgrund eines Rezeptordefekts oder anderer Ursachen keine Wirkung an der Zielzelle hat.

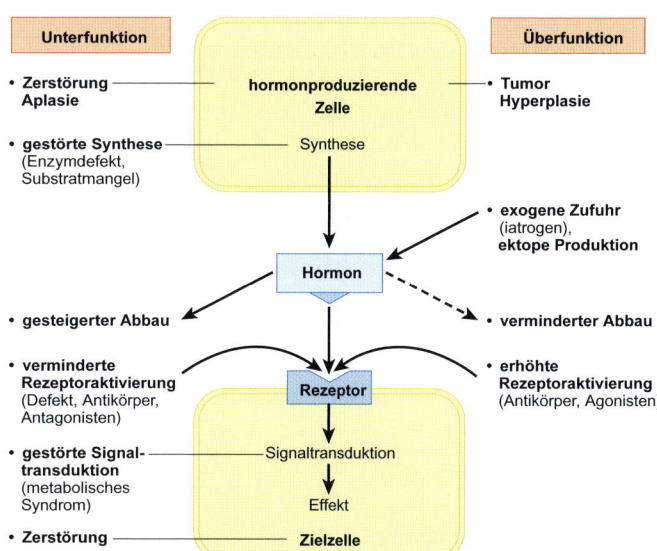

Abb. 2.1: Zahlreiche Ursachen können zu einer Unter- oder Überfunktion führen. [L231]

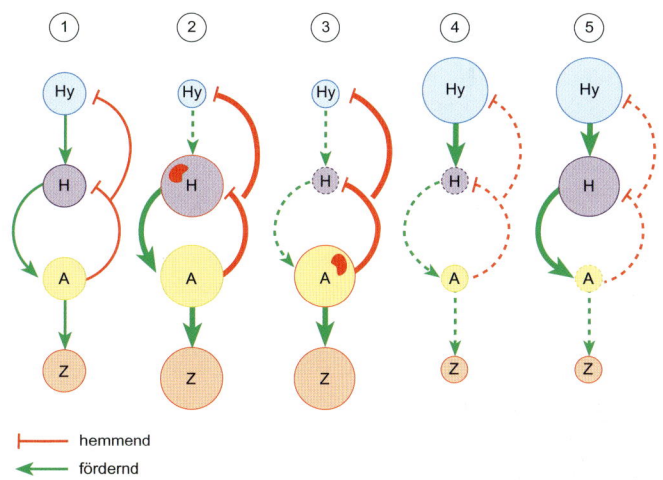

Abb. 2.2: Vereinfachte Darstellung der Auswirkung von endokrinen Funktionsstörungen: Hy = Hypothalamus; H = Hypophyse; A = periphere Drüse; Z = Zielorgane der Hormone der peripheren Drüsen; (1) physiologischer Regelkreis; (2) endokrin aktives Hypophysenadenom; (3) Überfunktion der peripheren Drüse; (4) Hypopituitarismus; (5) Aplasie oder Zerstörung der peripheren Drüse. [L106]

Die mit Abstand häufigste Form ist die periphere Insulinresistenz beim metabolischen Syndrom. Beispiele für seltenere Störungen sind der renale Diabetes insipidus, die periphere Schilddrüsenhormonresistenz oder die Androgeninsensitivität. Während in diesen Fällen die ADH-, Thyroxin- bzw. Testosteronkonzentration normal oder erhöht sind, liegt klinisch häufig eine Unterfunktion vor.

> ▶ Bei endokrinen Störungen unterscheidet man eine Unterfunktion von einer Überfunktion.
> ▶ Bei einer Regulation durch das Hypothalamus-Hypophysen-System kann man auch primäre, sekundäre und tertiäre Störungen unterscheiden.

ZUSAMMENFASSUNG

3 ANAMNESE UND KÖRPERLICHE UNTERSUCHUNG

Zu Beginn des Patientenkontakts müssen die aktuelle Situation eingeschätzt und bei akuten Notfällen sofortige Maßnahmen eingeleitet werden. Anhand von Anamnese und körperlicher Untersuchung werden die Leitsymptome zu einem Symptommuster zusammengefasst und mögliche Differenzialdiagnosen erstellt.
Die systematische Abklärung der Differenzialdiagnosen sollte unter Berücksichtigung des Wahrscheinlichkeitsgrades einer Erkrankung erfolgen. Dabei kommen weitere diagnostische Methoden wie z. B. Labordiagnostik und bildgebende Verfahren zur Anwendung. Nach Diagnosestellung ist das Therapieziel klar zu definieren. Dadurch soll gewährleistet werden, dass der Patient und nicht nur „seine Hormonwerte" behandelt werden. Dies erhöht – zusammen mit einer umfassenden Aufklärung über das weitere Vorgehen – auch die Compliance.

Anamnese

Bei endokrinen Erkrankungen ist v. a. ein besonderes Augenmerk auf die Anamnese zu legen. Neben einer **aktuellen Anamnese** über die derzeitigen Beschwerden sollen zielgerichtete Fragen gestellt werden, um die wesentlichen Leitsymptome zu ermitteln. Daneben ist es auch wichtig, nach **bestehenden und früheren Erkrankungen** sowie Operationen zu fragen, die möglicherweise in Zusammenhang mit den aktuellen Beschwerden stehen. Eine **Familienanamnese** gibt Auskunft über eine mögliche genetische Prädisposition. Bei der **Medikamentenanamnese** sind auch die Dosis, die Dauer und die regelmäßige Einnahme zu erheben. Dabei soll nicht nur nach rezeptpflichtigen Arzneimitteln, sondern auch nach nichtrezeptpflichtigen Präparaten gefragt werden. Andererseits kann v. a. bei einer größeren Anzahl an Medikamenten nicht immer davon ausgegangen werden, dass die Patienten auch alle regelmäßig einnehmen. So sollte bei auffälligen Laborbefunden auch immer berücksichtigt werden, dass z. B. eine Hormonsubstitution nicht konsequent eingehalten wurde. Die **Sozialanamnese** (Beruf, Bildung, Familienstand, Wohnsituation) kann helfen, ein verständliches Gesprächsniveau zu finden, und kann Informationen über die mögliche Krankheitsverarbeitung und die Compliance des Patienten geben. Bei manchen Patienten kann es notwendig sein, weitere oder korrigierende Informationen bei Familienangehörigen einzuholen (**Fremdanamnese**). Arztbriefe und frühere Befunde sollten nach Möglichkeit vor dem Gespräch mit dem Patienten studiert werden, um ihm dann mehr Aufmerksamkeit widmen zu können. In Abhängigkeit von der Erfahrung des Arztes und der Persönlichkeit des Patienten kann die Anamnese unterschiedlich verlaufen.

> Die Kunst der Anamnese ist es, in relativ kurzer Zeit eine klare und umfassende Information zu den Beschwerden zu erhalten und dabei dem Patienten die volle Aufmerksamkeit zukommen zu lassen.

Aktuelle Anamnese

Nach offenen Fragen zu den aktuellen Beschwerden müssen gezielte Fragen zur genaueren Charakterisierung der Symptome folgen:
- **Wann?** – erstmaliges Auftreten und zeitlicher Verlauf, bestanden ähnliche Beschwerden schon früher?
- **Wie?** – Qualität
- **Wie stark?** – Schweregrad (z. B. visuelle Analogskala 0–10)
- **Wo?** – genaue Lokalisation und Ausstrahlung
- **Wodurch ausgelöst?** – verstärkende oder mildernde Faktoren
- **Gibt es Begleitsymptome** oder weitere Beschwerden?
- **Grad der Behinderung?** Gibt es Beeinträchtigungen im Alltag?

Systemanamnese

Neben dem Leitsymptom soll mit gezielten Fragen auf andere Begleitbeschwerden aller Organsysteme eingegangen werden. Die Fragen sollten sich auf organspezifische Symptome beschränken, wobei auch ein Fehlen von Symptomen differentialdiagnostisch bedeutsam sein kann. Bei endokrinen Erkrankungen ist dabei v. a. auf folgende Beschwerden und Organsysteme zu achten:

- **Allgemeinsymptome** kann man keinem speziellen Organ zuordnen, sondern sie müssen an mehrere Organsysteme denken lassen. Zu den Allgemeinsymptomen gehören u. a. Müdigkeit, Abgeschlagenheit, Leistungsknick, Schwindel, Appetitlosigkeit, Fieber, Durst, Nachtschweiß und Schwitzen.
- **Größe und Gewicht** und deren Veränderungen, Wachstumsentwicklung
- **Hypothalamus, Hypophyse und ZNS:** Kopfschmerzen, Sehstörungen, Gesichtsfeldausfälle, Schlafstörungen, Kälte-/Wärmeintoleranz, Depression
- **Augen:** Sehstörungen, Doppelbilder, Fremdkörpergefühl, Lichtempfindlichkeit, trockene Augen, verstärkter Tränenfluss, Brille oder Kontaktlinsen
- **Ohr:** eingeschränktes Hörvermögen, Infektionen, Schmerzen
- **Mund/Zunge/Tonsillen/Rachen/Hals:** Schluckbeschwerden, Kloßgefühl, Umfang (Zunahme der Hemdkragengröße)
- **Mammae:** Sekretion, Vergrößerung, Verkleinerung
- **Herz und Kreislauf:** Hypotonie, Hypertonie, Herzrasen, Herzstolpern, Angina pectoris
- **Lunge:** Rauchen, Dyspnoe (bei Belastung?), Husten, Auswurf
- **Magen-Darm-Trakt:** Appetit, Bauchschmerzen, Stuhlgang, Stuhlfarbe
- **Harntrakt:** Polyurie, Nykturie, gesteigertes Durstgefühl, Urinfarbe, Schmerzen bei Miktion
- **Gonaden und Geschlechtsorgane:** Dazu gehören Menarche, Menopause (Zeitdauer dazwischen?), letzte Menstruation, regelmäßige Periode, Geburten, Aborte, Schwangerschaftskomplikationen, Libido, Potenz. Bei der Frage nach der Sexualität sollte es keine Tabus geben. Vor allem bei Patienten mit Kinderwunsch muss auch offen nach dem Sexualverhalten gefragt werden.
- **Bewegungsapparat:** inadäquate Frakturen (ohne adäquates Trauma), Gelenkschmerzen, Muskelschmerzen
- **Gefäßstatus:** mögliche Gehstrecke (kleiner/größer 200 m)
- **Haut:** veränderte Behaarung, Jucken, Atrophie (häufigeres Schneiden beim Rasieren, Striae), verdickte Haut
- **Allergien:** Medikamentenunverträglichkeiten und damit aufgetretene Symptome
- **Risikofaktoren:** Rauchen, Alkohol, Übergewicht, Bewegungsarmut, Hypertonie, Hyperlipidämie, Diabetes mellitus

Körperliche Untersuchung

Mit dem ersten Patientenkontakt beginnen auch die Beobachtung und Untersuchung durch den Arzt. Da die meisten Drüsen jedoch nicht tastbar sind, muss besonders auf die Manifestationen von Hormonstörungen geachtet werden. Bei der Diagnostik endokriner Erkrankungen ist es teilweise möglich, bestimmte Syndrome sofort durch Blickdiagnosen zu erkennen. Umso schwieriger ist hingegen die Diagnose von Erkrankungen mit geringer Aktivität oder langsamer Progression. Dann kann ein Vergleich des aktuellen Aussehens mit früheren Fotos hilfreich sein.

Bei der körperlichen Untersuchung sollte dann der aktuelle Zustand des Patienten wiedergegeben werden (Status praesens). Zu Beginn sollte der Arzt den Allgemeinzustand und auch die Vitalparameter (Puls, Atemfrequenz, Temperatur, Blutdruck) beurteilen.

> Bei der körperlichen Untersuchung ist es von Vorteil, nach einem Schema vorzugehen, um kein wichtiges Organ auszulassen!

Der Ablauf einer körperlichen Untersuchung könnte wie folgt aussehen (mögliche Befunde kursiv gesetzt).

- **Allgemeinzustand:** Gesundheitszustand, Größe, Gewicht, Alter, Bewusstseinslage, Verhalten; *gut/mäßig/schlecht*
- **Ernährungszustand:** *adipös/gut/herabgesetzt/kachektisch*
- **Konstitutionstypen:** *leptosomal/pyknisch/athletisch*
- **Fettverteilung:** *android/gynoid*
- **Größe:** Messung und Vergleich im Somatogramm (altersbezogene Größentabelle bei Kindern); *Hochwuchs/Kleinwuchs* (sollte nicht als Zwerg- oder Minderwuchs bezeichnet werden)
- **Haut:** Farbe, Turgor, Ödeme, Narben, Striae, Schwellungen, (Sekundär-)Behaarung; *männlicher/weiblicher Behaarungstyp, Hirsutismus, Hypertrichose*
- **Kopf und ZNS:** Form, Symmetrie, Beweglichkeit, Meningismus, Druckschmerzhaftigkeit
- **Hirnnerven:** Sensibilitätsprüfung, Prüfung der Motorik, Geruchs- und Geschmacksprüfung, Pupillenreaktion, Augenbeweglichkeit
- **Augen:** Pupillengröße und -form, Bulbusbeweglichkeit, Exophthalmus, seltener Lidschlag (normal alle 2–3s), Schließfähigkeit, konsensuelle, prompte Lichtreaktion; *isokor; runde, mittelweite Pupillen; Arcus lipoides corneae*
- **Ohren:** eingeschränktes Hörvermögen, Schmerzen; *Gichttophi*
- **Mundhöhle und Rachen:** Lippen, Zähne, Zunge, Tonsillen, Schleimhaut; *feucht und rosig, trocken, belegt, ulzeriert, inflammiert, Foetor ex ore, Mundwinkelrhagaden*
- **Hals:** Gefäße und Schilddrüse; *Halsvenenstauung, hepatojugulärer Reflux, Pulsationen*
- **Schilddrüse:** Palpation, Verschieblichkeit; *tastbar/nicht tastbar; schluckverschieblich, tastbare Knoten*
- **Lymphknoten:** Inspektion submandibulärer, zervikaler, axillärer und inguinaler Lymphknoten; *tastbar/nicht tastbar, verschieblich/verbacken, prall, derb, druckschmerzhaft*
- **Mammae:** Form, Einziehung, Galaktorrhö
- **Herz-Kreislauf:** Auskultation des Herzens und Fortleitung in Jugulum, Karotiden und A. axillaris, Ödeme; *reine Herztöne, Systolikum, Diastolikum, rhythmisch/arrhythmisch*
- **Lunge:** Thoraxform, Perkussion, Auskultation, Atemfrequenz; *Dyspnoe, sonorer Klopfschall, vesikuläres Atmen, Rasselgeräusche, Giemen*
- **Abdomen und Nieren:** Palpation, Auskultation der Darmgeräusche, Messung des Bauchumfangs; *Resistenzen, Abwehrspannung, Druckschmerz*
- **Geschlechtsorgane:** Fehlbildungen, Veränderungen, Größe
- **Bewegungsapparat:** Beweglichkeit, Klopfempfindlichkeit, Rundrücken, Proportionen, Myopathie (einfacher Test: Patient aus der Hocke ohne Arme aufstehen lassen; bei ausgeprägter Muskelschwäche nicht möglich!)
- **Gefäßstatus:** Pulspalpation (Härte, Frequenz, Unterdrückbarkeit), Inspektion der Extremitäten, Gefäßzeichnung, Tests [im Seitenvergleich!]: Ratschow-Lagerungsprobe, CW-Doppler; *zyanotische Akren, Varizen, Spider-Naevi, Ulzera, Gangrän, seitendifferente Pulsstärke*

> Perkussion und Auskultation von Herz, Lunge und Abdomen sind bei jeder klinischen Untersuchung durchzuführen!

- Die Anamnese ist die Grundlage einer erfolgreichen Arzt-Patient-Beziehung und ein wichtiger Bestandteil des Weges zur Diagnose.
- Die Anamnese soll Fragen nach den derzeitigen Beschwerden und früheren Erkrankungen beinhalten. Weitere wichtige Bestandteile sind die Medikamentenanamnese, die Sozialanamnese und die Familienanamnese.
- Die körperliche Untersuchung gibt Auskunft über den aktuellen Gesundheitsstatus des Patienten.

ZUSAMMENFASSUNG

4 WEITERFÜHRENDE UNTERSUCHUNGEN

Voraussetzung für die Diagnostik sind eine sorgfältige Anamnese und Untersuchung. Nur im Zusammenhang mit dem klinischen Kontext (Bioassay, im Ggs. zum Laborassay) ist es möglich, den Krankheitswert einer pathologischen Hormonkonzentration einzuschätzen. Für die Diagnostik stehen zahlreiche biochemische Methoden zur Verfügung. Erst im Anschluss sollen bildgebende Verfahren (US, CT, MRT), nuklearmedizinische Verfahren (Szintigrafie) und die histologische Aufarbeitung (Zytologie, Biopsie) eingesetzt werden. Raumforderungen, die in bildgebenden Verfahren entdeckt werden, haben nicht immer einen Krankheitswert oder sind nicht immer die Ursache für die Erkrankung. Andererseits können kleinere Raumforderungen häufig gar nicht dargestellt werden. Daher gilt:

> Endokrine Funktionsdiagnostik (Labor) hat Vorrang vor der Lokalisationsdiagnostik (Bildgebung)!

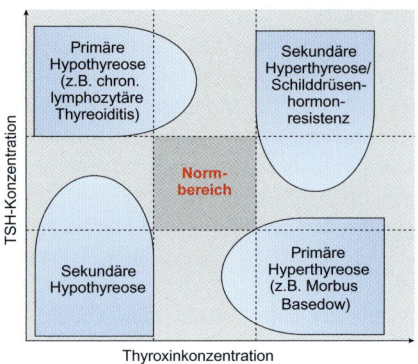

Abb. 4.1: Kombinierte Darstellung von diagnostischen Paaren am Beispiel von TSH und Thyroxin. [L106]

Biochemische Methoden

Hormonbestimmung

Ausgehend von einem klinischen Verdacht muss der Endokrinologe eine zielgerichtete Labordiagnostik durch Bestimmung einer begrenzten Anzahl sinnvoller Parameter beginnen. Der tatsächliche Nachweis einer Erkrankung ist dabei nicht immer auf Anhieb möglich. Teilweise erfordert es wiederholte Untersuchungen und die klinische Erfahrung des Arztes, bis die richtige Diagnose gestellt werden kann. Bei der Bestimmung von Referenzwerten ist darauf zu achten, dass immer auch ein geringer Anteil gesunder Menschen außerhalb des Referenzbereichs liegt. Zur Interpretation ist daher eine Betrachtung anderer Laborparameter hilfreich, die bei der Erkrankung verändert sein können (z. B. Aldosteron und Kalium). Daneben ist es für die Bewertung von Hormonkonzentrationen wichtig, die physiologischen Rückkopplungsmechanismen zu berücksichtigen, ebenso wie die bei manchen Hormonen sehr ausgeprägte Tagesrhythmik (z. B. bei Kortisol, ▶ Abb. 30.2) oder pulsatile sekretorische Episoden (z. B. bei Gonadotropinen oder GH, ▶ Abb. 16.1). Manche Hormone zeigen altersabhängige Konzentrationsänderungen. Bei den lipophilen Hormonen ist bei Messung der Gesamthormonkonzentration auch die Konzentration der Bindungsproteine zu beachten. Ein besonderes Problem stellt die Interpretation von Hormonwerten bei Kindern dar.

> Die Interpretation eines Laborparameters erfordert Erfahrung und soll immer in Zusammenhang mit Anamnese, Klinik und anderen Einflüssen erfolgen!

Basale Hormonkonzentration

Als einfachster Parameter dient die basale Hormonkonzentration, also die Konzentration eines Hormons ohne Stimulation, Suppression oder andere Interventionen (körperliche Anstrengung u. Ä.).

Diagnostische Paare

Die Regulation der Hormonausschüttung geschieht häufig durch weitere Hormone oder metabolische Veränderungen (▶ Kap. 1). Es ist daher von Vorteil, zusammengehörige Parameter gemeinsam zu bestimmen und als diagnostische Paare in Kontext zu setzen, z. B. fT_4 und TSH, Parathormon und Kalzium, Testosteron und LH. Als Hilfe dient die Kombination der Werte in einem zweidimensionalen Schema, mit dessen Hilfe man teilweise schon auf die Ursache der Störung schließen kann (▶ Abb. 4.1).

Dynamische Funktionstests

Zur Bestätigung der Diagnose reicht die Messung der basalen Hormonkonzentration meist nicht aus. Besonders die einmalige Bestimmung von Hormonen mit einem ausgeprägten zirkadianen Rhythmus oder pulsatiler Freisetzung ist kaum aussagekräftig. Für die Diagnose von Funktionsstörungen dieser Hormone oder zur Aufdeckung subklinischer Störungen mit normalen Hormonwerten werden häufig dynamische Funktionstests verwendet. Dabei wird durch **Stimulation** oder **Suppression** Einfluss auf die Hormonsekretion genommen. Es folgen mehrere Blutabnahmen zur Hormonbestimmung über einen definierten Zeitraum. Man kann dabei Prinzipien der basalen Hormonmessung mit der Analyse der Hormonwirkung und der Messung diagnostischer Paare kombinieren.

> **Dynamische Funktionstests**
> **Überfunktion** ↑ – Nachweis durch
> **Suppressionstest** ↓
> **Unterfunktion** ↓ – Nachweis durch
> **Stimulationstest** ↑

Verfahren

Für die Bestimmung von Hormonkonzentrationen werden quantitative immunologische Methoden (Immunoassay) verwendet:
RIA (Radioimmunoassay): kompetitives Verfahren, bei dem die zu bestimmende Substanz gegen eine konstante Menge radioaktiv markierter Substanz konkurriert. Wegen Strahlenschutzauflagen, Gesundheitsgefährdung des Personals, begrenzter Haltbarkeit und hohen bürokratischen Aufwands bei der Entsorgung werden heute vermehrt nichtradioaktive Verfahren wie **EIA**s (enzyme-linked immunoassays) verwendet.
ELISA (enzyme-linked immunosorbent assay, Enzymimmunoassay): Eine Platte wird mit Antikörpern (AK) beschichtet, die die Hormone binden. Ein zweiter enzymgekoppelter AK bindet an eine andere Stelle des Hormons. Durch Substratzugabe kommt es schließlich zu einer Farbreaktion, die photometrisch bestimmt wird. Für den Nachweis von Autoantikörpern (z. B. TPO-AK) wird die Platte hingegen mit Antigenen beschichtet, an die die pathologischen AK binden (▶ Abb. 4.2). Vorteil dieser Verfahren ist, dass Konzentrationsmessungen mit fertigen Assays teilautomatisiert mit sehr großer Empfindlichkeit durchgeführt werden können.

Genetische Diagnostik

Für die Diagnostik endokriner Erkrankungen mit genetischer Ursache kommen verschiedene Methoden zum Einsatz. Durch ein **Karyogramm** (Darstellung der Metaphasenchromosomen im Mikroskop) kann man bereits Aberrationen wie beim Klinefelter-Syndrom (klassischer Genotyp: 47XXY, ▶ Kap. 37) erkennen.

Diagnostik und Therapie

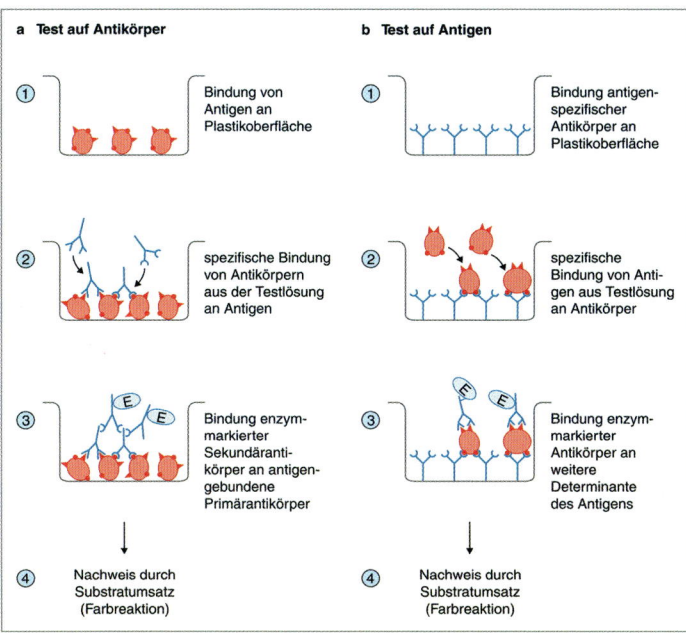

Abb. 4.2: Schematische Darstellung von Enzymimmunoassays. [O522]

Eine genauere Darstellung von chromosomalen Aberrationen wird durch die FISH (Fluoreszenz-In-situ-Hybridisierung) oder die CGH (Komparative genomische Hybridisierung) erreicht.
Für die **molekulargenetische Diagnostik** gibt es mehrere Verfahren:
DNA-Sequenzanalyse: Eine Gensequenz wird durch markierte Nukleotide in einem bestimmten Abschnitt bestimmt. Dadurch können Mutationen dargestellt werden.
Southern-Blot-Analyse: Sie dient zum Nachweis von Deletionen oder Amplifikationen von Genabschnitten: Genomische DNA wird durch ein bestimmtes Restriktionsenzym gespalten, in der Gel-Elektrophorese aufgetrennt und auf eine Membran übertragen (geblottet). Mittels markierter Gensonden kann schließlich der qualitative Nachweis von strukturellen Aberrationen erfolgen.
DNA-Chips: Bei dieser neueren Methode werden zahlreiche DNA-Sonden auf Glas- oder Silikatträgern fixiert. Die zu untersuchende DNA oder RNA wird markiert und auf den Chip zur Hybridisierung aufgetragen. Durch Messung von z. B. Fluoreszenzemissionen kann in einer einzigen Untersuchung eine qualitative Analyse von mehreren tausend Genen auf Mutationen hin durchgeführt werden.

Sensitivität und Spezifität

Bei der Diagnostik ist auch immer die Aussagekraft eines Tests zu berücksichtigen. Als hilfreiche Größen dienen dabei Sensitivität und Spezifität (▶ Tab. 4.1):
▶ Die **Sensitivität** ist ein Maß, wie geeignet ein Test ist, Personen mit einer Erkrankung als krank zu identifizieren.
▶ Die **Spezifität** gibt an, wie geeignet ein Test ist, Personen ohne Erkrankung als gesund zu erkennen.

Sensitivität und Spezifität sind fixe Größen eines diagnostischen Verfahrens. In der klinischen Praxis ist es aber oft wichtiger zu wissen, wie hoch bei einem positiven Testergebnis die Wahrscheinlichkeit ist, dass die Person auch wirklich an der Krankheit leidet. Dies wird durch den **positiven Vorhersagewert (PPV)** besser ausgedrückt, der neben der Sensitivität und der Spezifität auch die **Prävalenz** (Anzahl der Erkrankungen in einer Population zu einem bestimmten Zeitpunkt) berücksichtigt.

Tab. 4.1: Vierfeldertafel.

	Patient krank	Patient gesund		
Test positiv	A	B	→	Positiver Vorhersagewert A/(A+B)
Test negativ	C	D	→	Negativer Vorhersagewert D/(C+D)
	↓	↓		
	Sensitivität A/(A+C) Kranke mit pos. Ergebnis/alle Kranken	Spezifität D/(B+D) Gesunde mit neg. Ergebnis/alle Gesunden		

Beispiel Phäochromozytom

Es wird angenommen, dass ein Phäochromozytoms bei etwa 0,2 % aller Hypertoniker vorliegt (Prävalenz ca. 1 : 500 bei Hypertonikern). Die Bestimmung der Metanephrine im Plasma hat etwa eine Sensitivität von 99 % und eine Spezifität von 90 %. Es gilt dann (errechnet am Beispielkollektiv von 50.000, ▶ Tab. 4.2):

Tab. 4.2 Praktische Anwendung der Vierfeldertafel.

	Krank (100)	Gesund (49.900)	
Positiv	99	4.990	PPV = 1,9 %
Negativ	1	44.910	
	Sensitivität: 99 %	Spezifität: 90 %	

Die Wahrscheinlichkeit, dass bei einem Patient mit positivem Testergebnis tatsächlich ein Phäochromozytom vorliegt, beträgt also ca. 1,9 %. Damit ist hier aufgrund der niedrigen Prävalenz eine breite Anwendung von diagnostischen Methoden nicht sinnvoll! Die Wahrscheinlichkeit eines richtig positiven Ergebnisses steigt hingegen bei gleichzeitigem klinischen Verdacht und der Kombination mehrerer Untersuchungsmethoden.

▶ Endokrine Labordiagnostik hat Vorrang vor bildgebenden Verfahren!
▶ Für die Interpretation einer Hormonkonzentration ist es entscheidend, beeinflussende Faktoren zu berücksichtigen, die eine Änderung der Konzentration bewirken können.
▶ Ein wichtiges diagnostisches Prinzip ist die Bestimmung von zusammengehörigen Parametern und deren Interpretation als diagnostisches Paar.
▶ Zur Bestimmung von Hormonen mit unregelmäßiger Freisetzung dienen dynamische Funktionstests.
▶ EIAs sind häufig verwendete Methoden zur Bestimmung von Hormonkonzentrationen. Die Bestimmung kann automatisiert und schnell mit hoher Genauigkeit durchgeführt werden.

ZUSAMMENFASSUNG

5 THERAPIE

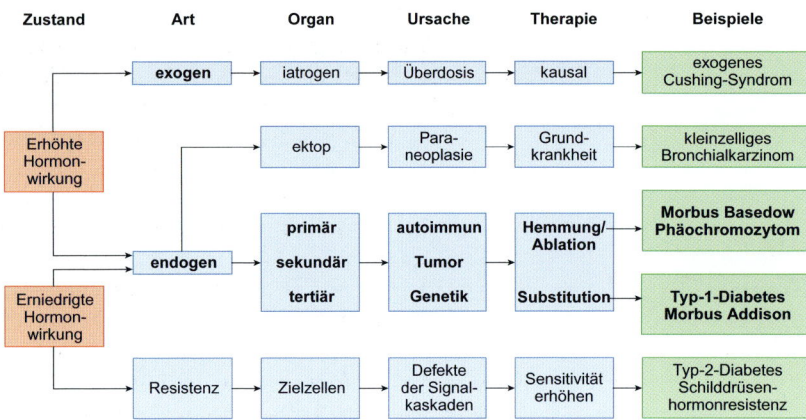

Abb. 5.1: Therapieprinzipien endokriner Erkrankungen. [L106]

Eine erfolgreiche Behandlung ist nur mit einer präzisen Diagnose möglich. Die Sicherung der Diagnose ist daher von größter Bedeutung. Eine voreilige Therapie kann die Diagnostik verfälschen oder unmöglich machen. Wenn möglich, sollte z. B. im Fall einer Hyponatriämie der Verdacht einer NNR-Insuffizienz bestätigt werden, bevor mit der Therapie begonnen wird. Die Entscheidung, ob in Notfällen eine Akuttherapie notwendig ist, liegt dabei beim Arzt. Bei einer Addison-Krise ist ein sofortiges Handeln nötig. In diesem Fall sollte jedoch zuvor zumindest eine Blutabnahme für die Bestimmung von ACTH und Kortisol erfolgen.

> Wenn möglich, Diagnosesicherung vor Therapiebeginn!

Vor dem Beginn einer Behandlung stellt sich die Frage, ob der Patient dadurch einen Vorteil hat. Wann eine Therapie angezeigt ist, kann nicht immer Lehrbüchern entnommen werden, sondern muss mit dem Patienten und evtl. mit Angehörigen besprochen werden. Man kann dabei nicht nach einem starren Schema vorgehen, sondern es sind unterschiedliche individuelle Aspekte zu berücksichtigen (Alter, Persönlichkeit, Familie etc.). Während Therapieformen meist nach ihrer Prognose, also nach der Lebenserwartung beurteilt werden, kommt die Bewertung der weiteren Lebensqualität dabei häufig zu kurz. Schließlich hilft eine ausreichende Aufklärung über die Therapie der Wahl und mögliche Alternativen auch, die Compliance zu heben. Da es bei endokrinen Erkrankungen häufig notwendig ist, lebenslang zu behandeln, ist die Mitarbeit der Patienten natürlich von großer Bedeutung.

Therapieprinzipien

Nach Art der endokrinen Störung ergeben sich verschiedene Therapieprinzipien (▶ Abb. 5.1): Eine iatrogene Überdosierung soll, wenn es die Grunderkrankung zulässt, durch eine kausale Therapie (Dosisreduktion) behandelt werden. Für endogene Überfunktionsstörungen stehen operative (Ablation) oder medikamentöse Maßnahmen zu Verfügung, Unterfunktionsstörungen können durch Substitution des fehlenden Hormons therapiert werden.

Davon ist die **pharmakodynamische Hormontherapie** abzugrenzen, bei der kein Hormonmangel besteht. Man nutzt dabei Hormoneigenschaften zur Behandlung von Erkrankungen, die nicht auf einem Hormonmangel beruhen (z. B. antiphlogistische und immunsuppressive Wirkung der Glukokortikoide). Im Gegensatz zur nebenwirkungsfreien Substitutionstherapie treten bei dieser Behandlung häufiger Nebenwirkungen auf, die einer Überfunktion der Hormondrüse entsprechen. Bei der Substitution muss die optimale Dosierung individuell und teilweise über einen längeren Zeitraum angepasst werden. Es sollte eine Substitution erfolgen, die möglichst der physiologischen Konzentration entspricht. So muss z. B. die Kortisonsubstitution bei Stress, Fieber, Infekten oder bei Operationen erhöht werden, die Insulinsensitivität wird hingegen bei verstärkter körperlicher Aktivität erhöht, und somit sinkt der Insulinbedarf.

Ausblick

In fernerer Zukunft könnten weitere Therapieverfahren wie die Stammzelltransplantation oder die Gentherapie an Bedeutung gewinnen. Bei der **Stammzelltransplantation** werden unreife Zellen mit einem kompletten Genom in den Organismus eingebracht, die vom umliegenden Gewebe Stimuli zur Differenzierung erhalten. Bei der **Gentherapie** werden hingegen nur DNA- oder RNA-Abschnitte in die Körperzellen eingeschleust. Als Überträger (Vektoren) dienen häufig Viren. Bei dieser Therapie gibt es noch zahlreiche Probleme. So kommt es meist nur zu einer transienten Genexpression. Es kann außerdem eine Immunantwort ausgelöst oder durch Integration in das Genom eine Tumorentstehung induziert werden.
Schwierig gestaltet sich auch die Regulation der Hormonfreisetzung. So gelang es bereits, aus Stammzellen B-Zellen herzustellen, bei denen jedoch die Insulinsekretion z. B. glukoseunabhängig erfolgte. Durch diese zukünftigen Therapieformen soll z. B. die Zerstörung von Zellen bei Autoimmunerkrankungen vermindert, die Regeneration von endokrinen Zellen stimuliert oder die Hormonproduktion von anderen Zellen übernommen werden.

▶ Wenn möglich, sollte eine Sicherung der Diagnose vor Therapiebeginn erfolgen.
▶ Endokrine Überfunktionen können durch operative Verfahren oder medikamentös behandelt werden.
▶ Die Therapie einer endokrinen Unterfunktion besteht meist in der Substitution des fehlenden Hormons.

ZUSAMMENFASSUNG

6 WASSERHAUSHALT

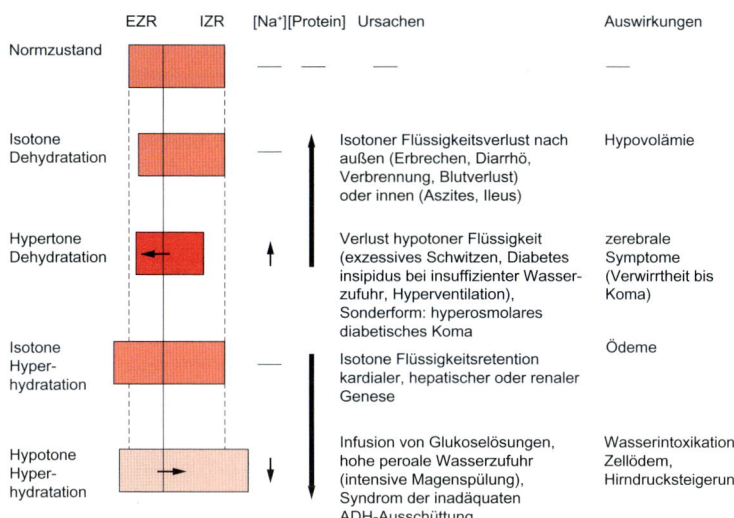

Abb. 6.1: Ausgewählte Störungen des Na⁺- und Wasserhaushalts und deren Einfluss auf die Osmolarität und das Volumen. [O522]

Nicht nur bei der Therapie endokriner Erkrankungen, sondern bei jeder internistischen Behandlung ist große Aufmerksamkeit auf den Wasserhaushalt des Patienten zu legen (▶ Abb. 6.1).

Volumen- und Osmoregulation

Hier sei noch einmal auf die Unterschiede zwischen Volumen- und Osmoregulation hingewiesen (▶ Tab. 6.1):

Volumenregulation Diese erfolgt durch den Sympathikus, das Renin-Angiotensin-Aldosteron-System (RAAS), ANP und in geringerem Ausmaß auch durch ADH. Während die Regulation durch den Sympathikus schnell einsetzt, ist die Adaptation durch das RAAS langsamer. Diese Effektoren führen zu einer Anpassung des intravasalen Flüssigkeitsvolumens an die Gefäßkapazität und umgekehrt. Die Regulation der Extrazellulärflüssigkeit wird weitgehend durch die Natriumausscheidung bestimmt. Natrium ist osmotisch aktiv und zieht Flüssigkeit mit. Daher kommt es bei Störungen der Natriumregulation zu Volumenänderungen im Sinne von Ödemen oder Volumenmangel (Exsikkose).

Osmoregulation Sie wird durch ADH und die Wasseraufnahme gesteuert. Eine gestörte Regulation der Ausscheidung von freiem Wasser manifestiert sich in einer Veränderung der Natriumkonzentration, was zu Änderungen der Osmolalität führt. Durch die sensible Steuerung der ADH-Sekretion und des Durstmechanismus gehen Volumenänderungen selten mit einer Änderung der Plasmaosmolalität einher.

Volumensituation

Bei der Einschätzung der Volumensituation ist auf Erkrankungen zu achten, die mit Volumenveränderungen einhergehen. Dazu gehören Störungen von Herz, Leber und Nieren. Weitere Faktoren sind z. B. Diuretika, Laxanzien und andere Medikamente, Übelkeit, Erbrechen, Durchfälle, Alkohol oder schwere septische Infektionen.

Hypovolämie Nicht immer zuverlässige Zeichen sind trockene Schleimhäute, trockene und schuppende Haut, verminderter Jugularvenendruck, orthostatische Hypotonie und Tachykardie. Nachdem man eine Hautfalte am Handrücken abgehoben hat, bleibt diese bei exsikkierten Patienten stehen. Weitere relativ unspezifische Symptome sind Müdigkeit, Schwäche und Durst. Bei einem **hypovolämischen Schock** kommt es zu Hypotonie, reflektorischer Tachykardie und Vasokonstriktion bis hin zur Organischämie (→ Oligurie, Zyanose, feuchtkalte Extremitäten, Bewusstseinstrübung). Die zunehmende Hypoxie führt schließlich zu einer Weiterstellung der Gefäße und einer Verstärkung der Hypotonie.

> Schockindex = Puls/systolischer Blutdruck → ist er > 1, besteht Schockgefahr!

Für die Beurteilung im anfänglichen Stadium ist der Schockindex jedoch nicht geeignet, da durch die Kompensationsmechanismen der Blutdruck annähernd normal gehalten wird, während die Herzfrequenz steigt. Auch der Hämoglobingehalt bzw. der Hämatokrit kann bei einem hypovolämischen Schock aufgrund einer akuten Blutung initial noch normal sein.

Hypervolämie: Sie tritt häufig bei einer eingeschränkten Nierenfunktion in Kombination mit einer zu hohen Flüssigkeitszufuhr oder bei anderen Ödemerkrankungen auf. Es kann zu einer kardialen Dekompensation mit einem Lungenödem kommen. Weitere Zeichen sind gestaute Halsvenen und eine Gewichtszunahme. Zur Verlaufsbeobachtung eignet sich besonders die Messung des zentralvenösen Drucks (ZVD). Aber auch die Bestimmung von Blutdruck, Gesamteiweiß oder Hämatokrit können hilfreich sein. Eine Harnstofferhöhung kann auf eine Hypovolämie oder Dehydratation hinweisen.

Tab. 6.1: Vergleich Volumen- und Osmoregulation.

	Volumenregulation	**Osmoregulation**
Sensor	Barorezeptoren im Karotissinus und Aortenbogen, granulierte Zellen des Vas afferens, Vorhofrezeptoren	Hypothalamische Osmorezeptoren
Was wird gemessen?	Effektives, zirkulierendes Volumen	Plasmaosmolalität
Effektoren	Sympathikus, RAAS, ANP, Druckdiurese, ADH	ADH, Trinken (Durst)
Was wird beeinflusst?	Blutdruck, Natriumausscheidung	Resorption von freiem Wasser und Wasseraufnahme durch Durst
Störungen	Hypovolämie, Hypervolämie	Polyurie, Hyponatriämie

> ▶ Volumenregulation: Sympathikus, RAAS, ANP, (ADH)
> ▶ Osmoregulation: ADH und Trinken
> ▶ Zur Einschätzung der Volumensituation dienen u. a. klinische Zeichen, ZVD und Laborparameter wie Hämatokrit und Gesamteiweiß.
>
> **ZUSAMMENFASSUNG**

7 AUSGEWÄHLTE ELEKTROLYTSTÖRUNGEN

Störungen des Säure-Basen-Haushalts sind eng verbunden mit Störungen des Kaliumhaushalts. Im Gewebe (v. a. in der Skelettmuskulatur) besteht ein funktioneller K^+/H^+-Austausch. Bei einer Hyperkaliämie kommt es zu einer vermehrten Kaliumaufnahme in die Zellen, wobei im Gegenzug ein Proton (H^+) ins Blut abgegeben wird. Somit sinkt der pH. Ein weiterer Zusammenhang besteht an den Sammelrohren der Nieren (▶ Abb. 7.1). Eine Hyperkaliämie muss jedoch nicht immer mit einer Azidose einhergehen!

> Hyperkaliämie ↔ Azidose
> Hypokaliämie ↔ Alkalose

Störungen des Säure-Basen-Haushalts können durch eine gestörte alveoläre Ventilation (**respiratorische Störung**) oder durch einen veränderten Anfall oder eine gestörte renale Ausscheidung von Säureäquivalenten oder HCO_3^- (**metabolische Störung**) entstehen. Daneben gibt es auch gemischte Störungen. Störungen des einen Systems aktivieren kompensatorische Mechanismen des anderen Systems. Bleibt der pH im Normbereich, so spricht man auch von einer kompensierten Störung. Dabei setzt die renale Gegenregulation im Gegensatz zur respiratorischen erst nach Stunden bis Tagen ein.

> Respiratorische Störung → metabolische Kompensation
> Metabolische Störung → respiratorische Kompensation

Säure-Basen-Haushalt
Der pH-Wert im Organismus muss in engen Grenzen (7,36–7,44) konstant gehalten werden. Dafür sind drei Regulationsmechanismen verantwortlich, die nacheinander mobilisiert werden:
▶ **Pufferung:** Zu den **extrazellulären** Puffersysteme gehören Bikarbonat (HCO_3^-) und Plasmaproteine. Phosphat und Hämoglobin sind **intrazelluläre** Puffersysteme. Bei einer Azidose können sie Protonen aufnehmen, die bei einem pH-Anstieg wieder abdissoziieren.
▶ **Lunge:** respiratorische Regulation durch Abatmung von CO_2
▶ **Niere:** renale Regulation durch tubuläre Sekretion von Protonen. Für jedes sezernierte Proton wird im Gegenzug HCO_3^- in das Blut abgegeben. Der Großteil der Protonen wird dabei an Ammoniak oder titrierbare Säuren (Sulfat, Phosphat) gebunden und ausgeschieden, nur ein geringer Anteil wird in Form von freien Protonen sezerniert.

Der wichtigste extrazelluläre Puffer ist das **CO_2-HCO_3-System.** HCO_3^- entspricht dabei der Pufferbase und CO_2 der Puffersäure. Über die Abatmung von CO_2 hat die Lunge, über die Ausscheidung von HCO_3 die Niere Einfluss auf dieses Puffersystem.

> $CO_2 + H_2O \leftrightarrow HCO_3^- + H^+$

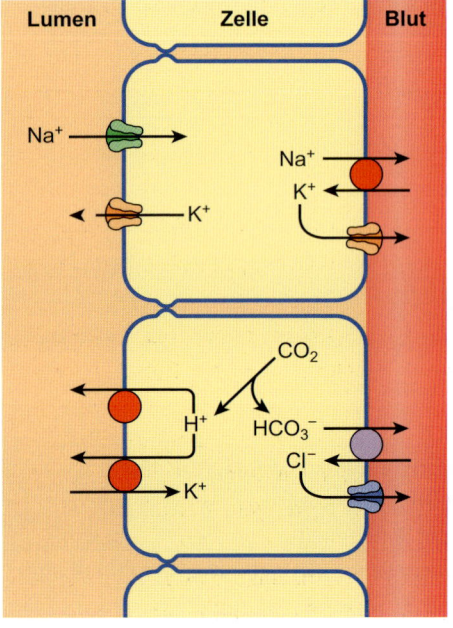

Abb. 7.1: Sammelrohr der Niere: Aldosteron erhöht die Natriumrückresorption und verstärkt gleichzeitig die Kaliumsekretion. Um Kalium wieder aufzunehmen, muss ein Proton sezerniert werden. [L231]

Ausgewählte Störungen des Säure-Basen-Haushalts

Metabolische Azidose
Chlorid und Bikarbonat machen normalerweise etwa 85 % der Anionen aus. Die verbleibenden Anionen (organische und anorganische Säuren, Sulfat, Phosphat) bezeichnet man als Anionenlücke.

> Anionenlücke = $Na^+ - Cl^- - HCO_3^-$ (Normbereich: 12 ± 4 mmol/l)

Durch Berechnung der Anionenlücke lassen sich die metabolischen Azidosen in zwei Formen unterteilen. Je nachdem, ob vermehrt Säuren anfallen oder Bikarbonat durch Verlust bzw. verminderte Bildung reduziert ist:
▶ **Metabolische Azidose mit erhöhter Anionenlücke:** endogene Säurebildung (z. B. Ketonkörper bei diabetischer Ketoazidose, Laktat bei anaerober Glykolyse) oder exogene Säurezufuhr (z. B. Acetylsäure- oder Methanolintoxikation) bzw. akute und chronische Niereninsuffizienz
▶ **Metabolische Azidose mit normaler Anionenlücke:** enteraler oder renaler Bikarbonatverlust (v. a. Diarrhö, selten renale tubuläre Azidose)
Klinik: Die ventilatorische Kompensation besteht in einer stark vertieften Atmung (Kußmaul-Atmung, benannt nach dem Biologen und Internisten A. Kußmaul), die bei länger bestehender Störung jedoch schwierig zu erkennen ist. Bei einer schweren Azidose kommt es zu Verwirrtheit, Stupor und später auch Koma.
Diagnostik und Therapie: Die Diagnose wird durch eine Blutgasanalyse (BGA: $HCO_3^- \downarrow \rightarrow CO_2 \downarrow$) gestellt. Im Vordergrund steht eine Behandlung der Grunderkrankung. Eine HCO_3^--Substitution sollte zurückhaltend angewendet werden, da bei einer Überkorrektur die Gefahr der Alkalose und Hypokaliämie besteht.

Metabolische Alkalose
Formen:
▶ **Chloridsensible Form** (Chloridausscheidung < 10 mmol/l): Primäre Ursache ist eine Hypovolämie. Durch ein vermindertes zirkulierendes Volumen kommt es zur RAAS-Aktivierung und verstärkten Natriumrückresorption, wodurch die Kalium- und Protonensekretion erhöht werden (▶ Abb. 7.1). Es entsteht eine Kontraktionsalkalose. Diese Form tritt häufig durch Erbrechen (mit Verlust von saurem Magensaft) oder bei einer Diuretikatherapie auf.
▶ **Chloridresistente Form** (Chloridausscheidung > 20 mmol/l): Die Ursache ist ein Mineralokortikoidüberschuss (z. B. primärer Hyperaldosteronismus, Morbus Cushing).

Tab. 7.1: Ursachen einer Hypokaliämie.

Renal	Diuretika, Hyperaldosteronismus
Extrarenal	Chronischer Laxanzienabusus, Diarrhö, Erbrechen (Volumenmangel)
Kaliumverteilung	Insulin, Alkalose

Tab. 7.2: Ursachen einer Hyperkaliämie.

Renal	Niereninsuffizienz, Morbus Addison (Aldosteronmangel), ACE-Hemmer, kaliumsparende Diuretika
Kaliumzufuhr	Hämolytische Blutkonserve, Zufuhr mit der Nahrung
Kaliumverteilung	Hämolyse, metabolische Azidose, Insulinmangel, Digitalisintoxikation

▶ Weiters können metabolische Alkalosen bei akuten und chronischem Leberversagen auftreten (verminderte Harnstoffsynthese → verminderter Bikarbonatverbrauch).

Klinik und Therapie: Kompensatorisch tritt eine flache Atmung ein. Es kann zu Parästhesien und evtl. zu einer Tetanie kommen. Häufig überwiegen die Symptome einer gleichzeitig bestehenden Hypokaliämie (Herzrhythmusstörungen, Muskelschwäche). Bei der chloridsensiblen Form kann die Alkalose durch die Infusion von 0,9-prozentiger NaCl-Lösung korrigiert werden, die chloridresistente Form spricht nicht auf eine NaCl-Substitution an.

Kaliumhaushalt

Kalium befindet sich überwiegend im Intrazellulärraum. Das Konzentrationsverhältnis zwischen Intra- und Extrazellulärraum beträgt etwa 38 : 1. Dieser Ionengradient ist zusammen mit der Leitfähigkeit der Kaliumkanäle wesentlich für das Membranpotenzial der Zelle verantwortlich.

90 % des aufgenommenen Kaliums werden resorbiert. Aufgrund der niedrigen extrazellulären Konzentration können bereits geringe Mengen zu einer Verdoppelung der Kaliumkonzentration führen. Daher muss Kalium sofort in die Zellen aufgenommen werden (v. a. in die Skelettmuskulatur). Dies wird durch Insulin und die basale Katecholaminsekretion begünstigt. Längerfristig führt die renale Kaliumsekretion zu einem Gleichgewicht der Kaliumaufnahme und -ausscheidung. Bei einer Niereninsuffizienz ist die renale Sekretion eingeschränkt, als Folge steigt der Anteil der intestinalen Ausscheidung an.

Störungen des Kaliumhaushalts

Störungen des Kaliumhaushalts können den Ionengradienten (**Kaliumverteilung**) sowie die Zufuhr und Ausscheidung (**Kaliumbilanz**) betreffen. Bei länger bestehenden Kaliumstörungen im Extrazellulärraum kommt es auch zu einer Änderung des intrazellulären Kaliums in die gleiche Richtung. Dadurch kann sich der Ionengradient normalisieren. Bei chronischen Störungen können Veränderungen im EKG daher fehlen.

> Je schneller die Störung auftritt, desto ausgeprägter sind die Symptome.

Hypokaliämie

Bei der Hypokaliämie liegt die Kaliumkonzentration des Blutes unter 3,5 mmol/l, (Ursachen ▶ Tab. 7.1). Beim Erbrechen wird nur eine geringe Menge an Kalium verloren. Der gleichzeitige Verlust an Salzsäure und Volumen führt jedoch zu einer metabolischen Alkalose und einem Volumenmangel. Die erhöhte Natriumrückresorption verstärkt in der Folge die renale Kaliumsekretion (▶ Abb. 7.1).

Klinik: Durch die Hypokaliämie kommt es zu einer Hyperpolarisation der Zelle. Das Gehirn ist durch die Blut-Liquor-Schranke weitgehend von Kaliumstörungen geschützt. Symptome betreffen daher v. a. den Herzmuskel (Herzrhythmusstörungen!), die Skelettmuskulatur (Adynamie, Muskelparesen, proximale Myopathie) und die Darmmuskulatur (Obstipation, Ileus). Typische Veränderungen im EKG sind eine Abflachung oder Negativierung der T-Welle, das Auftreten einer U-Welle und eine ST-Senkung.

Hyperkaliämie

Bei der Hyperkaliämie liegt der Kaliumgehalt des Blutes über 5,0 mmol/l. Zu einer Hyperkaliämie kommt es fast ausschließlich bei einer eingeschränkten renalen Sekretionsfähigkeit im Rahmen einer Niereninsuffizienz oder bei einer Verschiebung von Kalium aus der Zelle in den Extrazellulärraum (▶ Tab. 7.2). Eine Hyperkaliämie durch übermäßige Kaliumzufuhr (Obst, Gemüse) ist hingegen bei normaler Nierenfunktion kaum möglich. Daneben führen auch ACE-Hemmer und kaliumsparende Diuretika zu einer Erhöhung der Kaliumkonzentration. Immer wieder ist auch eine Digitalisintoxikation Ursache einer Hyperkaliämie. Ein falsch hoher Wert (**Pseudohyperkaliämie**) entsteht durch Hämolyse der Blutprobe bei zu langer Venenstauung sowie bei ausgeprägter Leuko- oder Thrombozytose.

Klinik Durch die Hyperkaliämie kommt es zu einer Depolarisation der Zellmembran. Es treten Parästhesien (z. B. periorales Kribbeln), Muskelzuckungen und Paresen auf. Über längere Zeit kommt es zu einer verminderten Erregbarkeit und Muskelschwäche. Es gibt jedoch kein zuverlässiges Symptom, das auf eine Hyperkaliämie hinweist. Im EKG zeigt sich eine zeltförmige Erhöhung der T-Welle. Bei stärkerer Hyperkaliämie besteht die Gefahr des Herztodes durch Kammerflimmern (die arrhythmogene Kaliumwirkung wird bei Herzoperationen ausgenutzt – durch eine kaliumreiche, sog. kardioplege Lösung kommt es zur Asystolie des Herzens).

> - Der pH im Blut wird in engen Grenzen gehalten. Die Regulation erfolgt durch Puffersysteme, CO_2-Abatmung und die tubuläre Sekretion von Protonen.
> - Metabolische Azidose: diabetische Ketoazidose, Laktatazidose, Intoxikationen, enteraler oder renaler Bikarbonatverlust
> - Metabolische Alkalose: durch Erbrechen, Diuretika oder Mineralokortikoidexzess (Conn-Syndrom)
> - Hypokaliämie: Herzrhythmusstörungen, Muskelparesen, Obstipation
> - Hyperkaliämie: bei Niereninsuffizienz; Folge sind Parästhesien, Muskelschwäche, später Kammerflimmern

ZUSAMMENFASSUNG

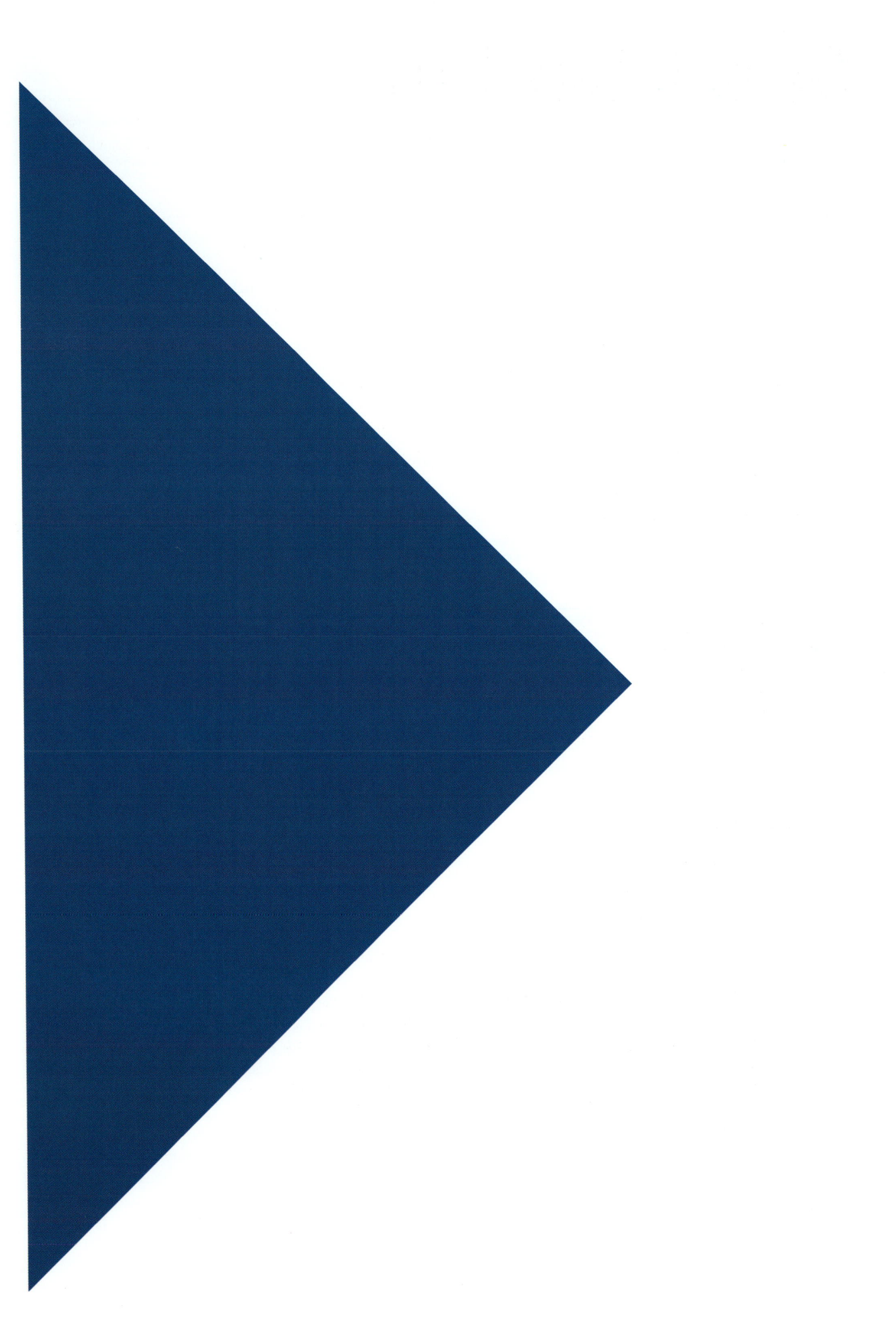

Spezieller Teil

Kohlenhydrat- und Fettstoffwechsel

8 Kohlenhydratstoffwechsel 18
9 Diabetes mellitus – Klassifikation und Klinik 20
10 Diabetes mellitus – Diagnostik 24
11 Diabetes mellitus – Komplikationen 26
12 Diabetes mellitus – Therapie 31
13 Fettstoffwechsel 36

Hypothalamus – Hypophyse

14 Physiologie und Diagnostik 38
15 Hypophysentumoren 40
16 Akromegalie 42
17 Hypopituitarismus 44
18 ADH-Störungen 47

Schilddrüse

19 Anatomie und Physiologie 50
20 Schilddrüsendiagnostik 52
21 Struma und solitärer Knoten 54
22 Funktionsstörungen 56
23 Thyreoiditiden 62
24 Schilddrüsenmalignome 64

Nebenschilddrüse und Knochenstoffwechsel

25 Physiologie 66
26 Hyperkalzämie 68
27 Hypokalzämie 70
28 Osteomalazie und Rachitis 72
29 Osteoporose 74

Nebenniere

30 Physiologie 78
31 Cushing-Syndrom 82
32 Hyperaldosteronismus 84
33 Adrenale Hyperandrogenämie 86
34 Nebennierenrindeninsuffizienz 88
35 Phäochromozytom 91

Gonaden – Mann

36 Entwicklung und Physiologie der Testes 94
37 Männlicher Hypogonadismus 96

Gonaden – Frau

38 Entwicklung und Physiologie der Ovarien 100
39 Amenorrhö 102
40 Polyzystisches Ovar-Syndrom (PCOS) 106
41 Klimakterium 108
42 Hormonelle Kontrazeption 109

Spezielle Themen

43 Multiple endokrine Neoplasie (MEN) 110
44 Polyglanduläres Autoimmunsyndrom (PAS) 112
45 Neuroendokrine Neoplasien 114
46 Doping 117

8 KOHLENHYDRATSTOFFWECHSEL

Glukose dient als Energielieferant der Zelle und hat eine zentrale Stellung im menschlichen Stoffwechsel. Der Metabolismus des Gehirns und der Erythrozyten ist fast ausschließlich von Glukose abhängig. Diese Zellen können Glukose insulinunabhängig aus dem Blut aufnehmen.

Der größte Teil der Kohlenhydrate wird in Form von pflanzlicher Stärke (in Reis, Kartoffeln u. a.) aufgenommen. Stärke besteht aus Polysacchariden, die durch Glukosidasen (z. B. Amylase) zu Oligosacchariden und weiter zu Disacchariden gespalten werden. Die Kohlenhydrate werden im Dünndarm jedoch ausschließlich als Monosaccharide resorbiert. Dazu werden die Disaccharide durch Bürstensaumenzyme vorwiegend zu Glukose, Galaktose und Fruktose aufgespalten.

Insulin

Insulin ist ein Peptidhormon, das in den B-Zellen der Langerhans-Inseln des Pankreas gebildet und in sekretorischen Granula gespeichert wird. Insulin besteht aus einer A- und B-Kette, die durch das C-Peptid verbunden sind. Durch Abspaltung des C-Peptids entsteht aus dem Prohormon das biologisch aktive Insulin (▶ Abb. 8.1). Das C-Peptid wird gleichzeitig mit Insulin in äquimolarer Menge sezerniert. Die Insulinfreisetzung erfolgt pulsatil.

> Der wichtigste Sekretionsstimulus ist eine erhöhte Blutglukosekonzentration.

Dieser Mechanismus funktioniert über einen ATP-sensitiven Kaliumkanal, der auch Angriffspunkt der Sulfonylharnstoffe ist (▶ Abb. 8.2):
▶ Glukose im Blut ↑ → insulinunabhängige Aufnahme in die B-Zellen → Glykolyse → ATP ↑ → ATP-sensitive Kaliumkanäle schließen → Depolarisation → spannungsabhängige Kalziumkanäle werden geöffnet → intrazellulärer Kalziumanstieg → Exozytose von Insulin und Öffnen der Kaliumkanäle Außerdem wird die Insulinsekretion auch durch bestimmte Aminosäuren gesteigert (s. u.).

Die wesentlichen insulinempfindlichen Gewebe sind die Leber, die Skelettmuskulatur und das Fettgewebe. Insulin bewirkt eine Senkung des Blutzuckers durch Steigerung der Glukoseaufnahme in die Zellen und der Glykogensynthese, während die Glukoneogenese gehemmt wird (▶ Tab. 8.1). Bei einem Insulinüberschuss durch exogene Zufuhr besteht daher die Gefahr einer Hypoglykämie. Insulin führt auch zur Stimulation anaboler Stoffwechselvorgänge (Protein- und Fettsäuresynthese), während katabole Vorgänge (Lipolyse und Proteolyse) gehemmt werden. Die Insulinwirkungen werden über membranständige Tyrosinkinaserezeptoren vermittelt. Beim Diabetes mellitus Typ 2 besteht eine Resistenz für Insulin, die wahrscheinlich durch eine Störung der Signaltransduktion entsteht (▶ Kap. 1).

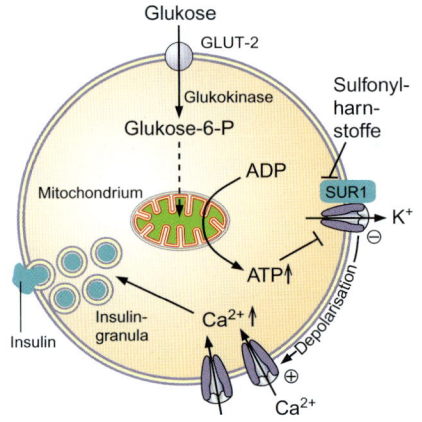

Abb. 8.2: Insulinsekretion. [O522]

Über verschiedene Mechanismen haben folgende Hormone eine insulinantagonistische Wirkung:
▶ **Glukagon:** Glykogenolyse und Glukoneogenese ↑ → Serumglukose ↑
▶ **Katecholamine:** v. a. Lipolyse ↑
▶ **Kortisol:** v. a. Glukoneogenese ↑
▶ **Wachstumshormon:** schneller insulinähnlicher Effekt durch IGF-1, langfristig jedoch Erhöhung der Glukosekonzentration
▶ **Thyroxin:** Glykogenolyse und Glukoneogenese ↑ → Serumglukose und Insulinbedarf ↑

Für die Insulinwirkung ist auch die anatomische Beziehung des Pankreas zur Leber bedeutsam. Insulin gelangt über die Pfortader sehr schnell zur Leber und hat dort sehr hohe Konzentrationen. Es wird dann rasch durch Insulinasen inaktiviert (HWZ ca. 5 min), wodurch die peripheren Konzentrationen niedriger sind. Im Gegensatz dazu wird bei der Insulintherapie durch exogene Zufuhr der Konzentrationsgradient zwischen Pfortaderblut und peripherem Blut aufgehoben. Auch tritt die Insulinwirkung bei der Insulintherapie erst verzögert ein und dauert länger an (▶ Kap. 12).

Glukagon

Glukagon wird in den A-Zellen des Pankreas gebildet und wirkt größtenteils insulinantagonistisch. Die Freisetzung erfolgt durch Katecholamine, eine Hypoglykämie oder Aminosäuren aus der Nahrung. Durch Steigerung der Glykogenolyse und der Glukoneogenese kommt es zu einem Anstieg der Plasmaglukose.

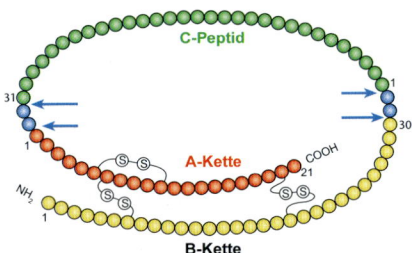

Abb. 8.1: Struktur des Insulins. Durch Abspaltung des C-Peptids (Pfeile) entsteht das biologisch aktive Insulin. Änderungen der Aminosäuresequenz können zu einer veränderten Pharmakokinetik führen. [L106]

Tab. 8.1: Insulinwirkungen.

Zielgewebe bzw. -funktion	Wirkung
Insulinabhängige Zellen (Muskulatur, Fettzellen)	Umverteilung von Glukosetransportern (GLUT-4) aus submembranösen Vesikelpools in die Zellmembran → **Glukoseaufnahme** in die Zellen → senkt Glukosekonzentration im Blut
Leber	▶ Vorübergehende Speicherung von Glukose in der Leber als Glykogen (**Glykogensynthese ↑**) ▶ Hemmt **Glukoneogenese** ▶ Fördert Glykolyse (Metabolisierung von Glukose zu Pyruvat)
Muskelzellen	▶ Proteinanabol
Fettzellen	▶ Induziert LPL am Endothel → Speicherung der resorbierten Triglyzeride aus der Nahrung ▶ Hemmt Lipolyse (Hemmung der intrazellulären hormonsensitive Lipase in den Adipozyten), kein Insulin → stark gesteigerte Lipolyse
Kaliumverteilung	▶ Kaliumaufnahme in die Zellen
Wachstum	▶ Fördert zusammen mit GH (IGF-1) das Wachstum

Die Freisetzung von Insulin und Glukagon durch Aminosäuren ist auch klinisch bedeutsam. Bei alleiniger Gabe von Proteinen zur parenteralen Ernährung würde durch Insulin die Glukosekonzentration gesenkt werden. Gleichzeitig steigert aber Glukagon die Glukoneogenese aus den zugeführten Aminosäuren. Will man also den Proteinaufbau stimulieren, müssen neben Proteinen auch Kohlenhydrate verabreicht werden, um die Metabolisierung dieser Aminosäuren zu verhindern.

Glucagon-like-Peptid-1 (GLP-1)

Parenterale Glukosezufuhr bewirkt bei gleichen Blutzuckerkonzentrationen eine deutlich verminderte Insulinsekretion als oral zugeführte Glukose.

Diese Beobachtung wurde als Inkretineffekt bezeichnet und ist wesentlich durch GLP-1 und das glukoseabhängige insulinotrope Peptid (GIP) verursacht.

Das Präprohormon des Glukagons wird auch in Zellen der intestinalen Mukosa gebildet. Durch Proteolyse werden die Glucagon-like-Peptide freigesetzt. GLP-1 wird in den neuroendokrinen L-Zellen gebildet und durch Nahrungsaufnahme freigesetzt. Es bewirkt:

1. Glukoseabhängige Insulinsekretion
2. Verminderte Glukagonfreisetzung
3. Verzögerte Magenentleerung
4. Verminderter Appetit und Stimulation des Sättigungsgefühls

GLP-1 ist bei Typ-2-Diabetikern deutlich reduziert. Es wird durch die **Dipeptidyl-Peptidase 4 (DPP 4)** innerhalb weniger Minuten abgebaut.

Glukosehomöostase

Da der Stoffwechsel des ZNS fast ausschließlich von Glukose abhängig ist, manifestiert sich eine Hypoglykämie sehr schnell durch neurologische Störungen. Die Aufrechterhaltung der Glukosekonzentration ist daher für das ZNS von größter Bedeutung, wobei die Leber eine zentrale Rolle spielt. Nach der Nahrungsaufnahme wird die Glukosekonzentration durch Insulin schnell gesenkt. Dies geschieht durch die Aufnahme in Zellen (v. a. Muskel- und Fettzellen) und den Aufbau zu Glykogen (als Speicherform der Glukose) in der Leber. Ein Abfall der Blutglukose zwischen den Mahlzeiten erhöht die Glukagonsekretion und steigert dadurch die Glykogenolyse und die Glukoneogenese (▶ Abb. 8.3). Der Glykogenvorrat reicht jedoch nur für etwa 1 Tag. Zur Aufrechterhaltung der Glukosehomöostase kommt es zu einem Überwiegen von katabolen (abbauenden) Stoffwechselvorgängen. Im Rahmen der Glukoneogenese wird ausgehend von glukoplastischen Aminosäuren (vorwiegend aus der Muskulatur), Pyruvat, Oxalacetat oder Glyzerin in der Leber (und in geringerem Ausmaß auch in der Niere) Glukose gebildet. Durch diese Mechanismen wird die Glukosekonzentration in engen Grenzen gehalten.

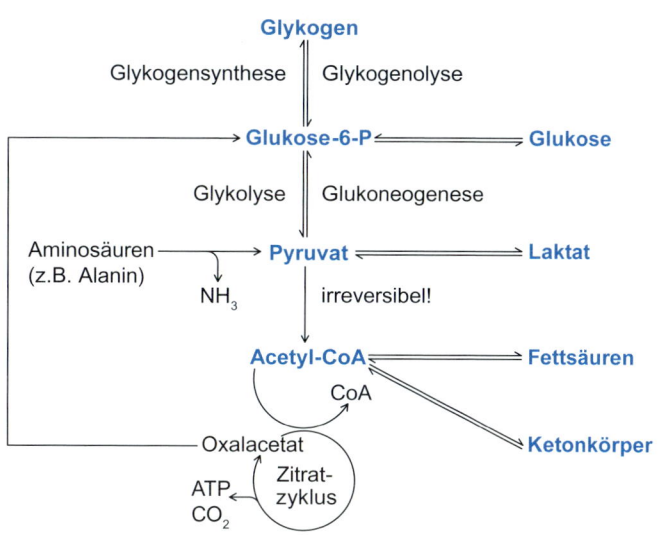

Abb. 8.3: Vereinfachte Stoffwechselwege der Glukose. [L231]

Bei anhaltender Nahrungskarenz wird die Glukoneogenese zunehmend durch die β-Oxidation ersetzt. Dabei werden Fettsäuren zu Acetyl-CoA abgebaut. Durch die vermehrte Glukoneogenese steht jedoch nicht ausreichend Oxalacetat zur Verfügung, das für den Eintritt in den Zitratzyklus benötigt wird. In der Leber werden daher aus Acetyl-CoA Ketonkörper gebildet. Ketonkörper sind Säuren und führen somit in höherer Konzentration zu einer metabolischen Azidose. Sie sind gut löslich und stellen die Transportform des Acetyl-CoA dar. Nach mehreren Tagen kann auch das ZNS einen großen Teil seines Stoffwechsels auf die Ketonkörperverwertung umstellen. Ein bestimmter Anteil an Glukose ist jedoch weiterhin notwendig. Selbst beim Fasten besteht weiterhin eine basale Insulinsekretion, die eine gesteigerte Lipolyse verhindert. Ein schwerer Insulinmangel kann sich daher durch einen enorm überschießenden Fettsäureabbau mit nachfolgender Ketonkörperbildung manifestieren. Es kommt zu einer starken Stoffwechselentgleisung mit einer metabolischen Azidose (▶ Kap. 7 u. ▶ Kap. 11).

▶ Insulin wird von den pankreatischen B-Zellen produziert und bei Hyperglykämie freigesetzt.

▶ Die rasche Insulinwirkung besteht in einer Senkung der Glukosekonzentration. Anabole Effekte treten erst verzögert ein.

▶ Insulinantagonistische Hormone sind Glukagon, Katecholamine, Kortisol, Wachstumshormon und Schilddrüsenhormone.

▶ Das ZNS ist weitgehend glukoseabhängig. Die Aufrechterhaltung der Glukosehomöostase ist ein komplexer Mechanismus, der durch verschiedene Hormone reguliert wird.

ZUSAMMENFASSUNG

9 DIABETES MELLITUS – KLASSIFIKATION UND KLINIK

Als Diabetes mellitus fasst man Erkrankungen mit unterschiedlichen Ursachen und pathogenetischen Mechanismen zusammen, die zu einer Hyperglykämie durch absoluten oder relativen Insulinmangel führen. Im Lauf der Erkrankung kommt es zu Langzeitkomplikationen, die Blutgefäße und Nervensystem betreffen.
Die Hyperglykämie führt auch zur Überschreitung der Nierenschwelle für Glukose. Wegen der darauf folgenden Glukosurie und der osmotischen Diurese hat die Krankheit den Namen Diabetes mellitus (honigsüßer Durchfluss).

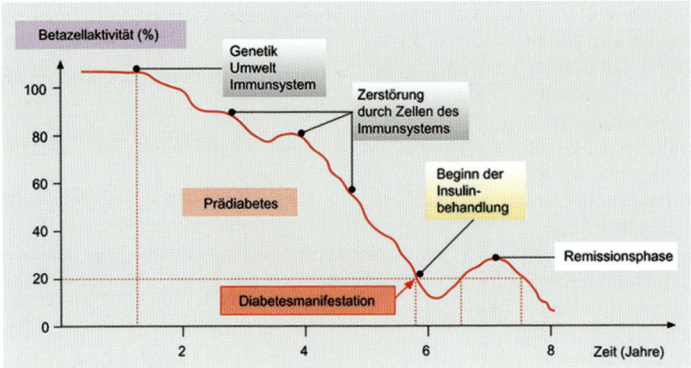

Abb. 9.1: Verlauf des Typ-1-Diabetes. [L157]

Epidemiologie
Die Manifestation des Diabetes ist abhängig von der genetischen Prädisposition und anderen Faktoren (Ernährung, Bewegung, endokrine Erkrankungen u. a.). Mit Überernährung und steigendem Alter kommt es zu einem vermehrten Auftreten. In Deutschland ist die Prävalenz steigend bei aktuell ca. 7–9 %, bei den über 65-Jährigen sind etwa 12–20 % betroffen. Weltweit geht man davon aus, dass in den nächsten Jahrzehnten das Auftreten v. a. in Entwicklungsländern weiter ansteigen wird.

Klassifikation
Die Einteilung erfolgt nicht mehr in eine insulinabhängige bzw. -unabhängige Form oder nach dem Manifestationsalter, sondern richtet sich nach der Ätiologie (▶ Tab. 9.1).

> Bei manchen Patienten ist eine Zuordnung jedoch erst im Lauf der Erkrankung möglich!

Daneben gibt es weitere Störungen der Glukosehomöostase, die nur eine eingeschränkte Funktion des Kohlenhydratstoffwechsels beschreiben und mit einem erhöhten Risiko für das spätere Auftreten eines Diabetes mellitus einhergehen.

Gestörte Glukosetoleranz (IGT = impaired glucose tolerance): bezeichnet kein eigenes Krankheitsbild, sondern beschreibt eine eingeschränkte Reaktion auf eine definierte Glukosebelastung im oralen Glukosetoleranztest (oGTT). Auch eine gestörte Glukosetoleranz ist bereits mit einem erhöhten Risiko von makrovaskulären Komplikationen assoziiert, für die insbesondere postprandiale Blutzuckerspitzen verantwortlich gemacht werden.

Gestörte Nüchternglukose (IFG = impaired fasting glucose): bezeichnet eine diagnostische Grauzone mit supraphysiologischen Werten der Nüchternglukosekonzentration (▶ Abb. 10.1).

Diabetes mellitus Typ 1
Der Typ-1-Diabetes ist eine Autoimmunerkrankung mit einer zunehmenden Zerstörung der B-Zellen, wodurch letztlich kein Insulin mehr sezerniert werden kann. Es bestehen eine genetische Prädisposition und eine hohe Assoziation mit dem HLA-System (▶ Tab. 9.2). Dennoch haben nur weniger als 10 % weitere diabetische Familienangehörige. Die Marker HLA-DR3 und/oder -DR4 können in etwa 90 % nachgewiesen werden. Sie sind wahrscheinlich verantwortlich, dass durch mögliche auslösende Faktoren wie Virusinfektionen (z. B. Coxsackie-Viren oder kongenitale Röteln), Umweltnoxen oder Ernährungsgewohnheiten (Vitamin-D-Mangel, früher Kontakt mit Kuhmilch) eine Autoimmunreaktion gegen pankreatische B-Zellen eingeleitet wird (▶ Abb. 9.1).

Auslösende Ereignisse gehen der Krankheitsmanifestation vermutlich um Jahre voraus. Der Typ-1-Diabetes tritt in 70–80 % vor dem 35. Lebensjahr auf, kann sich jedoch grundsätzlich in jedem Alter manifestieren. Bei Kindern und Jugendlichen schreitet die B-Zell-Zerstörung rasch voran. Ab einer Zerstörung von 80 % der B-Zellen wird der Diabetes manifest. Der Beginn ist häufig akut und kann durch eine akute Stoffwechselbelastung (Infektion, Operation) ausgelöst werden und zu einer ketoazidotischen Stoffwechselentgleisung mit oder ohne Koma führen.
Nach Beginn einer Insulintherapie kann es bei einem Teil der Patienten zu einer vorübergehenden Remission („Honeymoon") kommen, die durch verminderten Insulinbedarf gekennzeichnet ist. Durch eine weitere B-Zell-Destruktion kommt es jedoch zu einem vollständigen B-Zell-Verlust und einem Sistieren der Insulinsekretion. Das C-Peptid ist in der Folge nicht mehr nachweisbar. Eine Insulintherapie muss lebenslang fortgeführt werden.
Ein Auftreten bei Erwachsenen nach dem 30. Lebensjahr wird auch als „latent autoimmune diabetes mellitus in adults" (**LADA**) bezeichnet und verläuft langsamer. Seltener als bei Kindern kommt es zu einer Ketoazidose, da die Insulinsekretion bei Diagnosestellung häufig noch ausreichend ist. Diese Patienten sind im Gegensatz zu Typ-2-Diabetikern eher schlank und haben oft nachweisbare Autoantikörper.
Im Rahmen der Autoimmunreaktion liegen bei Typ-1-Diabetes regelmäßig **Autoantikörper** vor. Dazu gehören:
▶ Antikörper gegen **Glutamatdecarboxylase** (GADA)
▶ **Inselzellantikörper** (ICA)
▶ Antikörper gegen **Tyrosinphosphatase IA-2** (IA-2A)
▶ **Insulinautoantikörper** (IAA)

Zum Zeitpunkt der Manifestation sind in ca. 90–95 % ein oder mehrere Antikörper nachweisbar, die im weiteren Verlauf wieder absinken. Diese lassen sich häufig schon Jahre vor dem manifesten Diabetes nach-

Tab. 9.1: Ätiologische Klassifikation des Diabetes.

Form	Ursache
Typ 1 (ca. 5–8 %)	▶ Immunmediiert (Typ 1a) ▶ Idiopathisch (Typ 1b, sehr selten, fast nur bei Asiaten oder Indern)
Typ 2 (ca. 85–90 %)	Insulinresistenz und gestörte Insulinsekretion
Andere spezifische Typen	▶ Genetische Defekte der B-Zell-Funktion (MODY) ▶ Genetische Defekte der Insulinwirkung ▶ Erkrankungen des exokrinen Pankreas (z. B. Pankreatitis, Pankreatektomie) ▶ Endokrinopathien (Akromegalie, Cushing-Syndrom, Hyperthyreose, Phäochromozytom) ▶ Medikamente oder Chemikalien, Infektionen
Gestationsdiabetes	Jede während der Schwangerschaft erstmals erkannte Kohlenhydratstoffwechselstörung

Kohlenhydrat- und Fettstoffwechsel

Tab. 9.2: Unterschiede zwischen Diabetes mellitus Typ 1 und Typ 2. Das Auftreten des Typ-1-Diabetes erfolgt häufiger in jüngeren Jahren, kann jedoch in jedem Lebensalter stattfinden!

	Typ 1	Typ 2
Häufigkeit	~5%	~90%
Manifestation	Häufig vor dem 35. Lj.	Meist nach dem 40. Lj.
Auftreten	Akuter bis subakuter Beginn	Meist schleichender Verlauf
Körperbau	Meist normalgewichtig	Häufig übergewichtig
Symptome	Polyurie, Polydipsie, Gewichtsverlust, Müdigkeit	Häufig keine Symptome
Familiäre Häufung	Gering	Typisch
HLA-Assoziation	HLA-DR3 und -DR4	Keine
Konkordanz bei eineiigen Zwillingen	30–50%	>50%
Autoantikörper	GADA, ICA, IA-2A, IAA	Keine
Insulinsekretion	Keine (oder nur gering)	Oft ausgeprägt
C-Peptid	Meist niedrig bis fehlend	Meist normal bis erhöht
Ketoazidotisches Koma	Starke Ketoseneigung	Geringe Ketoseneigung
Stoffwechsellage	Labil	Stabil
Insulin	Sofort erforderlich	Meist erst nach längerem Verlauf

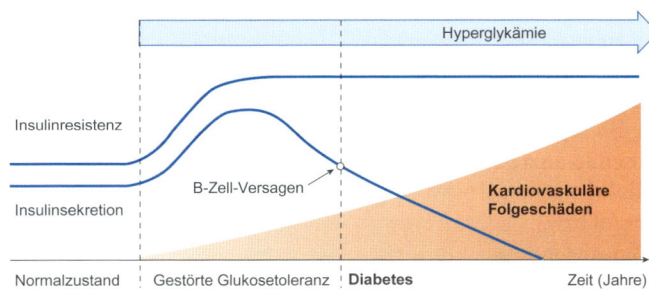

Abb. 9.2: Krankheitsverlauf bei Diabetes mellitus Typ 2. [L157]

weisen. Auch die Wahrscheinlichkeit für das Auftreten weiterer Autoimmunerkrankungen wie Hashimoto-Thyreoiditis, Morbus Basedow, Morbus Addison, Vitiligo ist erhöht (▶ Kap. 44).

Diabetes mellitus Typ 2

Der Diabetes mellitus Typ 2 macht etwa 90 % aller Fälle aus. Es handelt sich um eine polygene Erkrankung, bei der für eine Manifestation teilweise weitere Faktoren wie eine Adipositas nötig sind (▶ Tab. 9.2). Im Gegensatz zum Typ 1 liegt häufig eine positive Familienanamnese vor. Wenn beide Eltern an Typ-2-Diabetes erkrankt sind, liegt die Wahrscheinlichkeit für das spätere Auftreten eines Diabetes bei den Kindern bei 70–80 %, die Konkordanz bei eineiigen Zwillingen beträgt über 50 %.

Für die Pathogenese des Typ-2-Diabetes sind vor allem drei Faktoren von Bedeutung:

Insulinresistenz: gestörte Insulinwirkung, wahrscheinlich durch eine gestörte Signaltransduktion (betrifft v. a. Leber, Muskulatur und Fettzellen) → verstärkte Glukoneogenese und verminderte Glukoseaufnahme → Hyperglykämie!

Gestörte Insulinsekretion (relativer Insulinmangel): in Bezug zur Plasmaglukose inadäquat niedrige Insulinkonzentration, bei jedoch häufig absoluter Hyperinsulinämie!

Erhöhte hepatische Glukoneogenese: Daneben führt eine vermehrte hepatische Glukoneogenese v. a. zur Erhöhung der Nüchternblutzuckerwerte. Dabei spielt insbesondere eine Hyperglukagonämie bei gleichzeitig relativ erniedrigtem Insulin eine Rolle in der Regulation des Leberstoffwechsels.

Diese Faktoren beeinflussen sich gegenseitig: Eine Insulinresistenz führt zu einer erhöhten Insulinsekretion, und eine Hyperinsulinämie verstärkt die Insulinresistenz (Circulus vitiosus). Da bei den meisten Typ-2-Diabetikern beide Störungen vorliegen, ist nicht vollkommen geklärt, welche davon primär auslösend ist. In den meisten Fällen besteht zu Beginn wahrscheinlich eine Insulinresistenz, die sekundär zu einer Störung der Insulinsekretion und zur Manifestation des Diabetes führt.

Für die Insulinresistenz wurden neben genetischen Faktoren auch zelluläre Mechanismen identifiziert. Besondere Bedeutung hat dabei die viszerale Adipositas. Viszerales Fettgewebe hat einen deutlich höheren Metabolismus als peripheres Fettgewebe und produziert große Mengen an freien Fettsäuren. Diese tragen möglicherweise wesentlich zur Entstehung des Typ-2-Diabetes bei. Sie können die Glukoseaufnahme und -verwertung (metabolische Inflexibilität) stören, die Glukoneogenese steigern und beeinträchtigen auch die Insulinsekretion (Lipotoxizität). Der Zusammenhang wird bei einer Gewichtsabnahme deutlich, da bereits eine Reduktion von wenigen Kilogramm Körpergewicht zu einer enormen Verbesserung des Kohlenhydratstoffwechsels und einer Verringerung des Bedarfs an oralen Antidiabetika und Insulin führen kann. Eine weitere Rolle bei der Entstehung der Insulinresistenz könnten Mediatoren wie TNF-α oder Leptin spielen, die von Fettzellen sezerniert werden. Andererseits kann durch eine Gewichtszunahme, wie sie bei manchen Diabetesmedikamenten auftreten kann, die Stoffwechselsituation verschlechtert werden.

Auch Mikro-RNAs haben Einfluss auf die zelluläre Insulinresistenz. Es handelt sich dabei um kurze, nichtkodierende Ribonukleinsäuren, die durch Interaktion mit mRNA zu einer Translationshemmung führen und so die Genexpression regulieren. Es gibt bislang Hinweise zahlreicher Einflüsse auf die posttranskriptionelle Genregulation von Entwicklung, Wachstum und Stoffwechsel. Zuletzt wurde im Tierversuch durch Hemmung von Mikro-RNA mit sog. Antagomiren eine Verbesserung der Insulinresistenz bei adipösen Mäusen gezeigt. Es wird vermutet, dass in Zukunft Mikro-RNAs eine wichtige Rolle bei der Entwicklung neuer Antidiabetika spielen könnten. Daneben kann auch Bewegungsmangel zu einer reversiblen Insulinresistenz führen. Am Anfang wird die Insulinresistenz durch eine erhöhte Insulinsekretion kompensiert, die aber im weiteren Verlauf nicht mehr ausreicht, um die Glukosekonzentration zu senken. Die verminderte Insulinwirkung enthemmt die Glukoneogenese in der Leber, während an der Skelettmuskulatur weniger Glukose aufgenommen wird (▶ Abb. 9.2). Es resultiert eine Hyperglykämie, wobei die gesteigerte Glukoneogenese vorwiegend einen Anstieg des Nüchternblutzuckers und die verminderte Glukoseaufnahme eine postprandiale Hyperglykämie bewirkt. Die chronische Hyperglykämie hat selbst auch einen negativen Effekt auf die Insulinsekretion und die Insulinsensitivität (Glukotoxizität). Über mehrere Jahre kommt es zu einer zunehmenden Erschöpfung der B-Zellen und noch höheren Blutglukosewerten.

9 DIABETES MELLITUS – KLASSIFIKATION UND KLINIK

Die Insulinresistenz kann durch verschiedene Methoden abgeschätzt werden. Als Goldstandard gilt der euglykämisch hyperinsulinämische Clamp-Test. Dieser ist jedoch aufwendig und wird somit vorwiegend im Rahmen klinischer Forschung angewendet.

Im klinischen Alltag reicht zumeist die Berechnung des HOMA-Index (Homeostasis Model Assessment), der auf der Bestimmung von Nüchternglukose und Nüchterninsulin beruht. Ein HOMA-Index ≤ 1 gilt als normal, bei Werten > 2,5 ist eine Insulinresistenz sehr wahrscheinlich.

$$\text{Homa-Index} = \frac{\text{Nüchterninsulin [µU/ml]} \times \text{Nüchternglukose [mg/dl]}}{405}$$

Andere spezifische Typen
Weitere spezifische Diabetestypen machen nur einen geringen Anteil aus:
▶ **Genetische Defekte der B-Zell-Funktion** (früher MODY: maturity-onset diabetes of the young): Darunter fasst man seltene monogenetische Defekte zusammen, die zu einer frühen Reduktion der Insulinsekretion führen. Klinisch entspricht diese Form einem Typ-2-Diabetes, wobei die Manifestation oft bereits in der Jugend erfolgt.
▶ Seltene **genetische Defekte der Insulinwirkung**
▶ **Erkrankungen des exokrinen Pankreas:** Eine Parenchymschädigung kann auch zum Funktionsverlust des endokrinen Pankreas führen. Es kommt jedoch nicht immer zu einem Diabetes. Häufig liegt nur eine Störung der Glukosetoleranz vor. Ursachen sind eine chronische Pankreatitis, Pankreatektomie, Neoplasien, zystische Fibrose, Hämochromatose u. a.
▶ **Endokrinopathien:** Eine Überproduktion von insulinantagonistischen Hormonen kann zu einer gestörten Glukosetoleranz und einem manifesten Diabetes führen. Dazu gehören z. B. die Akromegalie, das Cushing-Syndrom, das Phäochromozytom oder die Hyperthyreose. Durch Behandlung der Grunderkrankung kann die Stoffwechselstörung meist normalisiert werden.
▶ **Medikamente:** Glukokortikoide, Schilddrüsenhormone, Neuroleptika, β_2-Agonisten, Thiazide, Interferon-α

Gestationsdiabetes mellitus
Eine Schwangerschaft stellt eine besondere Belastung für den Stoffwechsel der Mutter dar. Als Gestationsdiabetes bezeichnet man jede Störung des Kohlenhydratstoffwechsels, die während der Schwangerschaft zum ersten Mal festgestellt wird. Demnach werden auch ein Typ-1- oder Typ-2-Diabetes, die während einer Schwangerschaft auftreten, dazu gezählt.

In der Schwangerschaft kommt es zu einer physiologischen Insulinresistenz durch plazentare Hormone. Eine inadäquate Anpassung der Insulinsekretion manifestiert sich als Gestationsdiabetes, der vorwiegend in der zweiten Schwangerschaftshälfte auftritt. Bei der Mutter besteht dann ein erhöhtes Risiko für Harnwegsinfekte, Präklampsie und eine operative Entbindung (Sectio). Wird der Gestationsdiabetes nicht erkannt, besteht beim Kind ein erhöhtes Risiko der Mortalität und Morbidität. Die Kinder sind großgewachsen (Makrosomie) und haben ein erhöhtes Geburtsgewicht (> 4.500 g). Während der Schwangerschaft liegt durch die Hyperglykämie eine erhöhte B-Zell-Aktivität des Kindes vor, die nach der Geburt zu einer gefährlichen Hypoglykämie führen kann.

Bei schwangeren Frauen mit erhöhtem Risiko sollte in der Frühschwangerschaft oder bei klinischem Verdacht auf einen Gestationsdiabetes jederzeit eine weitere Diagnostik erfolgen. Ansonsten erfolgt in der 24.–28. Schwangerschaftswoche ein Screening mittels oGTT (oraler Glukosetoleranztest). Bei einem oGTT mit 75 g Glukose gelten als Grenzwerte 92 mg/dl, 180 mg/dl bzw. 153 mg/dl vor bzw. 1 und 2 h nach Glukosebelastung, wobei schon bei einem erhöhten Wert die Diagnose gestellt werden kann. Postpartal kommt es meist zu einer Normalisierung der Glukosetoleranzstörung. 6–12 Wochen nach der Geburt wird eine Kontrolle mit einem oGTT empfohlen. Das Risiko eines erneuten Gestationsdiabetes bei der nächsten Schwangerschaft ist erhöht und 35–60 % der Frauen entwickeln einen Diabetes innerhalb von 10 Jahren.

Metabolisches Syndrom
Als metabolisches Syndrom bezeichnet man eine Kombination metabolischer und vaskulärer Veränderungen, bei denen eine Insulinresistenz als gemeinsame Störung vorliegt:
▶ **Pathologische Nüchternglukose/Diabetes mellitus**
▶ **Abdominelle Adipositas**
▶ **Dyslipidämie** (LDL und Triglyzeride ↑, HDL ↓)
▶ **Arterielle Hypertonie**

Häufig gehen diese Erkrankungen dem Typ-2-Diabetes voraus. Sie erhöhen aber auch per se das Risiko für die koronare Herzkrankheit (KHK) und Schlaganfälle. In Verbindung treten auch Gerinnungsstörungen auf, wodurch das kardiovaskuläre Risiko weiter gesteigert wird. Bei Frauen findet sich auch eine Assoziation mit dem Syndrom der polyzystischen Ovarien (▶ Kap. 40).

Für den Verlauf von Endorganschäden beim Diabetes mellitus ist auch die gleichzeitige Behandlung weiterer Komorbiditäten essenziell, die im Rahmen eines metabolischen Syndroms auftreten.

Die Adipositas kann durch den Body-Mass-Index bestimmt werden:

$$\text{BMI} = \frac{\text{Körpergewicht [kg]}}{(\text{Größe [m]})^2}$$

Normalgewicht ist definiert als ein BMI zwischen 18,5 und 24,9 kg/m². Von einer Adipositas spricht man bei einem BMI ≥ 30 kg/m². Davon sind in Deutschland etwa 20 % der Erwachsenen betroffen, während über die Hälfte der Deutschen übergewichtig oder adipös sind (BMI > 25,0 kg/m²).

> Eine abdominelle Adipositas wird durch den BMI und den Bauchumfang erfasst. Der Bauchumfang sollte bei Männern < 102 cm und bei Frauen < 88 cm liegen.

Abgesehen vom metabolischen Syndrom gibt es zahlreiche weitere Komplikationen der Adipositas. Zu den wichtigsten internistischen Komplikationen gehören kardiovaskuläre Erkrankungen, nichtalkoholische Fettlebererkrankungen (Steatose, NASH, Zirrhose) und Karzinome.

Das Basisprogramm des Gewichtsmanagements umfasst eine Ernährungs-, Bewegungs- und Verhaltenstherapie. Bei der Behandlung der Adipositas hat sich eine kalorienreduzierte Ernährungstherapie mit vorwiegender Reduktion der Nahrungsfette wirksamer erwiesen als körperliche Aktivität.

Erst in weiterer Folge sollen medikamentöse (Orlistat) und chirurgische Therapien erwogen werden.

Durch die Adipositaschirurgie kann eine deutliche Gewichtsabnahme und somit eine wesentliche Verbesserung der Stoffwechsellage erreicht werden. Auch eine vorübergehende, seltener eine anhaltende, Diabetesremission sind möglich. Der Erfolg bariatrischer Eingriffe hängt aber auch von der weiteren Nachbetreuung ab. Rezente Daten zeigen außerdem für die präoperative Hyperinsulinämie eine stärkere Assoziation auf die kardiovaskuläre Risikoreduktion als für den BMI oder andere metabolische Faktoren.

Für die Behandlung der **arteriellen Hypertonie** wirken sich niedrige Blutdruckwerte günstig auf das Insultrisiko und den Verlauf einer diabetischen Nephropathie aus, können aber das Risiko kardialer Ereignisse, v. a. bei vorbestehender KHK, negativ beeinflussen. Als Zielwert wird aktuell ein Blutdruck von 130–135 mmHg systolisch und 80 mmHg diastolisch angestrebt unter Berücksichtigung individueller Gegebenheiten. An erster Stelle in der Behandlung stehen ACE-Hemmer und Angiotensinrezeptor-Blocker, ebenso wie in der Behandlung der diabetischen Nephropathie. In weiterer Folge werden Kalziumantagonisten empfohlen. Vor allem nichtselektive Betablocker können die Insulinresistenz erhöhen und so den Stoffwechsel bei Diabetikern negativ beeinflussen. Nichtselektive Betablocker können außerdem eine Hypoglykämie verlängern oder Hypoglykämiesymptome abschwächen, während dies bei den meisten selektiven Betablockern nicht gezeigt werden konnte. Neuere vasodilatierende Betablocker wie Nebivolol oder Carvedilol sind hingegen nicht diabetogen oder können eine Insulinresistenz evtl. sogar verbessern, wobei hier kardiovaskuläre Endpunktstudien noch fehlen. Eine klare Indikation haben Betablocker bei Diabetikern mit koronarer Herzkrankheit und Kardiomyopathie. Ebenso kommen auch Diuretika zur Anwendung. Bei Hydrochlorothiazid sind auch negative Effekte auf Glukose- und Lipidmetabolismus zu beachten.

Für die Behandlung der **Dyslipidämie** kommt nach Umsetzung lebensstilmodifizierender Maßnahmen eine medikamentöse lipidsenkende Therapie infrage. Dabei ist das primäre Therapieziel das LDL-Cholesterin (▶ Tab. 9.3).

Tab. 9.3: Diabetesassoziierte Erkrankungen.

	Zielwert für Therapie	Therapie
Arterielle Hypertonie	130–135/80	A – ACE-Hemmer (AT$_1$-Blocker) B – β$_1$-selektive Betablocker C – Kalziumantagonisten D – Diuretika
Dyslipidämie	LDL < 70(–100) mg/dl HDL > 40 mg/dl (Männer) bzw. > 50 mg/dl (Frauen) Tg < 150 mg/dl	Optimale Diabeteseinstellung, Gewichtsabnahme, Bewegung ▶ Hypercholesterinämie: Statine, Anionenaustauscher (z. B. Colestyramin), Cholesterinabsorptionshemmer (Ezetimib) ▶ Hypertriglyzeridämie: Fibrate, Nikotinsäurederivate, Omega-3-Fettsäuren
Adipositas		Medikamentös (Orlistat) Adipositaschirurgie (z. B. Magenband, proximaler Magenbypass, biliopankreatische Diversion mit duodenalem Switch, Schlauchmagen)

Bei Diabetikern besteht zudem häufig eine **Hyperkoagulopathie,** bei der aktivierte Thrombozyten eine besondere Rolle spielen. Thrombozytenaggregationshemmer haben auch Bedeutung in der Prävention kardiovaskulärer Komplikationen (Primärprophylaxe).

Klinik

Die Symptome sind abhängig vom Diabetestyp: Beim Typ-1-Diabetiker können die Symptome sehr ausgeprägt sein. Teilweise manifestiert sich die Krankheit bei ihnen fulminant mit einem ketoazidotischen Koma. Beim Typ-2-Diabetes besteht häufig Beschwerdefreiheit. Die Symptome entwickeln sich oft langsam und unbemerkt und treten nur bei etwa der Hälfte der Patienten auf:
▶ Polydipsie
▶ Polyurie, auch Nykturie (DD: Herzinsuffizienz), Bettnässen bei Kindern
▶ Spontaner Gewichtsverlust
▶ Starke Müdigkeit und Leistungsminderung
▶ Sehstörungen (Glukose- und Wassereinlagerung in die Linse mit Veränderung der Brechung)
▶ Hautjucken (Pruritus) besonders im Genitalbereich
▶ Bakterielle und mykotische Hautinfektionen (gestörte Leukozytenfunktion)

Ältere Patienten entwickeln – wenn überhaupt – eher uncharakteristische Symptome wie Konzentrationsstörungen, Schwindel, Gewichtsveränderungen, Hypertonie. Durch eine gestörte Leukozytenfunktion und die Glukosurie treten gehäuft rezidivierende bakterielle Harnwegsinfekte auf.

> Während bei Typ-1-Diabetikern die Symptome ausgeprägt sein können, zeigt nur die Hälfte der Typ-2-Diabetiker Beschwerden.

▶ Diabetes stellt in den Industrieländern eine der häufigsten Erkrankungen dar und ist durch eine Hyperglykämie gekennzeichnet. Im Verlauf kommt es häufig zu vaskulären Komplikationen.
▶ Typ-1-Diabetes: immunologische B-Zell-Zerstörung, frühere Manifestation, Autoantikörper
▶ Typ-2-Diabetes: höheres Alter, Insulinresistenz und -sekretionsstörung, positive Familienanamnese
▶ Weitere Ursachen: MODY, Pankreaserkrankungen, Endokrinopathien, Gestationsdiabetes
▶ Klinik: Polydipsie, Polyurie, spontaner Gewichtsverlust, allgemeine Leistungsverminderung, Sehstörungen
▶ Die Hälfte der Typ-2-Diabetiker ist asymptomatisch!

ZUSAMMENFASSUNG

10 DIABETES MELLITUS – DIAGNOSTIK

Anamnese und körperliche Untersuchung

Bei der Anamnese ist nach typischen Symptomen wie Polyurie, Polydipsie, Gewichtsabnahme oder Sehstörungen zu fragen. Von großer Bedeutung sind bei Typ-2-Diabetikern die Familienanamnese und auch das Manifestationsalter bei Verwandten. Weiter muss gezielt nach Beschwerden durch Spätkomplikationen gefragt werden, da diese beim Typ-2-Diabetes in ca. 30 % bereits bei der Diagnosestellung vorliegen. Es muss daher angenommen werden, dass die Diagnose in vielen Fällen verzögert gestellt wird. Im Rahmen der körperlichen Untersuchung ist auch das Ausmaß einer eventuell bestehenden Adipositas zu bestimmen. Mit der Körpergröße und dem -gewicht kann der Body-Mass-Index (BMI) bestimmt werden (▶ Kap. 9).

Screening

Bei Patienten mit Typ-2-Diabetes besteht meist kein Leidensdruck, der die Patienten zum Arzt führt. Auch treten Beschwerden nur bei etwa der Hälfte auf. Daher sollte bei Patienten über 45 Jahren gezielt nach Symptomen eines Diabetes gefragt werden und in Abständen von 3 Jahren der HbA_{1c}, die Nüchternplasmaglukose oder der orale Glukosetoleranztest kontrolliert werden. Ein Screening sollte auch bei jüngeren Patienten mit Übergewicht (BMI ≥ 25 kg/m^2) und zusätzlichen Risikofaktoren (▶ Tab. 10.1) erfolgen. Die Deutsche Diabetes Gesellschaft (DDG) empfiehlt zum Screening einen Diabetes-Risiko-Test. Bei Typ-2-Diabetikern kann die Diagnose so häufig im Rahmen einer Vorsorgeuntersuchung gestellt werden.

Diagnosestellung

Die Diagnose des Diabetes mellitus kann auf vier Wegen gestellt werden (▶ Abb. 10.1):
▶ Der HbA_{1c}-Wert wird nunmehr nicht nur für den Verlauf, sondern auch für die Diagnose empfohlen. Diese kann ab einem HbA_1 ≥ 6,5 % (48 mmol/mol) gestellt werden. Ausgenommen sind Zustände, die zu einer Verfälschung des HbA_{1c}-Werts führen. Für HbA_{1c}-Werte ≥ 5,7 % (39 mmol/mol) ist ein erhöhtes Diabetes-Risiko anzunehmen, sodass dann eine weitere Abklärung mittels Nüchternglukose oder oralem Glukosetoleranztest empfohlen wird.
▶ Wiederholte **Nüchternplasmaglukose** ≥ 126 mg/dl (an 2 verschiedenen Tagen mit 8 h Nahrungskarenz)
▶ **Oraler Glukosetoleranztest (oGTT)** ≥ 200 mg/dl oder
▶ **Gelegenheitsglukose** ≥ 200 mg/dl (unabhängig von Tageszeit und Nahrungsaufnahme, an 2 verschiedenen Tagen oder einmalig mit klassischen Symptomen)

Für die Diagnostik wird eine Bestimmung im venösen Plasma empfohlen. Erfolgt die Messung im kapillären Plasma oder im Vollblut, gelten andere Grenzwerte!
Die Bestimmung der Glukose im Urin hat an Bedeutung verloren. Die Nierenschwelle für Glukose kann durch eine diabetische Nephropathie oder im Alter erhöht sein, sodass auch bei hohen Glukosekonzentrationen keine Glukosurie vorliegt.

Oraler Glukosetoleranztest

Der oGTT entspricht dem Prinzip eines dynamischen Funktionstests und dient der Aufdeckung von Stoffwechselstörungen. Vor allem bei über 70-Jährigen findet man häufig postprandiale Hyperglykämien bei einem manifesten Diabetes, die durch eine Nüchternplasmaglukose nicht erfasst werden. Der oGTT ist weiters die wichtigste Methode zur Bestimmung einer gestörten Glukosetoleranz.
Die Durchführung des oGTT ist standardisiert und erfolgt morgens im Sitzen oder Liegen. Drei Tage davor soll eine normale, kohlenhydratreiche Nahrung eingenommen werden, da auch bei Gesunden eine gestörte Glukosetoleranz durch längeres Fasten auftreten kann. Die Patienten sollen zuvor 10–16 h nüchtern bleiben und dürfen während des Tests nicht aufstehen und davor bzw. währenddessen nicht rauchen! Die Blutabnahmen erfolgen dann kurz vor und 2 h nach Einnahme von 75 g Glukose in 250–300 ml Wasser innerhalb von 5 min. Eine Plasmaglukose ≥ 200 mg/dl spricht für einen Diabetes mellitus, Werte zwischen 140 und 200 mg/dl weisen auf eine gestörte Glukosetoleranz hin. Dieser Test wird in ähnlicher Weise auch zur Diagnose der Akromegalie angewendet (▶ Kap. 16).

Weitere Labortests

Die Differenzierung zwischen Diabetes mellitus Typ 1 und Typ 2 erfolgt vorwiegend durch die klinische Symptomatik. In unklaren Fällen hilft eine Bestimmung von **Autoantikörpern** oder des **C-Peptids.** Das C-Peptid kann bei Typ-1-Diabetikern anfangs auch noch im Normbereich liegen, sinkt jedoch bei zunehmendem B-Zell-Verlust ab. Um das kardiovaskuläre Risiko besser einzuschätzen, sollte bei jedem Patienten auch eine Bestimmung der **Lipide** erfolgen.

Verlaufskontrolle

Im Verlauf der Erkrankung ist auf eine optimale Stoffwechseleinstellung zu achten sowie beim Auftreten von Spätkomplikationen eine adäquate Behandlung zu beginnen. Dazu sind regelmäßige Untersuchungen notwendig (▶ Tab. 10.2). Sind bereits Spätkomplikationen nachweisbar (▶ Kap. 11), so müssen die Kontrollen häufiger erfolgen.

Für die Beurteilung des Therapieverlaufs eignet sich die Bestimmung des HbA_{1c}-Werts, der in direktem Zusammenhang mit mikro- und makroangiopathischen Komplikationen steht. Glukose bindet nichtenzymatisch an Hämoglobin, sodass der Anteil des glykosylierten Hämoglobins für die

Tab. 10.1: Risikofaktoren für einen Typ-2-Diabetes.

Physische Inaktivität
Verwandte ersten Grades mit Diabetes mellitus
Arterielle Hypertonie (≥ 140/90 mmHg oder antihypertensive Therapie)
Dyslipidämie (Männer: HDL ≤ 35 mg/dl, Triglyzeride ≥ 250 mg/dl)
PCO-Syndrom, vorangegangener Gestationsdiabetes oder Geburt eines makrosomen Kindes (> 4.500 g)
Gestörte Glukosetoleranz (IGT) oder abnormer Nüchternblutzucker bei früherer Untersuchung
Makrovaskuläre Erkrankungen
Hochrisiko-Population (asiatische, afrikanische, lateinamerikanische Herkunft)
Acanthosis nigricans

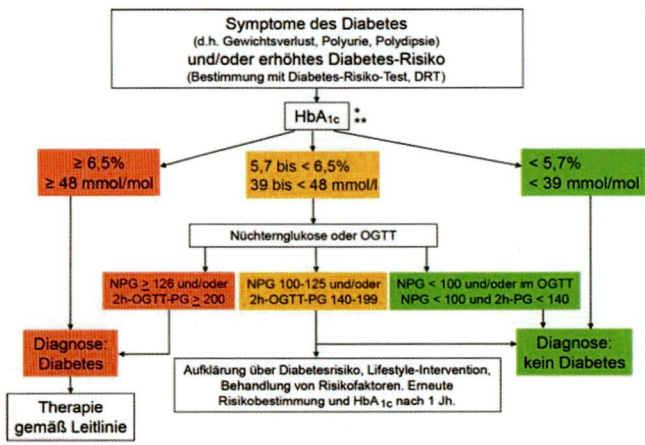

Abb. 10.1: Vorgehen bei der Diagnostik des Diabetes mellitus. [F496]

Tab. 10.2: Kontrollen bei Diabetikern. Bei Spätkomplikationen (z. B. Nephropathie, Neuropathie, Retinopathie, diabetisches Fuß-Syndrom) werden die Untersuchungsintervalle angepasst.

Alle 3 Monate	▶ HbA_{1c} ▶ Blutdruck ▶ Körpergewicht ▶ Mikroalbuminurie ▶ Inspektion der Füße ▶ Beratung zum Lebensstil (Ernährung, körperliche Aktivität) ▶ Anzahl schwerer Hypoglykämien ▶ Kontrolle und Besprechung der Selbstmessungen (Diabetes-Tagebuch)
Jährlich (zusätzlich)	▶ Serum-Kreatinin ▶ Nüchternlipide (Gesamtcholesterin, LDL, HDL, Triglyzeride) ▶ Augenuntersuchung ▶ Untersuchung der Beingefäße ▶ Nervenuntersuchung (Vibrationsempfinden u. a.) ▶ EKG, evtl. Ergometrie ▶ Doppler-Sonografie der Halsgefäße

Beurteilung der Blutzuckereinstellung der letzten 6–8 Wochen herangezogen werden kann. Eine aggressive Senkung des HbA_{1c} ist allerdings nicht unbedingt mit einer geringeren Morbidität und Mortalität verbunden. Daher wird nun vermehrt Aufmerksamkeit auf eine individulisierte Anpassung des Therapieziels gelegt.

Idealerweise sollte bei Typ-2-Diabetikern ein HbA_{1c}-Wert < 6,5 % (48 mmol/mol) angestrebt werden, sofern (schwere) Hypoglykämien vermieden werden können und es unter der entsprechenden Therapie nicht zu einer wesentlichen Gewichtszunahme kommt. Bei längerer Diabetesdauer, bestehender Komorbiditäten oder eingeschränkter Lebenserwartung ist jedoch eine individuelle Anpassung des Therapieziels erforderlich.

> Der HbA_{1c}-Wert gibt Auskunft über die Glukosestoffwechsellage der letzten 6–8 Wochen. Pro Senkung des HbA_{1c} um 1 %-Punkt, reduziert sich das Risiko diabetischer Komplikationen um ca. 20 %!

Falsch niedrige HbA_{1c}-Werte können durch eine verkürzte Erythrozytenlebensdauer (z. B. chronischer Blutverlust, Hämoglobinopathien) oder in der ersten Schwangerschaftshälfte auftreten, während eine längere Erythrozytenlebensdauer (z. B. Eisenmangelanämie) oder Bestimmungen in der zweiten Schwangerschaftshälfte, bei Hyperlipoproteinämien, Leber- oder Nierenerkrankungen zu falsch hohen Werten führen können. In bestimmten Fällen kann dann eine Bestimmung der Fructosaminkonzentration (glykierte Serumproteine, v. a. Albumin) verwendet werden.

Auch durch häufige Hypoglykämien kann ein guter HbA_{1c}-Wert vorgetäuscht werden, weshalb eine Interpretation nur in Kombination mit der Blutzuckerselbstbestimmung erfolgen sollte!

Selbstkontrolle

Aus der Therapie des Diabetes mellitus ist eine **Blutzuckerselbstkontrolle** heute nicht mehr wegzudenken. Auch Patienten, die nicht mit Insulin behandelt werden, können von Blutzuckerselbstkontrollen profitieren. Vor allem Typ-1-Diabetiker neigen zu einer labilen Stoffwechsellage, weshalb mindestens vier Messungen täglich (vor den Mahlzeiten und um ca. 22 Uhr) erfolgen sollten. Bei Typ-2-Diabetikern bestehen hingegen meist geringere Schwankungen. Prä- bzw. postprandiale Blutzuckerbestimmungen oder ein strukturiertes Blutzuckertagesprofil können auch bei oraler antidiabetischer Therapie Vorteile bringen.

Dies setzt aber auch eine entsprechende Schulung voraus. Weiter soll bei jedem Verdacht auf eine Hypoglykämie der Blutzucker überprüft werden. Die Patienten sollen außerdem lernen, **Hypoglykämiesymptome** frühzeitig wahrzunehmen und selbstständig Maßnahmen zu ergreifen. Die beste Vorbeugung von Hypoglykämien besteht jedoch in einer regelmäßigen Blutzuckerkontrolle.

Bei Typ-1-Diabetikern soll im Rahmen von schweren Blutzuckerentgleisungen oder interkurrenten Erkrankungen (Fieber, Erbrechen) mittels Teststreifen eine Bestimmung der **Ketonkörper im Urin** durchgeführt werden, um eine diabetische Ketoazidose frühzeitig zu erkennen. Ketonkörper sind jedoch nicht nur im Rahmen einer ketoazidotischen Stoffwechselentgleisung erhöht, sondern können auch bei chronischem Alkoholismus und Fasten nachweisbar sein.

ZUSAMMENFASSUNG

▶ Screening: bei Patienten über 45 Jahren oder bei Risikofaktoren: regelmäßige Bestimmung von HbA_{1c}, Nüchternblutzucker bzw. oGTT.
▶ Diagnose: $HbA_{1c} \geq 6,5\%$ (48 mmol/mol), wiederholter Nüchternblutzucker ≥ 126 mg/dl, oGTT ≥ 200 mg/dl oder Gelegenheitsglukose ≥ 200 mg/dl mit klassischen Symptomen
▶ Verlaufskontrolle: HbA_{1c} zur Beurteilung der Blutzuckereinstellung der letzten 6–8 Wochen, Ziel HbA_{1c} < 6,5 %; regelmäßige Untersuchungen auf Spätkomplikationen

11 DIABETES MELLITUS – KOMPLIKATIONEN

Akute Komplikationen

Coma diabeticum
Beim Coma diabeticum unterscheidet man zwei Formen:

Ketoazidotisches Koma: Es besteht ein schwerer Insulinmangel (häufiger bei Typ-1-Diabetes).

Hyperosmolares Koma: Es liegt ein relativer Insulinmangel vor (häufiger bei Typ-2-Diabetes).

Es handelt sich um schwere Stoffwechselentgleisungen, die unbehandelt zum Tod führen. Dabei sind jedoch nur ca. 10 % der Patienten tatsächlich bewusstlos. Ursachen sind eine fehlende Insulinzufuhr (Erstmanifestation, Dosierungsfehler, Insulinpumpendefekt) oder eine unzureichende Anpassung an einen erhöhten Bedarf (häufig bei Infektionen, Operation, Herzinfarkt, Hyperthyreose, Steroidtherapie).

Ketoazidotisches Koma
Die häufigste Ursache einer diabetischen Ketoazidose sind Infektionen, da durch eine Steigerung der Blutglukosekonzentration auch der Insulinbedarf erhöht wird. In ca. 25 % der Fälle handelt es sich um ein Manifestationskoma bei einem bisher unbekannten Diabetes. Die Mortalität beträgt durchschnittlich 2–5 %. Eine besonders günstige Prognose haben junge Patienten.

Pathophysiologie: Es besteht ein schwerer Insulinmangel mit einer gleichzeitigen Freisetzung insulinantagonistischer Hormone (Glukagon, Katecholamine, Wachstumshormon und Kortisol, ▶ Abb. 11.1). Dadurch kommt es zu einer gesteigerten Glykogenolyse und Glukoneogenese und somit zur Hyperglykämie. Durch den Wegfall der antilipolytischen Insulinwirkung werden massiv Fettsäuren abgebaut, die aber nicht in den Zitratzyklus eintreten können. Aus Acetyl-CoA werden daher Ketonkörper gebildet, die zu einer metabolischen Azidose führen (▶ Kap. 7 und ▶ Kap. 8).

Klinik: Typische Symptome sind Polyurie, Polydipsie, Exsikkose und Gewichtsverlust. Es kommt zu Bauchschmerzen (Pseudoperitonitis) und Erbrechen. Dies führt zu einer ausgeprägten Dehydratation mit Hypotonie und Tachykardie. Es besteht die Gefahr eines hypovolämischen Schocks und Kreislaufversagens (▶ Kap. 6)! Durch die metabolische Azidose kommt es zu einer stark vertieften Atmung (Kussmaul-Atmung) und einem typischen Acetongeruch (Geruch von Nagellackentferner oder faulem Obst). Die Patienten werden zunehmend apathisch und schläfrig. Nach Stunden kommt es zum Koma. Treten bei Typ-1-Diabetikern erste Symptome wie Polyurie, Bauchschmerzen und Erbrechen auf, sollte der Patient selbst eine Bestimmung des Blutzuckers und des Urinacetons (Ketonstix) durchführen, um bereits in einem frühen Stadium Gegenmaßnahmen ergreifen zu können.

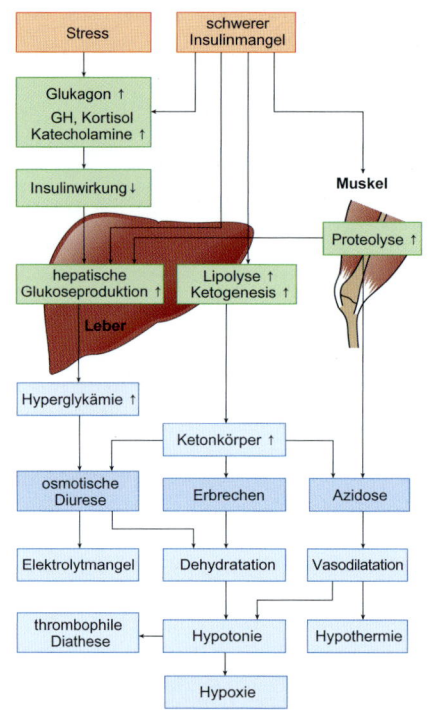

Abb. 11.1: Vereinfachte Darstellung der Folgen eines schweren Insulinmangels. [L106]

Diagnostik: Zur Diagnosestellung werden klinische Symptome und Laborbefunde (Blutglukose > 250 mg/dl, Ketonurie oder Ketonämie, Azidose) herangezogen. Ketonkörper (z. B. β-Hydroxybutyrat) sind im Urin und im Blut erhöht. Es kann jedoch auch bei Alkoholabusus oder längerem Fasten zu einer Ketonkörpererhöhung kommen.

Therapie: Im Vordergrund steht die Rehydratation (▶ Tab. 11.1), deshalb besteht die Erstmaßnahme in einer Volumensubstitution. Eine Insulin- und Bikarbonatgabe sollten besser erst auf der Intensivstation erfolgen, um eine mögliche schwere Hypokaliämie mit Herzrhythmusstörungen zu vermeiden.

Hyperosmolares Koma
Das hyperosmolare Koma tritt meist bei Typ-2-Diabetikern auf. Es besteht ein höheres Mortalitätsrisiko, da die Entgleisung oft sehr spät erkannt wird und vorwiegend ältere Personen betroffen sind.

Klinik: Die Symptome entwickeln sich langsam über mehrere Tage. Der relative Insulinmangel führt zu einer enormen Hyperglykämie mit einer osmotischen Diurese. Die Insulinsekretion reicht jedoch aus, um eine massive Lipolyse und Ketonkörperbildung zu verhindern. Es kommt zu Polyurie und gesteigertem Durst, Gewichtsabnahme, Exsikkose, allgemeiner Schwäche und Somnolenz. Der Volumenverlust kann jedoch nicht mehr durch Trinken ausgeglichen werden, sodass die Hyperglykämie zu einem starken Anstieg der Serumosmolarität (> 320 mosmol/l) führt.

Diagnostik: Zur Diagnosesicherung erfolgt eine Bestimmung des Blutzuckers und der Serumosmolarität. Um eine diabetische Ketoazidose abzugrenzen, sollte auch eine Acetonbestimmung durchgeführt werden.

Therapie: Die Behandlung erfolgt ähnlich wie bei einer diabetischen Ketoazidose. Noch bedeutender ist eine ausreichende Volumensubstitution mit isotoner Kochsalzlösung, während der Insulinbedarf relativ gering ist. So sinkt die Glukosekonzentration bereits bei der Behandlung der Dehydratation. Der Volumenausgleich muss langsam

Tab. 11.1: Die Behandlung einer diabetischen Ketoazidose sollte auf einer Intensivstation erfolgen.

Rehydratation	Initial z. B. 1.000 ml 0,9-prozentige NaCl-Lösung über 30–60 min, danach Infusionsgeschwindigkeit an ZVD anpassen, Volumendefizit beträgt durchschnittlich 5–6 l, das über 24 h ausgeglichen wird
Normalinsulin i. v.	Initial „Low-dose"-Insulintherapie (ca. 10 IE als Bolus i. v., nicht s. c. da bei Gewebshypoxie der Wirkeintritt verzögert ist), anschließend Insulinperfusor Blutzucker soll nicht schneller als 50 mg/dl pro Stunde und nicht unter 250 mg/dl gesenkt werden, um ein Hirnödem zu vermeiden, sonst Insulin reduzieren und evtl. 5-prozentige Glukoselösung
Kalium (stündliche Kontrolle)	Es besteht ein erhebliches Kaliumdefizit (trotz häufig normalen Serumkaliums), das durch die Insulinzufuhr verstärkt wird; → nach Beginn der Insulintherapie und sobald der Blutzucker sinkt, auch kontinuierliche Kaliumgabe, außer wenn K^+ > 5,5–6 mmol/l Evtl. Phosphatsubstitution (wenn Phosphat < 0,5 mmol/l)
Behandlung der Azidose	Insulin hemmt die Lipolyse und verbessert somit die Azidose, daher nur bei pH < 7,1 vorsichtige Bikarbonatzufuhr ($NaHCO_3$), da es sonst leicht zu einer Alkalose und Hypokaliämie kommen kann
Allgemeine Maßnahmen	Zentralvenöser Katheter (→ ZVD), Kreislaufmonitoring, Blasenkatheter zur Bilanzierung, evtl. Magensonde, Low-dose-Heparin, evtl. Antibiotika nach Abnahme von Harn- und Blutkulturen (Auslöser sind in ca. 40 % Infekte)

Kohlenhydrat- und Fettstoffwechsel

erfolgen, da es sonst zu einer kardialen Dekompensation kommen kann. Hypotone Lösungen werden nur in bestimmten Fällen angewendet, da sie schneller zu Flüssigkeitsverschiebungen führen und daher die Gefahr eines Hirnödems besteht.

> Die Unterscheidung zwischen Coma diabeticum und Hypoglykämie kann durch einen einfachen Blutzucker-Schnelltest erfolgen.

Hypoglykämie

Bei Gesunden treten Hypoglykämiesymptome bei Glukosewerten < 40–50 mg/dl auf. Bei Diabetikern ist ein Grenzwert hingegen schwer festzulegen. Dennoch empfiehlt die American Diabetes Association einen Schwellenwert von 70 mg/dl. In Abhängigkeit vom Ausmaß der Hypoglykämie und von der Geschwindigkeit des Blutzuckerabfalls kommt es zur Ausschüttung gegenregulatorischer Hormone (Glukagon, Katecholamine, später auch Wachstumshormon und Kortisol) und zu Hypoglykämiesymptomen (▶ Tab. 11.2 und ▶ Tab. 11.3).

> Bei häufigen Hypoglykämien und längerer Diabetesdauer sind die Glukagonsekretion und später auch die Katecholaminsekretion reduziert, wodurch auch die Hypoglykämiewahrnehmung vermindert ist. Hypoglykämien stellen dann eine besondere Gefahr dar!

Hypoglykämien sind häufige Ereignisse bei insulinpflichtigen Diabetikern. Man unterscheidet:

- ▶ **Leichte Hypoglykämie:** Entgleisung kann selbst erkannt und behandelt werden (Traubenzucker mitführen!)
- ▶ **Schwere Hypoglykämie:** Patient ist auf fremde Hilfe angewiesen
- ▶ **Hypoglykämisches Koma**

Ätiologie und Klinik: Typ-1-Diabetiker entwickeln mitunter 1- bis 2-mal pro Woche eine leichte und alle 2 Jahre eine schwere Hypoglykämie. Bei Typ-2-Diabetikern sind Hypoglykämien im Allgemeinen seltener. Häufige Ursachen sind eine zu späte oder zu geringe Nahrungsaufnahme (z. B. Appetitlosigkeit bei Erkrankungen), eine fehlende Insulindosisanpassung (z. B. bei starker körperlicher Belastung), eine Insulinüberdosierung oder Alkoholkonsum (Hemmung der Glukoneogenese). Dadurch liegt in Bezug auf die Blutglukose eine relative Insulinerhöhung vor. Zu einer Hypoglykämie kann es ebenfalls durch Sulfonylharnstoffe, seltener durch Glinide kommen. Aber auch andere Ursachen führen zu einer erniedrigten Glukosekonzentration, z. B. ein Insulinom, schwere Nieren- oder Leberfunktionsstörungen, Malnutrition und Alkoholismus. Symptome ▶ Tabelle 11.2.

Therapie: Wichtig bei der Hypoglykämie ist ein rasches Handeln. Leichte Hypoglykämien können durch den Patienten selbst erkannt und mit rasch resorbierbaren Kohlenhydraten (Fruchtsaft, Cola; bei Therapie mit Acarbose: 10–20 g Traubenzucker!) kupiert werden. Schwere Hypoglykämien werden initial mit 40–100 ml 40-prozentiger Glukose behandelt. Ziel ist eine Glukosekonzentration von ca. 200 mg/dl. Vor allem bei Sulfonylharnstoffen besteht die Gefahr protrahierter Hypoglykämien, weshalb eine Überwachung nötig ist. Auch Angehörige können eine Erstversorgung durch Injektion von 1 mg Glukagon i. m. oder s. c. durchführen (z. B. GlucaGen® Hypokit). Nach dem Erwachen müssen sofort Kohlenhydrate oral zugeführt werden.

Vorbeugung: Wichtig ist, die Symptome frühzeitig zu erkennen und entsprechende Gegenmaßnahmen zu treffen. Voraussetzung ist auch eine adäquate Schulung, damit in entsprechenden Situationen eine Anpassung der Insulindosis an einen veränderten Bedarf erfolgt. Die beste Prävention ist jedoch eine regelmäßige Blutzuckerkontrolle, die auch für den Patienten eine Kontrolle der Selbstadaptation darstellt.

Tab. 11.2: Symptome der Hypoglykämie.

Parasympathikotone Reaktion	Heißhunger, Übelkeit, Erbrechen, Schwäche
Adrenerge Symptome	Unruhe, Schwitzen, Tachykardie, Zittern, Blässe, Angst, Mydriasis
Zentralnervöse (neuroglukopenische) Symptome	Aggressivität (oft erstes Anzeichen), Kopfschmerzen, Seh- und Sprachstörungen, Konzentrationsschwäche, **primitive Automatismen** (Grimassieren, Schmatzen), später auch Bewusstseinsstörungen, Krämpfe und Koma

Tab. 11.3: Differenzialdiagnose zwischen Hypoglykämie und Coma diabeticum. Wichtiges Kriterium ist der Zustand der Haut.

	Coma diabeticum		Hypoglykämie
	Ketoazidotisch	Hyperosmolar	
Entwicklung	Über Stunden bis Tage	Über mehrere Tage	Plötzlich, innerhalb von Minuten
Haut	Trocken		Feucht
Exsikkosezeichen	Ja		Nein
Acetongeruch/Ketonkörpernachweis	Ja	Nein	Nein
Atmung	Tief (Kussmaul-Atmung)	Normal	Normal
Muskeltonus	Hypoton, keine Krämpfe		Hyperton, Tremor
pH	< 7,3	Meist normal	Normal
Serumosmolarität	Variabel	Stark erhöht	Normal
Blutzucker	Meist > 300 mg/dl	> 600 mg/dl	< 40 mg/dl

11 Diabetes mellitus – Komplikationen

Spätkomplikationen

Während früher die Letalität des Diabetes weitgehend durch akute Komplikationen bestimmt wurde, sind heute makrovaskuläre Spätkomplikationen die häufigsten Todesursachen. Bei Diabetikern kommt es nach aktuellen Schätzungen zu einer Reduktion der durchschnittlichen Lebenserwartung von 5,8 Jahren bei 50- und 4,5 Jahren bei 60-jährigen männlichen Diabetikern im Vergleich zu Nicht-Diabetikern. Bei Frauen wird eine noch höhere Reduktion angenommen. Chronische Komplikationen treten beim Typ-1-Diabetes nach etwa 5–8 Jahren auf. Bei Typ-2-Diabetikern sind Langzeitkomplikationen hingegen teilweise schon zum Zeitpunkt der Diagnose vorhanden. Man unterscheidet:
- **Mikroangiopathie:** Nephropathie, Retinopathie, Neuropathie
- **Makroangiopathie:** koronare Herzkrankheit, Herzinsuffizienz, periphere arterielle Verschlusskrankheit (pAVK), zerebrale Durchblutungsstörungen

Besondere Beachtung gilt beim Diabetiker den Füßen.

> Bei Typ-2-Diabetikern liegen bei Diagnosestellung bei bis zu 30 % bereits Spätkomplikationen vor.

Als weitere Komplikation tritt eine **geschwächte Immunabwehr** auf. Rezidivierende Harnwegsinfekte sind bei Diabetikern gehäuft und können zu einer aszendierenden Pyelonephritis führen. Ursachen dafür sind eine gestörte Leukozytenfunktion und die erhöhte Glukosekonzentration im Urin, die das bakterielle Wachstum fördert. Des Weiteren treten vermehrt bakterielle Infekte der Haut auf.
Bei Typ-1-Diabetikern findet man häufiger eine Reduktion der Knochendichte im Vergleich zur Normalbevölkerung, während diese bei Typ-2-Diabetikern erhöht sein kann. Letztere weisen dennoch ein höheres Risiko für osteoporotische Frakturen auf.

Pathogenese
Für die Entstehung diabetischer Gefäßkomplikationen sind wahrscheinlich mehrere Mechanismen von Bedeutung:

Advanced glycation endproducts (AGE): Im Rahmen der Hyperglykämie kommt es durch eine irreversible nichtenzymatische Glykosylierung von Proteinen zur Bildung sog. AGEs. Dies führt zur Verdickung der Basalmembranen, zu einer veränderten Funktion von Zellproteinen und auch zu einer beschleunigten Atherosklerosebildung.

Sorbitstoffwechselweg: Bei hohen intrazellulären Glukosekonzentrationen wird Glukose vermehrt durch die Aldosereduktase zu Sorbit abgebaut. Sorbit erhöht die intrazelluläre Osmolarität und führt zu einer Zellschwellung, zur Bildung von Sauerstoffradikalen und beeinträchtigt besonders die Funktion von Nervenzellen.

Proteinkinase C: Die Hyperglykämie soll zur Bildung von Diacylglycerol führen, das Proteinkinase-C-Isoformen aktiviert, die u. a. die Expression von Matrixproteinen verändern.

Verschiedene Wachstumsfaktoren und oxidativer Stress: dürften außerdem an der Entstehung beteiligt sein.

Therapie
Therapeutische Prinzipien, die auf einer Hemmung der pathogenetischen Mechanismen basieren, haben bisher keine oder nur geringe Effekte gezeigt. Die beste „Therapie" der Spätkomplikationen besteht in der Prävention durch eine möglichst optimale Blutzuckereinstellung. Meist kann das Auftreten von Spätkomplikationen dadurch aber nur verzögert werden. Außerdem sollten weitere Risikofaktoren wie eine arterielle Hypertonie oder Dyslipidämie behandelt werden bzw. eine Nikotinstopp erfolgen (▶ Tab. 10.1).

Mikroangiopathie
Die Mikroangiopathie ist eine Erkrankung der terminalen Gefäßstrombahn und sehr spezifisch für den Diabetes. Das Auftreten korreliert eng mit der Dauer der chronischen Hyperglykämie. Durch verschiedene Mechanismen kommt es zu einer Verdickung der Basalmembran, zur Degeneration von Perizyten und zur Bildung von Mikroaneurysmen.

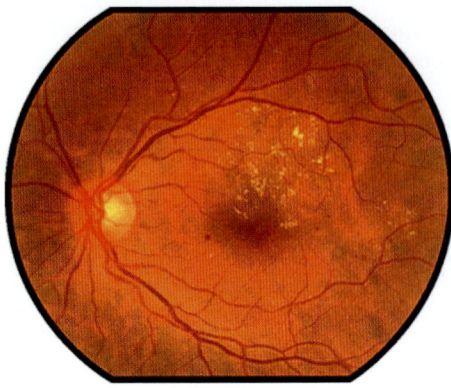

Abb. 11.2: Nichtproliferative Retinopathie. [E882]

Retinopathie
Formen: Die diabetische Retinopathie ist die häufigste Ursache einer Erblindung in den Industrieländern. Man unterscheidet:
- **Nichtproliferative Retinopathie:** u. a. finden sich Kaliberschwankungen der Gefäße, intraretinale Blutungen, Cotton-Wool-Herde (Infarkte der Nervenfaserschicht) (▶ Abb. 11.2). Sie kann übergehen in eine:
- **Proliferative Retinopathie:** Diese ist gekennzeichnet durch Gefäßneubildungen an der Papille oder der übrigen Retina, die leicht rupturieren können und zur Glaskörpereinblutung und evtl. zu einer Netzhautablösung führen können
- **Diabetische Makulopathie:** diffuses oder fokales Ödem, evtl. mit harten Exsudaten und intraretinalen Blutungen; ischämische Form mit perifoveolärem Kapillarnetz – Gefährdung des zentralen Sehvermögens

Bei Diabetikern tritt auch gehäuft eine Katarakt auf.

Therapie: Die wirksamste Prävention ist eine normnahe Blutzuckereinstellung. Weitere Risikofaktoren sind zu berücksichtigen (arterielle Hypertonie, Hyperlipidämie, Rauchen). Bei eingetretenen Schäden der Retina wird je nach Form und Stadium ggf. eine Laserkoagulation eingesetzt. Dabei werden bestimmte Netzhautareale selektiv zerstört, wodurch ein schwerer Sehverlust oft verhindert werden kann. Seltener kann eine Vitrektomie notwendig sein.

Nephropathie

Die diabetische Nephropathie ist eine der häufigsten Ursachen für eine chronische Niereninsuffizienz und geht mit einer deutlichen Prognoseverschlechterung einher. Es kommt zu einer Verbreiterung der glomerulären Basalmembran. Sehr spezifisch ist das Auftreten der nodulären Glomerulosklerose (Kimmelstiel-Wilson).

Klinik und Diagnostik: Die Störungen sind anfangs reversibel. Sie führen zu einer arteriellen Hypertonie und später zu einer irreversiblen Niereninsuffizienz. Als frühestes Zeichen einer Nierenschädigung kommt es zur Mikroalbuminurie. Die Diagnose kann bei persistierender Erhöhung des Albumin/Kreatinin-Quotient > 20–200 mg/g bei Männern und > 30–300 mg/g bei Frauen durch zwei Bestimmungen im Abstand von 4 Wochen gestellt werden.

Therapie: Neben der Reduktion allgemeiner vaskulärer Risikofaktoren, insbesondere der arteriellen Hypertonie, ist eine Normalisierung der Proteinzufuhr auf 0,8 g/kg Körpergewicht anzustreben. Auch bei normotensiven Typ-1- oder Typ-2-Diabetikern werden ACE-Hemmer (und AT_1-Antagonisten) empfohlen. Kontrastmittel, NSAR und andere nephrotoxische Medikamente sollen vermieden werden. Bei Harnwegsinfektionen soll eine antibiotische Therapie erfolgen. Besondere Berücksichtigung soll weiteres auf die Wahl antidiabetischer Medikamente gelegt werden, da diese häufig bei eingeschränkter Nierenfunktion nicht zugelassen bzw. kontraindiziert sind.

Bei Typ-1-Diabetikern kann bei terminaler Niereninsuffizienz auch eine Nieren- mit gleichzeitiger Pankreastransplantation kombiniert werden.

Neuropathie

Sensomotorische Polyneuropathie: häufigste Form, sie tritt meist symmetrisch auf und betrifft v. a. die untere Extremität. Es kommt oft zu einem Sensibilitätsverlust, zu Parästhesien (Kribbeln, Brennen), Krämpfen oder Schmerzen. Die Störungen treten häufiger in Ruhe auf (DD: pAVK). Temperatur- und Schmerzempfindung sind herabgesetzt, wodurch Verletzungen von den Patienten häufig nicht wahrgenommen werden! Seltener können Augenmuskelparesen auftreten (z. B. N. oculomotorius, N. abducens). Zum Screening gehören Anamnese, Inspektion und klinische Untersuchung. Im neurologischen Status werden Achillessehnenreflex, Vibrationsempfinden (Stimmgabel) und Sensibilität (Monofilament) untersucht. Bei auffälligen Befunden sollte eine weitere Basisdiagnostik erfolgen. Bei neuropathischen Schmerzen können auch Antidepressiva (z. B. Duloxetin), Antikonvulsiva (z. B. Carbamazepin, Pregabalin) oder in weiterer Folge Opioide eingesetzt werden.

Autonome diabetische Neuropathie: Eine Manifestation ist grundsätzlich bei jedem autonom innervierten Organ möglich. Häufig betroffen sind das kardiovaskuläre System (stumme Myokardischämie, Ruhetachykardie, verminderte Herzfrequenzvariabilität z. B. zwischen Inspiration und Exspiration bis hin zur Frequenzstarre, orthostatische Hypotonie), das Urogenitalsystem (Blasenatonie und Harnretention, häufig erektile Dysfunktion!) und/oder der Gastrointestinaltrakt (Reflux, Gastroparese, häufig Obstipation, auch Diarrhö, Stuhlinkontinenz). Zudem kann es auch zur gestörten Hypoglykämiewahrnehmung mit reduzierter oder fehlender hormoneller Gegenregulation kommen.

Makroangiopathie

Die diabetesassoziierte Makroangiopathie entspricht der Arteriosklerose bei Nichtdiabetikern. Sie tritt jedoch bereits früher auf und betrifft eher periphere Gefäße. Auch sind Frauen, bei denen hormonelle Faktoren sonst atheroskleroseprotektiv wirken, vergleichsweise häufiger betroffen. Für die Entstehung makrovaskulärer Komplikationen werden v. a. postprandiale Blutzuckerspitzen verantwortlich gemacht. Makrovaskuläre Komplikationen machen etwa 75 % der Todesursachen bei Diabetikern aus und können durch eine notwendige Extremitätenamputation die Morbidität enorm erhöhen.

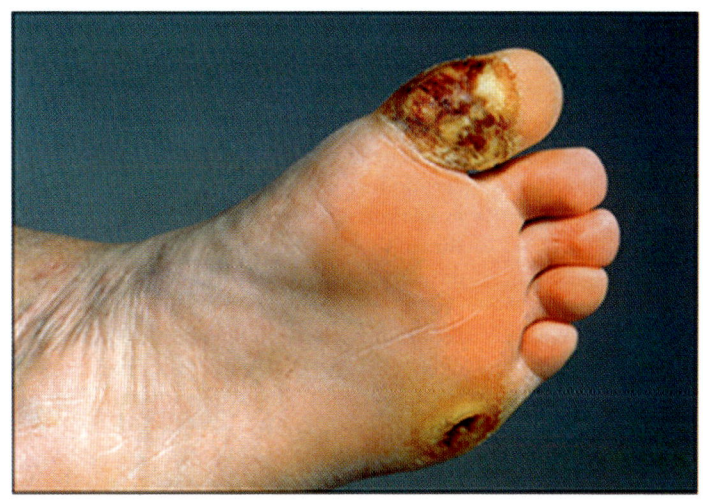

Abb. 11.3: Diabetischer Fuß mit Ulzera. [E420]

Klinik:

▶ **Koronare Herzkrankheit (KHK):** Bei Diabetikern treten charakteristisch stumme Myokardinfarkte durch einen gleichzeitigen Ausfall der Schmerzempfindung auf. Auch die Mortalität ist höher als bei Nicht-Diabetikern.

▶ **Periphere arterielle Verschlusskrankheit (pAVK):** Es kommt zu belastungsabhängigen Schmerzen (Claudicatio intermittens) und zum Fehlen der Fußpulse. Später können Nekrosen und Gangräne auftreten. Insbesondere bei nicht heilenden Ulzera oder Amputationsgefahr ist die Indikation zur Revaskularisation (perkutane transluminale Angioplastie und Stent-Therapie, Gefäßbypass) aggressiv zu stellen. Eine Amputation sollte nur als Ultima Ratio erfolgen.

▶ **Zerebrale Durchblutungsstörungen:** Insult, transiente ischämische Attacken (TIA)

11 DIABETES MELLITUS – KOMPLIKATIONEN

Therapie: Als Basistherapie werden Thrombozytenaggregationshemmer (Acetylsalicylsäure, Clopidogrel) gegeben. Außerdem müssen auch andere Risikofaktoren der Arteriosklerose wie Rauchen, arterielle Hypertonie und Dyslipidämie beseitigt werden.

Diabetisches Fußsyndrom (DFS)

Das diabetische Fußsyndrom ist die häufigste diabetische Komplikation und umfasst verschiedene Formen unterschiedlicher Ätiologie, bei denen es durch Verletzungen zu Ulzera, Infektionen und weiteren Komplikationen kommen kann. Bei Auftreten von Ulzera ist ein interdisziplinäres Vorgehen erforderlich, um eine Stoffwechseloptimierung sowie eine Infektions- und Wundbehandlung zu gewährleisten. Zudem ist eine Druckentlastung erforderlich und ggf. eine pAVK zu behandeln, um ein Fortschreiten oder eine Amputation zu vermeiden.

- **Neuropathischer Fuß:** warmer Fuß, langsame Ulkusentstehung an druckbelasteten Stellen (▶ Abb. 11.3), tastbare Fußpulse!, vermindertes Vibrationsempfinden
- **Diabetisch-neuropathische Osteoarthropathie („Charcot-Fuß"):** Destruktion durch Nekrosen im Bereich der Metatarsophalangeal- und Tarsometatarsalgelenke. Frühsymptom ist ein entzündliches Lymphödem und Osteoödem. Wichtig sind eine rasche Diagnose im akuten Stadium (Röntgen, evtl. MRT) und eine Primärtherapie mit vollständiger Druckentlastung und Ruhigstellung
- **Ischämischer Fuß bei pAVK:** kühle, blasse Haut, rasche Ulkusentstehung an den Akren, Fußpulse nicht tastbar!, Vibrationsempfinden erhalten.
- **Kombinierte Form**

Therapie: Als wichtigste Screeninguntersuchung sind die Inspektion und Palpation der nackten Füße unverzichtbar. Für eine richtige Behandlung muss nach auslösenden Ursachen gesucht werden. In den meisten Fällen kommt es durch zu enge Schuhe zu Druckstellen, die durch die bestehende Neuropathie nicht bemerkt werden. Die Patienten müssen daher geschult werden, die Füße selbst zu untersuchen (rote Stellen, Blasen, Wunden) und zu pflegen (lauwarmes, nicht heißes Wasser, Überprüfen der Schuhe auf Fremdkörper).

> Besteht keine pAVK, so sind die Fußpulse gut tastbar.

ZUSAMMENFASSUNG

- Diabetische Ketoazidose (häufiger bei Typ 1): oft durch Infekte, es kommt zu Übelkeit, Bauchschmerzen, Apathie; Therapie: Volumensubstitution und Insulin (Cave: Hypoglykämie!)
- Hyperosmolares Koma (meist Typ 2): häufig durch schwere Erkrankungen (Infekte, Operation, Myokardinfarkt); über mehrere Tage kommt es zu Polyurie, Polydipsie und zunehmender Dehydratation mit Exsikkosezeichen; wichtigste Maßnahme: Volumenersatz!
- Hypoglykämie: durch inadäquate Nahrungsaufnahme, fehlende Insulinanpassung u. a.; initiale Symptome sind Schwitzen, Heißhunger, Aggressivität, Unruhe; Therapie: Glukose oder Glukagon
- Spezifisch für den Diabetes ist die Mikroangiopathie (Retinopathie, Nephropathie, Neuropathie); die sensomotorische Polyneuropathie führt häufig zum Sensibilitätsverlust der distalen Extremitäten.
- Drei Viertel aller Todesfälle bei Diabetikern sind auf makrovaskuläre Komplikationen zurückzuführen. Myokardinfarkte treten häufig ohne klassische pektanginöse Beschwerden auf.
- Es kommt zur geschwächten Immunabwehr, die zu rezidivierenden Harnwegsinfekten prädisponiert.
- Die häufigste Komplikation ist das diabetische Fußsyndrom!

12 DIABETES MELLITUS – THERAPIE

Die Ziele bei der Therapie des Diabetes mellitus sind der Erhalt bzw. die Wiederherstellung der Lebensqualität, das Vermeiden von akuten Stoffwechselentgleisungen sowie die Verzögerung und Behandlung von diabetischen Spätkomplikationen.

> **Therapie des Diabetes mellitus Typ 2**
> ▶ Gewichtsnormalisierung, Schulung, Ernährungstherapie, Bewegungstherapie
> ▶ Metformin (sofern keine Kontraindikationen)
> ▶ Kombination von Metformin und anderer Substanzklassen
> ▶ OAD + Insulin (z. B. prandiale Insulintherapie, basalunterstützte orale Therapie)
> ▶ Insulin

Bei Typ-1-Diabetikern und Schwangeren sollte gleich eine Insulintherapie erfolgen. Für Typ-2-Diabetiker ist hingegen jede Form der Behandlung (orale Antidiabetika, verschiedene Formen der Insulintherapie) möglich. Im Einzelfall können die Therapieziele auch mit oralen Antidiabetika bzw. Insulin nicht erreicht werden. Es gilt dann bei erhöhter Hypoglykämiegefahr oder dem Auftreten mehrerer schwerer Hypoglykämien unter Berücksichtigung von Diabetesdauer, Komorbiditäten und Lebenserwartung die Behandlungsziele individualisiert anzupassen.

Nichtpharmakologische Therapie ("Lifestyle-Therapie")

Bei Typ-2-Diabetikern sollte mit einer nichtpharmakologischen Behandlung bereits in der Phase einer gestörten Glukosetoleranz begonnen werden. Durch Ernährungsumstellung, Bewegung und Verhaltensmodifikation kann eine bestehende Insulinresistenz teilweise rückgängig gemacht werden. Bei Diabetikern kann durch nichtmedikamentöse Maßnahmen initial eine HbA_{1c}-Senkung um 2 Prozentpunkte erreicht werden. Außerdem wird zur Reduktion des erhöhten kardiovaskulären Risikos ein Nikotinstopp empfohlen.

Ernährung
Es sollte eine Kalorienreduktion erfolgen und ein Normalgewicht angestrebt werden. Häufig besteht das erreichbare Ziel jedoch nur im Halten des Gewichts. Der Energiegehalt sollte folgendermaßen aufgeteilt werden:
▶ **Kohlenhydrate (KH),** ca. 45–60 %: Empfohlen werden v. a. Vollkornprodukte oder lösliche Ballaststoffe wie in Hülsenfrüchten, Gemüse oder verschiedenen Obstsorten. Bei Früchten ist jedoch der natürliche Gehalt an Fruktose und Glukose zu beachten. Bei hoher Kohlenhydrataufnahme werden außerdem Nahrungsmittel mit niedrigem glykämischen Index empfohlen. Der **glykämische Index** gibt an, wie stark ein kohlenhydrathaltiges Nahrungsmittel den Blutzucker im Vergleich zu Glukose erhöht. Bei Nicht-Diabetikern scheint der glykämische Index hingegen weniger relevant für ernährungsassoziierte Erkrankungen zu sein.
▶ **Fette,** < 35 %: Vor allem der Gehalt gesättigter Fettsäuren sollte reduziert werden. Günstig sind pflanzliche Öle mit mehrfach ungesättigten Fettsäuren.
▶ **Proteine, 10–20 % bei Diabetikern ohne Nephropathie:** Aufgrund des hohen Anteils gesättigter Fettsäuren in vielen tierischen Proteinquellen, werden v. a. magere Fleischsorten, Fisch und pflanzliches Eiweiß empfohlen. Eine hohe Proteinaufnahme, wie sie bei Diabetikern häufig ist, führt zu einer Albuminurie und kann eine Nephropathie begünstigen. Bei einer diabetischen Nephropathie sollte die tägliche Proteinzufuhr auf 0,8 g/kg Körpergewicht reduziert werden.

Alkohol sollte auf einen moderaten Konsum von 10 g pro Tag bei Frauen und max. 20 g (= ½ l Bier) bei Männern beschränkt sein. Alkohol hemmt die Glukoneogenese in der Leber. Bei einer Therapie mit Insulin oder Sulfonylharnstoffen sollte Alkohol daher nur gleichzeitig mit Kohlenhydraten eingenommen werden (Gefahr der Hypoglykämie!). Vor allem bei gleichzeitiger arterieller Hypertonie sollte die Kochsalzzufuhr auf ca. 5 g täglich begrenzt werden.
In Deutschland wurde mittlerweile durch Änderung der Diätverordnung der Verkauf spezieller Lebensmittel für Diabetiker abgeschafft, da diese keine Vorteile gegenüber regulären Lebensmittel haben. Viele dieser Produkte waren teurer und hatten auch höhere Fett- und Kalorienanteile als vergleichbare Lebensmittel. Außerdem hat ein übermäßiger Konsum des Zuckeraustauschstoffs Fruktose negative Auswirkungen auf die Lipide und kann eine Gewichtszunahme bzw. die Entstehung einer Fettleber begünstigen.

Bewegung
Bewegung stellt, so weit möglich, ein Grundprinzip der Therapie dar. Dadurch wird nicht nur der Kalorienverbrauch erhöht, sondern auch die Insulinresistenz reduziert. Bereits eine geringe körperliche Aktivität hat, sofern sie regelmäßig erfolgt, auch einen kardioprotektiven Effekt.

> Bewegung und Ernährungsumstellung sind nicht nur in der ersten Phase von Bedeutung, sondern stellen die Basis für einen langfristigen Therapieerfolg dar.

Orale Antidiabetika

Zu Beginn der medikamentösen Therapie stellt Metformin die 1. Wahl dar, sofern keine Kontraindikationen bestehen. Durch eine Therapie mit oralen Antidiabetika (OAD) kann durchschnittlich eine HbA_{1c}-Senkung um 1 Prozentpunkt erreicht werden. Zum Erreichen der Zielwerte kann es sinnvoll sein, schon früh zwei OAD zu kombinieren. Auch hier gilt als 1. Wahl eine Kombination von Metformin mit einem anderen OAD (▶ Tab. 12.1).

Metformin
Metformin ist der einzige Vertreter aus der Gruppe der Biguanide. Es bewirkt vorwiegend eine Hemmung der oxidativen Phosphorylierung (hemmt ADP→ ATP) in der Leber. Ein ATP-Abfall führt über die Aktivierung der AMP-abhängigen Proteinkinase zu einer verminderten Glukoneogenese und Glykogenolyse mit Verbesserung der hepatischen und peripheren Insulinsensitivität. Es kommt daneben zu einer Hemmung der Lipolyse mit einer Senkung des Triglyzeridspiegels. Im Gegensatz zu den Sulfonylharnstoffen senkt Metformin den Blutzucker nur bei einer Hyperglykämie. Hypoglykämien kommen dagegen sehr selten vor. Vorteile sind zudem ein positiver Effekt auf das Gewicht und eine Reduktion makrovaskulärer Komplikationen. Metformin kann außerdem zu einer Reduktion des bei Diabetikern erhöhten Karzinomrisikos beitragen.

> Gefährlich ist eine Laktatazidose, die bei Missachtung der Kontraindikationen auftreten kann und mit einer Letalität von ca. 50 % verbunden ist! Beim Auftreten anderer, meist gastrointestinaler Beschwerden sollte Metformin daher sofort abgesetzt werden.

Gastrointestinale Nebenwirkungen können meist durch eine einschleichende Dosierung reduziert werden.
Kontraindikationen für Metformin sind eine Niereninsuffizienz (GFR < 60 ml/min), Schwangerschaft und Stillzeit, Erkrankungen, die zu einer Hypoxie oder Ischämie führen können (ventilatorische Insuffizienz, Herzinsuffizienz, Leberinsuffizienz, Alkoholismus), Fasten (< 1.000 kcal/Tag), größere

12 DIABETES MELLITUS – THERAPIE

Tab. 12.1: Orale Antidiabetika. [F499]

	Hypo-glykämie	Vorteile	Nachteile
Metformin (Biguanid)	Nein	Gewichtsabnahme/-neutralität, Reduktion makrovaskulärer Komplikationen und weiterer Komplikationen des metabolischen Syndroms	Kontraindiziert bei Niereninsuffizienz (GFR < 60 ml/min) Gastrointestinale Nebenwirkungen
Glukosidase-Inhibitoren: Acarbose (Glucobay®) Miglitol (Diastabol®)	Nein	Verbesserte postprandiale Blutzuckerkontrolle, mit allen Therapien kombinierbar	Schlechte Therapietreue wegen gastrointestinalen Nebenwirkungen (Meteorismus), geringe HbA_{1c}-Senkung
PPAR-γ-Agonist: Pioglitazon (Actos®)	Nein	Reduktion makrovaskulärer Ereignisse (ProActive-Studie), Verbesserung weiterer Risikofaktoren (Lipide, Blutdruck, Albuminurie)	Gewichtszunahme, periphere Ödeme, erhöhte Frakturrate bei Frauen
DPP-4-Hemmer: Sitagliptin (Januvia®) Vildagliptin (Galvus®, Eucreas®) Saxagliptin (Onglyza®) Linagliptin (Trajenta®)	Nein	Verbesserte postprandiale Blutzuckerkontrolle, gewichtsneutral, in präklinischen Studien positive Effekte auf B-Zellen	Keine Langzeitdaten
GLP-1-Analoga: Exenatid (Byetta®) Liraglutid (Victoza®) Lixisenatid (Lyxumia®)	Nein	Verbesserte postprandiale Blutzuckerkontrolle, Gewichtsreduktion	Keine Langzeitdaten, gastrointestinale Nebenwirkungen
Sulfonylharnstoffe: z. B. Gliclazid (Diamicron®) Glimepirid (Amaryl®) Gliquidon (Glurenorm®)	Ja	Rascher Wirkeintritt, verbesserte postprandiale Blutzuckerkontrolle (seltener Hypoglykämien unter Gliclazid als bei Glimepirid)	Hypoglykämie, Gewichtszunahme
Glinide: z. B. Repaglinide (NovoNorm®)	Ja	Verbesserte postprandiale Blutzuckerkontrolle	Mögliche Gewichtszunahme, 3-mal tägliche Dosierung
SGLT-2-Inhibitoren: Dapagliflozin (Forxiga®)	Nein	Mit allen Therapien kombinierbar (außer Pioglitazon)	Keine Langzeitdaten
Insulin	Ja	Keine Dosisobergrenze, viele Arten, flexible Behandlungen	Gewichtszunahme

Eingriffe und Operationen, Untersuchungen mit jodhaltigem Kontrastmittel sowie ein höheres Lebensalter.

α-Glukosidase-Hemmer
Acarbose und Miglitol hemmen die Aufspaltung der Kohlenhydrate im Darm und reduzieren so den postprandialen Glukoseanstieg, der vorwiegend für makrovaskuläre Komplikationen verantwortlich gemacht wird. Die nicht aufgespalteten Kohlenhydrate können nicht resorbiert werden und gelangen weiter in das Kolon, wo sie von Bakterien abgebaut werden. Es kommt daher häufig zu Blähungen, Bauchschmerzen und Durchfall. Glukosidasehemmer können im Unterschied zu den meisten anderen Medikamenten auch bei Typ-1-Diabetikern angewendet werden und sind mit allen Substanzen kombinierbar.

Glitazone
Pioglitazon: aktuell das einzig verfügbare Glitazon. Es ist ein Agonist am nukleären PPAR-γ-Rezeptor (Peroxisomen-Proliferatoraktivierter Rezeptor). An Fettzellen führen sie zu einer vermehrten Triglyzeridspeicherung und einer verminderten Sekretion von Substanzen, welche die Insulinresistenz steigern (freie Fettsäuren ↓, TNF-α ↓). So wird indirekt, aber wahrscheinlich auch direkt die Insulinwirkung an der Leber und im Muskel gesteigert. Der volle Effekt tritt aber erst nach Wochen ein. Häufige Nebenwirkungen sind Gewichtszunahme und (meist vorübergehende) Ödeme. Glitazone sind bei Herzinsuffizienz und Leberfunktionsstörungen kontraindiziert. Außerdem wurde eine erhöhte Frakturrate bei postmenopausalen Frauen beobachtet, diese könnte nach neueren Daten jedoch auch bei Männern erhöht werden.

Fibrate: PPAR-α-Agonisten. Sie werden für die Therapie von Lipidstoffwechselstörungen verwendet, die auch häufig in Assoziation mit dem Typ-2-Diabetes auftreten. Auch Pioglitazon zeigt geringe Wirkung am PPAR-α-Rezeptor.

DPP-4-Hemmer (Gliptine)
DPP-4-Inhibitoren hemmen das Enzym Dipeptidyl-Peptidase 4, das geschwindigkeitsbestimmend für den Abbau von GLP-1 und GIP ist (▶ Kap. 8). Voraussetzung ist eine verbleibende Insulinsekretion der B-Zellen. Ihre Hauptwirkungen sind eine glukoseabhängige Insulinsekretion und eine verminderte Glukagonsekretion. Die Substanzen haben daher kein Hypoglykämiepotenzial und sind gewichtsneutral. Daneben wurden zumindest im Tierversuch auch protektive Effekte auf B-Zellen beobachtet. Aufgrund der etwas geringeren HbA_{1c}-Senkung erfolgt meist eine Kombinationstherapie.

Inkretinmimetika (GLP-1-Analoga)
GLP-1-Analoga werden subkutan verabreicht und führen zu einer direkten Aktivierung des GLP-1-Rezeptors. Neben den Effekten der DPP-4-Agonisten kommt es auch zu einer relevanten Stimulation des Sättigungsgefühls und einer Verzögerung der Magenentleerung, wodurch postprandiale Hyperglykämien deutlicher reduziert werden. Liraglutid zeichnet sich u. a. durch eine deutlich größere Homologie zu natürlichem GLP-1 und eine längere Halbwertszeit aus als Exenatid. Am häufigsten werden gastrointestinale Nebenwirkungen beobachtet. Außerdem besteht ein potenzielles Risiko für das Auftreten einer Pankreatitis.

Sulfonylharnstoffe und Glinide

Sulfonylharnstoffe (SH): Sulfonylharnstoffe führen zu einer erhöhten Insulinsekretion durch Inaktivierung des ATP-sensitiven Kaliumkanals (SUR1) an den B-Zellen (▶ Abb. 8.2). Die Insulinsekretion wird jedoch auch bei normaler Blutzuckerkonzentration verstärkt. Dadurch können v. a. bei unregelmäßiger Nahrungszufuhr oder Infektionen Hypoglykämien verhindert werden. Zumindest bei manchen Diabetikern kommt es zu einer Normalisierung der Insulinsekretion. Sulfonylharnstoffe kommen v. a. bei normalgewichtigen Patienten und Kontraindikationen für Metformin zum Einsatz. Nach mehreren Jahren treten jedoch eine zunehmende B-Zell-Erschöpfung und ein sekundäres Therapieversagen ein. Für Gliclazid konnte in einer Endpunktstudie eine Reduktion mikrovaskulärer Komplikationen nachgewiesen werden.

Glinide: wirken analog wie die Sulfonylharnstoffe. Sie führen zu einer raschen Insulinsekretion und haben eine sehr kurze Wirkdauer, weshalb sie unmittelbar vor großen Mahlzeiten eingenommen werden.

SGLT-2-Hemmer
Der Natrium-Glukose-Cotransporter SGLT2 (Sodium-glucose linked transporter 2) ist hauptverantwortlich für die Glukoserückresorption im proximalen Nierentubulus. Die Wirkung der SGLT-2-Hemmer besteht in einer moderaten Glukosurie. Seit November 2012 ist Dapagliflozin als erste Substanz in Europa zugelassen, während die amerikanische FDA aufgrund möglicher Risiken gegen eine Zulassung votierte. Erste positive Daten gibt es auch für Canagliflozin, für das ein Zulassungsverfahren läuft.

Insulintherapie

Physiologischer Tagesverlauf
Ohne Nahrungsaufnahme besteht eine kontinuierliche basale Insulinsekretion über den ganzen Tag, mit einem frühmorgendlichen Anstieg zwischen 3 und 7 Uhr, der durch eine kortisolinduzierte Insulinresistenz bedingt ist (Dawn-Phänomen). Auch am späten Nachmittag gibt es eine vorübergehende Phase mit erhöhter Insulinresistenz (Dusk-Phänomen). Zu den Mahlzeiten wird im Rahmen des Glukoseanstiegs Insulin freigesetzt. Daraufhin fallen die Glukosekonzentration und auch Insulin schnell wieder ab. Bei Normalgewichtigen beträgt der durchschnittliche Tagesbedarf etwa 40 IE Insulin.

> Auch ohne Nahrungsaufnahme braucht der Mensch Insulin!

Eine Insulintherapie ist bei Typ-2-Diabetikern angezeigt, wenn durch nichtmedikamentöse Maßnahmen und orale Antidiabetika (OAD) das individuelle Therapieziel nicht erreicht wird oder Kontraindikationen gegen OAD bestehen. Bei Kombination von OAD mit Insulin kann die Insulindosis oftmals eingespart werden, oder es ist z. B. eine abendliche Basalinsulingabe ausreichend. Daneben kann perioperativ oder im Rahmen schwerer Begleiterkrankungen eine vorübergehende Insulintherapie notwendig sein. Voraussetzung ist jeweils eine entsprechende Schulung des Patienten.

Tab. 12.2: Insulin und Insulinanaloga.

Normalinsulin (z. B. Actrapid®)
Kurz wirksame Insulinanaloga: ▶ Insulin Lispro (Humalog®), Insulin Aspartat (NovoRapid®), Insulin Glulisin (Apidra®)
Intermediär wirksam: ▶ NPH-Insulin (z. B. Insuman® Basal)
Lang wirksame Insuline: ▶ Insulin Glargin (Lantus®), Insulin Detemir (Levemir®)

Präparate
Die Injektion von Insulin in das subkutane Gewebe erfolgt als hexamere Form (Komplex von 6 Insulinmolekülen). Insulin kann jedoch nur als Monomer in die Kapillaren diffundieren. Der Wirkeintritt ist also abhängig von der Geschwindigkeit der Dissoziation und Diffusion (▶ Tab. 12.2).
▶ Die Wirkung von **Normalinsulin** setzt erst verzögert ein, weshalb ein Spritz-Ess-Abstand von ca. 20 min eingehalten werden sollte. Die Wirkdauer ist dosisabhängig und beträgt ca. 4–6 h, mit einem Maximum nach 2–4 h.
▶ Durch Veränderungen in der Aminosäuresequenz entstehen Insulinanaloga, die kaum Hexamere bilden (**kurz wirksame Insuline**). Insulin Lispro und Insulin Aspartat haben dadurch einen sehr raschen Wirkeintritt (5–10 min) mit einem Maximum nach ½–2 h und einer kurzen Wirkdauer (ca. 3 h). Es muss dann kein Spritz-Ess-Abstand eingehalten werden.
▶ Umgekehrt wird bei Insulin Glargin durch Sequenzveränderung eine verstärkte Hexamerbildung erreicht. Die Wirkung setzt verzögert ein und hält kontinuierlich ohne Maximum über mehr als 24 h an. Eine ähnliche Wirkdauer hat Insulin Detemir. Dieses ist mit einer Fettsäure konjugiert, wodurch es im Blut reversibel an Albumin gebunden und langsam abgegeben wird. Diese **lang wirksamen Insuline** werden zur Abdeckung des Basalbedarfs verwendet.
▶ Zu den **Verzögerungsinsulinen** gehört NPH-Insulin (Neutrales Protamin Hagedorn). Dieses hat durch eine langsamere Dissoziation eine Wirkdauer von 8–12 h mit einem Maximum nach 2–5 h. Bei höherer Dosierung ist eine Wirkdauer bis zu 20 h möglich. Weitere Nachteile sind individuelle Resorptionsschwankungen. Es muss vor der Injektion durch Schwenken in Suspension gebracht werden.

Formen der Insulintherapie
Eine Insulintherapie ist eine Hormonsubstitution und sollte daher möglichst der Insulinsekretion beim Gesunden entsprechen. Eine Imitation der physiologischen Insulinsekretion wird jedoch durch die Pharmakokinetik (verzögerter Wirkeintritt, längere Wirkdauer) erschwert. Außerdem wird durch die subkutane Applikation der physiologische Konzentrationsgradient zwischen Pfortaderblut und peripherem Blut aufgehoben. Eine weitere Schwierigkeit der Insulintherapie besteht darin, dass der Tagesverlauf der basalen Insulinkonzentration individuell unterschiedlich ist und auch nicht jeden Tag gleich verläuft. Grundsätzlich sollte bei Typ-1-Diabetikern eine intensivierte konventionelle Insulintherapie (ICT, s. u.) oder eine Insulinpumpentherapie erfolgen, die durch eine möglichst physiologische Anpassung eine gute Langzeiteinstellung erlauben. Dafür sind jedoch eine genaue Kenntnis der Dosisanpassung und eine konsequente Selbstkontrolle notwendig. Ältere Patienten sind hingegen oft nicht mehr in der Lage, diese Therapie selbstständig durchzuführen.

Konventionelle Insulintherapie
Unter Inkaufnahme einer schlechteren Stoffwechseleinstellung und möglicher Spätkomplikationen stellt die konventionelle Insulintherapie für ältere Menschen eine einfach durchzuführende Therapieform dar (▶ Abb. 12.1). Es werden meist Mischinsuline in fixem Verhältnis verwendet, die 1- bis 3-mal täglich verabreicht werden. Bei einer zweimal täglichen Gabe werden etwa ⅔ der Tagesdosis morgens und ⅓ abends injiziert. Sowohl die Insulindosis als auch der Zeitpunkt und die Größe der Mahlzeiten sind vorgegeben. Die Patienten müssen essen, nachdem sie Insulin gespritzt haben. Durch vorgegebene Titrationsschemata kann die Insulindosis an die gemessenen Blutzuckerwerte angepasst werden.

12 DIABETES MELLITUS – THERAPIE

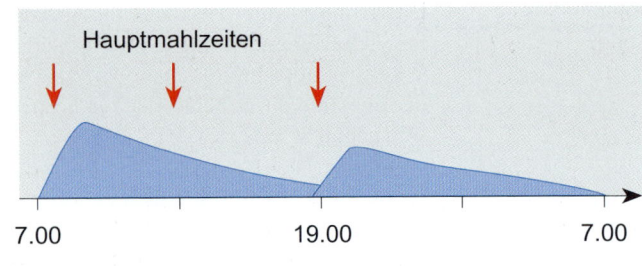

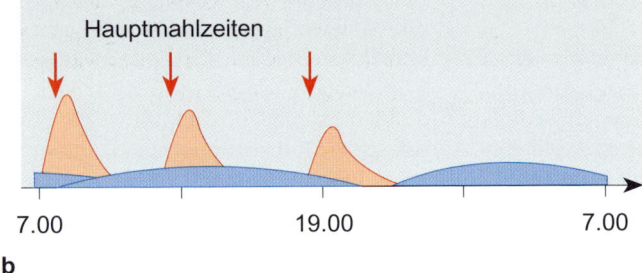

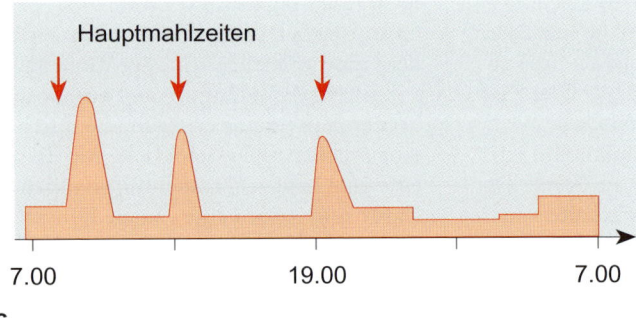

Abb. 12.1: Schematische Darstellung verschiedener Insulintherapien. [L231]
a) Konventionelle Insulintherapie.
b) Intensivierte konventionelle Insulintherapie mit lang wirksamem Insulin (z. B. Insulin Glargin).
c) Insulinpumpentherapie. [L231]

Intensivierte Therapieformen

Intensivierte konventionelle Insulintherapie (ICT oder Basis-Bolus-Therapie): Diese Therapie basiert auf einer Trennung von basalem, prandialem und Korrekturinsulin:
▶ Ohne Essen: Verzögerungsinsulin und bei manchen Patienten zusätzlich ein kurz wirksames Insulin für den physiologischen morgendlichen Insulinanstieg („Morgengupf")
▶ Zu den Mahlzeiten: Injektion eines kurz wirksamen Insulins
▶ Korrektur mit einem kurz wirksamen Insulin im Tagesverlauf

> Es besteht eine Unabhängigkeit von Nahrungsaufnahme und körperlicher Aktivität sowie die Möglichkeit der Blutzuckerkorrektur. Dazu sind jedoch mindestens viermal täglich Blutzuckermessungen und eine selbstständige Anpassung der Insulindosis notwendig. Dies erfordert Lernbereitschaft und Lernfähigkeit sowie eine verantwortungsbewusste und konsequente Durchführung.

Insulinpumpentherapie: Bei den Verzögerungsinsulinen bereitet v. a. die Imitation des frühmorgendlichen Insulinanstiegs Schwierigkeiten. Bei einer Insulinpumpe kann die Basalsekretion hingegen individuell programmiert werden. Durch den Patienten wird zu den Mahlzeiten abhängig von dem gemessenen Blutzuckerwert auf Knopfdruck ein Bolusinsulin abgegeben.

Kombination mit oralen Antidiabetika
Bei Typ-2-Diabetikern besteht die Möglichkeit einer Kombination von Insulin mit oralen Antidiabetika.

Basal unterstütze orale Therapie (BOT): Vor allem bei erhöhten Nüchternblutzuckerwerten ist ein (abendliches) Basalinsulin oft ausreichend und stellt einen einfachen Einstieg in die Insulintherapie dar.

Prandiale Therapie: Dabei wird ein kurz wirksames Insulin vor den Hauptmahlzeiten gespritzt. Die Insulinmenge kann an den gemessenen Blutzuckerspiegel und in weiterer Folge auch an die Kohlenhydratmenge angepasst werden. So ist eine zeitliche Flexibilität oder das Auslassen von Mahlzeiten möglich.

Grundprinzipien der Insulintherapie
▶ Die Injektion erfolgt mit Insulinpens in den Bauch, die Hüfte oder den Oberschenkel bzw. durch eine Insulinpumpe. Um eine Lipohypertrophie zu vermeiden, müssen die Injektionsstellen gewechselt werden. Eine Injektion in die Bauchhaut führt zu einer rascheren Resorption als im Oberschenkel. Die unterschiedliche Resorptionskinetik kann auch für die Therapie genutzt werden.
▶ Beim Typ-1-Diabetes macht das **basale Insulin** etwa 40–50 % der Gesamtdosis aus. Dazu wird z. B. Insulin Glargin (einmal täglich, bei hohen Dosen evtl. auf zwei Gaben aufgeteilt) verwendet. Richtwert für den Basalinsulinbedarf sind 0,3–0,5 IE/kg KG. Die Beurteilung des basalen Insulinbedarfs richtet sich v. a. nach dem Nüchternblutzucker.
▶ Bei der Berechnung des **prandialen Insulins** müssen v. a. der Kohlenhydratgehalt, die aktuelle Blutzuckerkonzentration, die körperliche Belastung und Stress berücksichtigt werden. Bei einer reinen Eiweißmahlzeit wird auch eine geringe Insulinmenge injiziert. Fette werden nicht gezählt. 12 g Kohlenhydrate entsprechen 1 Broteinheit (BE). Sofern keine Insulinresistenz besteht, muss für 1 BE durchschnittlich etwa 1 IE (internationale Einheit) Insulin gespritzt werden. Dieses Verhältnis kann sich jedoch im Tagesverlauf ändern!
▶ **Blutzuckerkorrektur:** Liegt die Glukosekonzentration außerhalb des Zielbereichs,

kann nach den Mahlzeiten nachkorrigiert werden. Sofern keine Insulinresistenz besteht, senkt 1 IE Insulin den Blutzucker um durchschnittlich 30–40 mg/dl, während 1 BE zu einem Anstieg von 30–40 mg/dl führt (± 40, 40er-Regel). Diese Werte sind jedoch individuell stark unterschiedlich und schwanken abhängig von Größe, Gewicht und Insulinresistenz zwischen 20 und 60 mg/dl pro IE Insulin bzw. BE. Jeder Diabetiker sollte seinen Korrekturfaktor kennen, um adäquat reagieren zu können.

▶ **Zielbereiche:** präprandial bzw. nüchtern ca. 100 mg/dl (80–110 mg/dl); 2 h postprandial < 140 mg/dl; vor dem Schlafengehen: ca. 110–130 mg/dl (in der Schwangerschaft gelten strengere Zielwerte). Bei Verdacht oder bekannter Neigung zu nächtlichen Hypoglykämien sollten auch Blutzuckerbestimmungen z. B. zwischen 2–4 Uhr morgens durchgeführt werden.

▶ Bei **Normalinsulin** sollte ein Spritz-Ess-Abstand von etwa 15–30 min eingehalten werden. Die Glukosekonzentration kann neben der Insulinmenge zusätzlich durch Variation des Spritz-Ess-Abstandes beeinflusst werden. Besteht vor der Mahlzeit ein höherer Blutzucker, so sollte der Spritz-Ess-Abstand verlängert werden, ist der Blutzucker vor der Mahlzeit zu niedrig, sollte er verkürzt werden. Bei kurz wirksamen Insulinanaloga kann es dann auch notwendig sein, erst während oder nach dem Essen zu spritzen, um eine Hypoglykämie zu vermeiden.

> 40er-Regel: 1 BE → +40 mg/dl;
> 1 IE Insulin → –40 mg/dl

▶ **Körperliche Aktivität:** senkt den Insulinbedarf! Dieser Effekt kann z. B. nach einem Wochenende mit sportlicher Betätigung auch noch 1–2 Tage anhalten. Die Insulinmenge ist dementsprechend zu senken!

▶ Als weitere **Nebenwirkung** kommt es häufig zu einer Gewichtszunahme, die die Insulinresistenz verstärkt. Der Insulinbedarf erhöht sich dann.

ZUSAMMENFASSUNG

▶ Die Therapie des Typ-2-Diabetes erfolgt nach einem Stufenschema. Bewegung und richtige Ernährung sind in jeder Phase der Erkrankung von Bedeutung.
▶ Nach Ausschluss von Kontraindikationen ist Metformin das Mittel der 1. Wahl.
▶ Weitere Substanzen bzw. Substanzgruppen sind Acarbose, Pioglitazon, DPP-4-Hemmer, GLP-1-Analoga oder Sulfonylharnstoffe.
▶ Beim Gesunden besteht eine kontinuierliche basale Insulinsekretion mit einem Anstieg in den frühen Morgenstunden.
▶ Kurz wirksame Insulinanaloga haben einen raschen Wirkeintritt und eine kurze Wirkdauer im Vergleich zu Normalinsulin.
▶ Lang wirksame Insulinanaloge haben einen verzögerten Wirkeintritt ohne deutliches Wirkmaximum.
▶ Die intensivierte konventionelle Insulintherapie (ICT) entspricht weitgehend der physiologischen Insulinsekretion. Die Patienten sind nicht an fixe Mahlzeiten gebunden.
▶ Durch körperliche Aktivität wird die Insulinresistenz gesenkt.

13 FETTSTOFFWECHSEL

Cholesterin ist ein wichtiges Strukturelement der Zellmembranen und stellt die Ausgangssubstanz für die Synthese von Steroidhormonen und Gallensäuren dar. Triglyzeride (TG) sind v. a. Energieträger. Cholesterin und TG werden zum einen über die Nahrung aufgenommen, zum anderen können sie auch selbst synthetisiert werden.

Transport

Um die Lösungsfähigkeit der Lipide im Blut zu erhöhen, werden sie in Form von Lipoproteinen transportiert (▶ Tab. 13.1 und ▶ Abb. 13.1). Diese bestehen aus Lipiden und Apolipoproteinen. Apolipoproteine dienen nicht nur als Strukturelemente, sondern haben auch Einfluss auf die Regulation von Enzymen und vermitteln die Rezeptorinteraktion.

Biosynthese

Exogener Weg: Nach der Aufnahme von TG und Cholesterin im Darm werden diese vorwiegend in **Chylomikronen** eingebaut und gelangen über die Lymphe, unter Umgehung der Leber, in das venöse Blut. Am Endothel der Kapillaren von Fettgewebe, Herz und Skelettmuskel wird die Lipoproteinlipase (LPL) exprimiert. Diese spaltet von den Triglyzeriden freie Fettsäuren ab, die in die Zellen aufgenommen werden. Die verbleibenden Chylomikronen-Remnants werden dann von der Leber aufgenommen.

Endogener Weg: Der endogene Stoffwechselweg beinhaltet die hepatische Sekretion von **VLDL** (Very-low-Density-Lipoproteine), deren Umwandlung zu IDL (Intermediate-Density-Lipoproteine) und weiter zu **LDL** (Low-Density-Lipoproteine). VLDL enthalten einen großen Anteil an TG, die ebenfalls durch die LPL in den Kapillaren hydrolysiert werden. 40–60 % der VLDL und IDL werden über den LDL-Rezeptor wieder in die Leber aufgenommen. Der Rest wird durch die hepatische Lipase zu LDL umgeformt, das vorwiegend Cholesterin enthält. Das LDL-Cholesterin stellt ca. 70 % des Gesamtplasmacholesterins dar. Der Großteil davon gelangt ebenfalls über rezeptorvermittelte Endozytose wieder in die Leberzellen. Der Rest wird von peripheren Zellen aufgenommen.

Cholesterinrücktransport: Aus der Leber und dem Darm stammen **HDL** (High-Density-Lipoproteine). Sie können direkt überschüssiges Cholesterin von peripheren Zellen aufnehmen und verestern. Durch das Cholesterinester-Transferprotein (CETP) können die Cholesterinester auf VLDL übertragen werden, oder sie werden direkt durch HDL an die Leber abgegeben. Durch den Abtransport von Cholesterin aus peripheren Zellen können HDL das Arterioskleroserisiko senken (antiatherogene Wirkung).

Die Ausscheidung von Cholesterin erfolgt fast ausschließlich über die Galle, entweder unverändert oder in Form von Gallensäuren.

Fettstoffwechselstörungen

Die Feststellung von Fettstoffwechselstörungen ist von großer klinischer Bedeutung, da eine Erhöhung des Plasmacholesterins mit einem erhöhten Arterioskleroserisiko einhergeht. Es besteht eine enge Korrelation des Cholesterinspiegels mit der KHK. So steigt ab einer Gesamtcholesterinkonzentration > 200 mg/dl das Risiko eines Myokardinfarkts linear an. Bei einer massiven Hypertriglyzeridämie besteht die Gefahr einer akuten Pankreatitis.

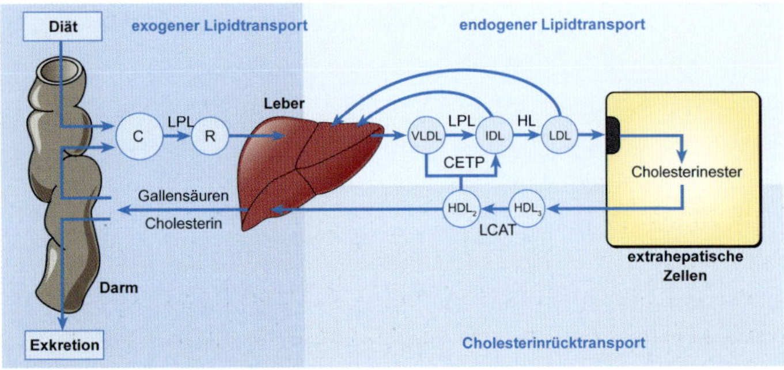

Klassifikation

Bei den primären Hyperlipoproteinämien kann man unterscheiden:

Primäre LDL-Hypercholesterinämie: Die mit Abstand häufigste familiäre Form ist die **polygene Hypercholesterinämie,** bei der neben teilweise unbekannten genetischen Störungen auch Ernährungsgewohnheiten, Medikamente und der Lebensstil Einfluss auf die Manifestation haben. Seltener sind **monogene Hypercholesterinämien,** bei denen z. B. Defekte des LDL-Rezeptors (familiäre Hypercholesterinämie), der Apolipoproteine oder Mutationen der metabolisierenden Enzyme zu vererbbaren Fettstoffwechselstörungen mit unterschiedlicher Ausprägung führen können. Dadurch kann es mitunter bereits in jungen Jahren zum Auftreten von Arteriosklerose oder Xanthomen (Lipidablagerungen in der Haut, s. u.) kommen.

Primäre Hypertriglyzeridämien: familiäre Hypertriglyzeridämie und Chylomikronämie-Syndrom.

Kombinierte Hyperlipidämien: z. B. familiäre kombinierte Hyperlipidämie.

Zahlreiche andere Erkrankungen oder Umweltfaktoren können zu **sekundären Hyperlipoproteinämien** führen (▶ Tab. 13.2). Zur Diagnose einer primären Störung müssen diese Ursachen ausgeschlossen werden.

Die Klassifikation nach Fredrickson (Hyperlipoproteinämie Typ I – V) wurde ursprüng-

Tab. 13.1: Lipoproteine und deren Zusammensetzung in Prozent.

	Chylomikronen	VLDL	LDL	HDL
Protein	1–2	10	25	50
Cholesterin	3–4	15	50	20
Triglyzeride	90	57	5	5
Phospholipide	5	18	20	25

Abb. 13.1: Schematische Darstellung des Lipidstoffwechsels. Details siehe Text (C = Chylomikronen, R = Chylomikronen-Remnants, VLDL = Very-low-Density-Lipoproteine, IDL = Intermediate-Density-Lipoproteine, LDL = Low-Density-Lipoproteine, HDL = High-Density-Lipoproteine, LPL = Lipoproteinlipase, HL = hepatische Lipase, LCAT = Lezithin-Cholesterin-Acyltransferase, CETP = Cholesterinester-Transferprotein). [L106]

Tab. 13.2: Häufige Ursachen sekundärer Dyslipoproteinämien.

Adipositas	TG ↑, HDL ↓
Diabetes mellitus	TG ↑, (LDL ↑, HDL ↓)
Alkoholismus	TG ↑ (mäßiger Alkoholgenuss kann HDL erhöhen)
Niereninsuffizienz bei Hämodialyse	TG ↑
Nephrotisches Syndrom	Cholesterin ↑ und TG ↑
Hypothyreose	LDL ↑
Cholestase	Cholesterin ↑, Lipoprotein X nachweisbar
Schwangerschaft	Cholesterin und TG ↑
Medikamente (z. B. Betablocker, Östrogene, Glukokortikoide, Thiazide)	Cholesterin und TG ↑

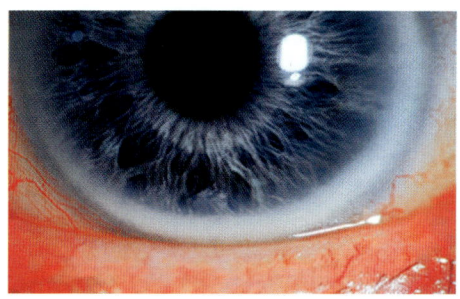

Abb. 13.2: Arcus lipoides corneae. [E426]

lich zur Beschreibung des Lipoproteinverteilungsmusters von primären Fettstoffwechselstörungen verwendet. Allerdings gibt sie keine Auskunft über die HDL oder die Lipoprotein(a)-Konzentrationen. Auch gibt es bei vielen Dyslipidämien keine eindeutige oder konstante Zuordnung zu einem Typus.

Klinik
Eine Hypercholesterinämie kann sich klinisch durch Arteriosklerose und deren Komplikationen manifestieren. Relativ unspezifische Symptome sind Xanthome (Lipideinlagerungen an Sehnen, Ellbogen, Knie, Gesäß oder Zwischenfingerfalten), Xanthelasmen (Cholesterinablagerung im Bereich der Augenlider) oder ein Arcus lipoides corneae (▶ Abb. 13.2). Eine Triglyzeriderhöhung kann hingegen zu einer Fettleber oder einer Pankreatitis führen. Aber auch eine Hypertriglyzeridämie kann, insbesondere bei erniedrigtem HDL, das kardiovaskuläre Risiko erhöhen.

Diagnostik
Zu Beginn ist besondere Beachtung der Familienanamnese, weiteren Arterioskleroserisikofaktoren sowie dem BMI und der Körperfettverteilung zu schenken. Als Screening wird eine Bestimmung des Gesamtcholesterins, des HDL und der TG empfohlen. Für die Triglyzeridbestimmung sollte vor der Blutabnahme eine Nahrungskarenz von 12–16 h eingehalten werden, damit in der Blutprobe keine Chylomikronen mehr vorhanden sind. Die Bestimmung des Gesamtcholesterins kann hingegen auch im nicht nüchternen Zustand durchgeführt werden. Das aufwendig zu bestimmende LDL-Cholesterin wird häufig nach der Friedewald-Formel berechnet (nur aussagekräftig bei Nüchternserum und TG < 350 mg/dl):

> Friedewald-Formel: LDL = Gesamtcholesterin − HDL − TG/5

Bei positiver Familienanamnese wird auch eine einmalige Bestimmung von Lipoprotein(a) empfohlen, das lebenslang meist nur geringe Schwankungen zeigt. Eine Erhöhung von Lipoprotein(a) gilt als unabhängiger Risikofaktor für Arteriosklerose und ist durch die molekulare Homologie zu Plasminogen mit einem erhöhten Thromboembolierisiko assoziiert.

Therapie
Ziel ist eine Verminderung von Komplikationen. Die Behandlung richtet sich nach der erhöhten Lipoproteinfraktion. Das Therapieziel ist abhängig von den weiteren individuellen Arterioskleroserisikofaktoren. Als primärer Zielwert für die Hypercholesterinämie gilt das LDL-Cholesterin.

Tab. 13.3: Lipidsenkende Medikamente.

Gruppe	Substanzen	Wirkung	NW
Statine (HMG-CoA-Reduktase-Hemmer)	Simvastatin, Atorvastatin, Fluvastatin, Rosuvastatin	v. a. LDL ↓	Hautexanthem, Myopathie (CK ↑), sehr selten Rhabdomyolyse, Kopfschmerz, Transaminasenanstieg
Fibrate (PPAR-α-Antagonisten)	Bezafibrat, Fenofibrat, Gemfibrozil	v. a. TG ↓, HDL ↑	Gallensteine, Myopathie (CK ↑), sehr selten Rhabdomyolyse, Transaminasenanstieg
Anionenaustauscherharze (Gallensäurebinder)	Colestyramin, Colesevelam	LDL ↓ (können TG ↑)	Meteorismus, Obstipation
Cholesterinabsorptionshemmer	Ezetimib	LDL ↓	Gastrointestinale Beschwerden, Myopathie, Transaminasenanstieg
Nikotinsäurederivate	Niacin (Nikotinsäure)	LDL und TG ↓, HDL ↑	Flush, Verschlechterung der Glukosetoleranz, gastrointestinale Beschwerden

Zu Beginn steht eine Umstellung der Ernährung und des Lebensstils. Bei sekundären Formen sollte eine Beseitigung auslösender Faktoren angestrebt werden. Bei allen Fettstoffwechselstörungen wird auch regelmäßige körperliche Aktivität empfohlen, die allerdings bei Hypercholesterinämien nur geringe Wirkung zeigt. Bei unzureichender Senkung kommen zusätzlich medikamentöse Therapien zur Anwendung, wobei meist eine Dauerbehandlung angezeigt ist (▶ Tab. 13.3). Statine sind die wirksamsten LDL-senkenden Medikamente. Für den therapeutischen Nutzen sind jedoch weitere arterioskleroseprotektive Wirkungen von Bedeutung, die als pleiotrope Effekte zusammengefasst werden (verbesserte Endothelfunktion, Entzündungshemmung, Plaquestabilisierung u. a.). Eine größere Wirkung kann bei abendlicher Einnahme erreicht werden (außer bei Atorvastatin aufgrund längerer Halbwertzeit). Zu beachten sind Kontraindikationen und Wechselwirkungen. Bei bestimmten Indikationen kann auch eine LDL-Apherese angewendet werden.

> ► Cholesterin und Triglyzeride werden zur besseren Löslichkeit im Blut in Form von Lipoproteinen transportiert.
> ► Fettstoffwechselstörungen sind häufig und erhöhen das Arteriosklerose- und insbesondere das Herzinfarktrisiko. Man unterscheidet primäre (hereditäre) von sekundären Formen.
> ► Therapie: Ernährungsumstellung, Bewegung und evtl. Lipidsenker (z. B. Statine, Fibrate)

ZUSAMMENFASSUNG

14 PHYSIOLOGIE UND DIAGNOSTIK

Hypothalamus

Der Hypothalamus ist ein wichtiges zentrales Integrationszentrum endokriner, vegetativer und somatischer Funktionen. **Afferenzen** kommen aus dem Hirnstamm, dem limbischen System und über den Thalamus von der Körperoberfläche und den inneren Organen. Man findet spezielle Neurone im Hypothalamus, die z. B. Osmorezeptoren, Rezeptoren für die Temperatur des Blutes oder für die Messung von Hormonkonzentrationen besitzen. Peptidhormone können dabei über die zirkumventrikulären Organe die Blut-Hirn-Schranke umgehen und zum Hypothalamus gelangen. Verschiedene humorale und neuronale Informationen werden dann integriert und im hypothalamisch-hypophysären Regelkreis weitergegeben. Die negative Rückkopplung dieses Regelkreises funktioniert auch ohne das ZNS. Das ZNS führt jedoch zu einer Anpassung an endogene und exogene Einflüsse. Daneben besitzt der Hypothalamus auch **efferente Fasern** für die übergeordnete Regulation z. B. des kardiovaskulären Systems. Neurosekretorische Nervenzellen des Ncl. supraopticus und Ncl. paraventricularis bilden mit ihren Axonendigungen den **Hypophysenhinterlappen**. Sie produzieren die Prohormone von ADH und Oxytocin, die durch axonalen Transport in die Neurohypophyse gelangen, wo das aktive Hormon entsteht. Aus anderen Hypothalamuskernen werden Releasing-Hormone in ein spezialisiertes kapilläres Portalsystem sezerniert, gelangen dann auf einem kurzen Blutweg zum **Hypophysenvorderlappen** und stimulieren dort die Hormonsekretion. Negative Rückkopplungsmechanismen steuern die Regulation bei der Hormonausschüttung (▶ Kap. 1).

Hypophyse

Die Hypophyse liegt in der Sella turcica und besteht aus einem Hinterlappen mit neuronalem Ursprung (**Neurohypophyse**) und einem Vorderlappen, der sich als Ausstülpung der ektodermalen Rathke-Tasche vom Oropharynx abschnürt (**Adenohypophyse**). Dazwischen liegt der Zwischenlappen, bestehend aus einer dünnen Zellschicht, der bei Säugetieren allerdings kaum Bedeutung hat. Die Hypophyse wird seitlich durch den Sinus cavernosus begrenzt, in dem sich auch die A. carotis interna, der N. oculomotorius, der N. trochlearis und der N. abducens sowie 1. und 2. Ast des N. trigeminus befinden. Nach rostral wird die Hypophyse zur Cisterna suprasellaris und dem Chiasma opticum durch das Diaphragma sellae begrenzt. Raumfordernde Prozesse können so z. B. zu einer Beeinträchtigung des Visus führen.

Neurohypophyse

Die Hormone der Neurohypophyse sind ADH (antidiuretisches Hormon oder Vasopressin) und Oxytocin, die eine sehr ähnliche chemische Struktur besitzen:

ADH: Die Sekretion von ADH wird durch Hyperosmolarität (über hypothalamische Osmorezeptoren) und verminderte Vorhoffüllung (bei vermindertem Blutvolumen) stimuliert, darüber hinaus auch durch Angst, Stress, Angiotensin II und Dopamin. Eine verstärkte Vorhofdehnung, Alkohol oder Kälte wirken hingegen hemmend. ADH bewirkt über Stimulation von V_2-Rezeptoren den Einbau von Wasserkanälen (Aquaporine) in die luminale Membran von Zellen im distalen Tubulus und im Sammelrohr der Niere und erhöht so die Wasserrückresorption. In höheren Konzentrationen kommt es über V_1-Rezeptoren auch zu einer vasokonstriktiven Wirkung auf die arteriellen Widerstandsgefäße sowie die kleinen Gefäße des Niederdrucksystems (▶ Kap. 18).

Oxytocin: Es wird durch mechanische Reizung der Vagina und der Cervix uteri bzw. der Mamillen ausgeschüttet und bewirkt dann eine verstärkte Kontraktion der Uterusmuskulatur, die am Ende der Schwangerschaft durch die Östrogenwirkung für Oxytocin sensibilisiert ist. Durch Oxytocin kommt es ebenso zu einer Kontraktion des Myoepithels der Brustdrüse und damit zum Milchejektionsreflex. Außerdem verstärkt Oxytocin auch die soziale Bindung beim Menschen.

Adenohypophyse

Der Hypophysenvorderlappen wird nicht zentralnervös innerviert, sondern ausschließlich über hypothalamische Neurohormone reguliert, die pulsatil und mit einem zirkadianen Rhythmus ausgeschüttet werden. Die Adenohypophyse produziert vier glandotrope Hormone (ACTH, TSH, FSH und LH) und zwei nichtglandotrope Hormone (GH und Prolaktin). Aus ACTH entsteht außerdem auch das α-MSH (melanozytenstimulierendes Hormon).

Glandotrope Hormone

Releasing-Faktoren führen zur Ausschüttung der glandotropen Hormone, die dann ihr peripheres Zielorgan stimulieren. ACTH wird v. a. durch CRH (Corticotropin-releasing-Hormon) freigesetzt, TRH fördert nicht nur die TSH-, sondern auch die Prolaktinfreisetzung (▶ Abb. 14.1). Die Ausschüttung der Gonadotropine FSH und LH wird durch GnRH (Gonadotropin-releasing-Hormon) stimuliert, das pulsatil freigesetzt wird. Bei einer gestörten pulsatilen Ausschüttung oder einer Rezeptor-Down-Regulierung durch die längere Einnahme von lang wirksamen GnRH-Agonisten kommt es zu einer Abnahme der Gonadotropinsekretion mit anschließendem Abfall der Sexualhormonkonzentration.

ACTH (adrenokortikotropes Hormon) Dieses Peptidhormon entsteht durch Proteolyse aus POMC (Proopiomelanocortin). Es stimuliert in weiterer Folge die Synthese der NNR-Hormone, v. a. der Glukokortikoide, aber auch die der Androgene sowie der Mineralokortikoide. Ein anhaltender ACTH-Stimulus bewirkt eine Hyperplasie und Hypertrophie der inneren NNR-Zonen. POMC enthält neben der Peptidsequenz für ACTH gleichzeitig auch die für β-MSH, γ-MSH, β-Lipotrophin, β-Endorphin und Metenkephalin. Aus

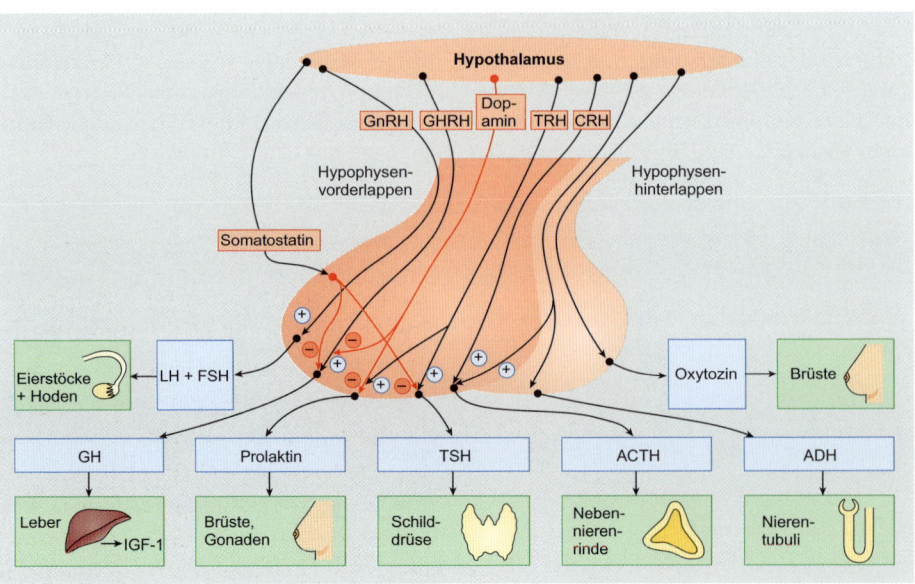

Abb. 14.1: Hypothalamische Hormone steuern Synthese und Sekretion der Hypophysenhormone. [L157]

ACTH entsteht durch proteolytische Spaltung das α-**MSH,** welches peripher stimulierend auf Melanozyten wirkt und im Hypothalamus die Nahrungsaufnahme hemmt und den Sympathikotonus sowie den Energieverbrauch steigert.

Daneben werden auch die Glykoproteine TSH, FSH und LH im Vorderlappen gebildet. Diese Hormone bestehen aus einer identischen α-Untereinheit und unterscheiden sich durch die β-Untereinheit, durch die die hormonspezifischen Wirkungen vermittelt werden.

TSH: Die Freisetzung von TSH (thyreoideastimulierendes Hormon) erfolgt ebenfalls pulsatil und in einem zirkadianen Rhythmus mit einem Maximum um Mitternacht. Diese Schwankungen sind jedoch zu gering, um diagnostisch bedeutsam zu sein. Für die Diagnostik von Schilddrüsenfunktionsstörungen ist TSH einer der bedeutsamsten Parameter. Die Wirkungen auf die Schilddrüse sind in ▶ Kapitel 19 beschrieben.

FSH und LH: Die Wirkung von FSH (follikelstimulierendes Hormon) und LH (luteinisierendes Hormon) ist v. a. auf die Gonaden gerichtet. Bei der Frau kommt es durch FSH zur Follikelreifung, während LH neben dem Einfluss auf die Follikelreifung auch die Ovulation auslöst und für die Entstehung des Corpus luteum verantwortlich ist. Beim Mann steuern FSH die Spermatogenese und LH die Androgensynthese in den Leydig-Zwischenzellen (▶ Tab. 14.1).

Tab. 14.1: Wirkungen der Gonadotropine (FSH und LH) bei Frauen und Männern.

	FSH	LH
Frau	Follikelreifung	Ovulation, Gelbkörperbildung
Mann	Spermatogenese	Androgensynthese in den Leydig-Zellen

Nichtglandotrope Hormone

Die nichtglandotropen Hormone werden durch Releasing- und Inhibiting-Faktoren reguliert:

Wachstumshormon (GH): Dieses übt Einfluss auf die Aktivität und den Stoffwechsel fast aller Zellen aus und ist essenziell für die körperliche Entwicklung, hat aber auch beim Erwachsenen wichtige Funktionen. Die Ausschüttung wird durch mehrere Faktoren reguliert: GHRH (Growth-Hormon-releasing-Hormon), das Hormon Ghrelin (**G**rowth **H**ormone **Re**lease **In**ducing), Schlaf, körperliche Anstrengung, Stress und Hypoglykämie steigern die GH-Sekretion, die typischerweise pulsatil erfolgt (▶ Abb. 16.3). Somatostatin, Hyperglykämie und GH (negatives Feedback) wirken hingegen hemmend. GH stimuliert auf direktem Weg die Lipolyse und Glykogenolyse. Die wachstumsfördernden Wirkungen werden vorwiegend auf indirektem Weg über eine Freisetzung von IGF-1 (Insulin-Like-Growth-Faktor) aus der Leber vermittelt. Durch IGF-1 kommt es zu einer Stimulation des Knorpel- und Knochenaufbaus sowie zu einer gesteigerten Proteinsynthese, die auch die Zellteilung stimuliert.

Prolaktin (PRL): Die Freisetzung von Prolaktin (PRL) wird vorwiegend durch hemmenden hypothalamischen Einfluss gesteuert. Die größte Bedeutung hat dabei Dopamin, das am D_2-Rezeptor ansetzt und so die Prolaktinausschüttung hemmt. Andererseits kommt es durch Dopaminantagonisten (z. B. Neuroleptika) zu einer gesteigerten Prolaktinsekretion, ebenso durch TRH, Östrogene, Hypoglykämie, Stress oder den Saugreiz (▶ Kap. 15). Prolaktin stimuliert Wachstum und Differenzierung der Brustdrüse und auch die Milchproduktion. Die physiologische Funktion beim Mann ist unklar. In hoher Konzentration hemmt es die pulsatile GnRH-Ausschüttung und führt in der Folge bei der Frau zu Amenorrhö (physiologische Laktationsamenorrhö während des Stillens), beim Mann zu Libidoverlust und Infertilität. Daneben hat Prolaktin wahrscheinlich eine stimulierende Wirkung auf das Immunsystem.

Diagnostik bei hypothalamisch-hypophysären Erkrankungen

Sowohl hypothalamische als auch hypophysäre Hormone werden vorwiegend pulsatil ausgeschüttet. **Dynamische Funktionstests** sind somit für die Diagnostik meist besser geeignet als die Bestimmung der basalen Hormonkonzentrationen. Vor allem die Messung der hypothalamischen Hormone bereitet Probleme, da diese nach Passage des hypophysären Portalsystems im peripheren Kreislauf in etwa zehnfach verdünnter Konzentration erscheinen. Für die Differenzierung zwischen hypothalamischen oder hypophysären Störungen eignet sich daher besser die periphere Messung der hypophysären Hormone (z. B. ACTH, TSH) nach Stimulation durch die hypothalamischen Releasing-Hormone (z. B. CRH, TRH). Bei den **bildgebenden Verfahren** der Hypophyse ist der Goldstandard die MRT, Verkalkungen sind jedoch besser mittels CT darstellbar.

Eine Gesichtsfeldeinschränkung in der **Perimetrie** kann auf Hypophysentumoren hinweisen. Abhängig von der Lokalisation der Sehbahnstörung ergeben sich unterschiedliche Ausfälle. Sie entwickeln sich sehr langsam und bleiben daher lange unbemerkt. Bei Adenomen wird am häufigsten ein beginnender Ausfall des oberen temporalen Gesichtsfelds beobachtet, der zu einer symmetrischen bilateralen Hemianopsie („Scheuklappensehen") fortschreiten kann.

ZUSAMMENFASSUNG

▶ Der Hypothalamus ist ein Integrationszentrum lebenswichtiger Funktionen.

▶ Über das Portalsystem gelangen stimulierende und hemmende Hormone vom Hypothalamus zum Hypophysenvorderlappen und steuern dort die Hormonfreisetzung. Daneben bewirken auch andere Hormone und Einflüsse eine Regulation der hypophysären Hormone.

▶ Die Hormone des Hypophysenvorderlappens sind ACTH, TSH, FSH, LH, GH, Prolaktin und MSH, Hormone des Hypophysenhinterlappens sind ADH und Oxytocin. Letztere werden in Neuronen des Hypothalamus synthetisiert.

15 HYPOPHYSENTUMOREN

Raumforderungen im Bereich der Hypophyse sind sehr häufig und kommen in etwa 10–20 % bei Autopsien vor. Allerdings haben diese nur in wenigen Fällen auch einen Krankheitswert. Man spricht daher auch von **Inzidentalomen**, also zufällig entdeckten Raumforderungen. Bei den Hypophysentumoren handelt es sich fast ausschließlich um Adenome. Diese können entweder **endokrin inaktiv** (40 %) oder **hormonaktiv** (60 %) sein (▶ Tab. 15.1). Nach der Größe unterscheidet man **Mikroadenome** mit einem Durchmesser kleiner 10 mm von größeren **Makroadenomen.** Karzinome sind eine Seltenheit. Jedoch können auch Adenome durch Hormonproduktion oder durch ihr verdrängendes Wachstum symptomatisch werden. Wachsen sie nach oben, kann es zu einer Kompression des Chiasma opticum mit Gesichtsfeldeinschränkungen kommen; eine seitliche Ausdehnung in den Sinus cavernosus kann zu Ausfällen der Augenmuskelnerven und Anisokorie führen und eine komplette Resektion erschweren.

Tab. 15.1: Häufigkeitsverteilung von Hypophysenadenomen.

Adenom	Häufigkeit
Endokrin inaktive Adenome	40 %
Prolaktinome	40 %
GH-produzierende Adenome (von diesen zusätzlich Prolaktin)	15 % (20 %)
ACTH-produzierende Adenome (Morbus Cushing)	5 %
Sonstige (LH, FSH, TSH, plurihormonal)	Selten

Tab. 15.2: Ursachen der Hyperprolaktinämie.

Ursachen	Differenzialdiagnosen	Ausschluss durch
Physiologisch	Schwangerschaft, Stillzeit	Anamnese
	Stress und körperliche Belastung	
Hypophyse	Prolaktinom	Wiederholte Prolaktinmessungen, MRT
	Hypophysenstiel-Phänomen: verminderter Transport von Dopamin zum HVL durch RF, Trauma, Bestrahlung u. a.	Anamnese (Trauma), MRT
Pharmakologisch	Neuroleptika (D_2-Antagonisten)	Medikamentenanamnese
	Östrogene	
	Antidepressiva (TCA, MAO-Hemmer, seltener SSRI)	
	Metoclopramid	
	Reserpin, α-Methyldopa (Antihypertensiva)	
	Verapamil (Kalziumantagonist)	
	Opioide u. v. a.	
Weitere	Idiopathisch	Ausschlussdiagnose
	Hypothyreose (TRH ↑)	TSH
	Chronische Niereninsuffizienz	Anamnese und Serum-Kreatinin
	Leberinsuffizienz	Anamnese, Syntheseparameter
	Akromegalie	IGF-1, oGTT (GH)

Hyperprolaktinämie

Eine Hyperprolaktinämie ist eine allgemeine Erhöhung des Prolaktinwertes über 25 ng/ml bei Frauen und 20 ng/ml bei Männern. Prolaktinerhöhungen können auch durch verschiedene andere Ursachen bedingt sein (▶ Tab. 15.2). Ein Wert > 200 ng/ml ist fast beweisend für ein Prolaktinom. Dieses ist der häufigste endokrin aktive Tumor der Hypophyse und kommt bei Frauen etwa fünfmal häufiger vor als bei Männern.

Klinik
Die Diagnose wird häufig als Zufallsbefund oder bei einem unerfüllten Kinderwunsch gestellt. Durch Prolaktin wird die hypothalamische GnRH-Sekretion gehemmt, mit der Folge eines hypogonadotropen Hypogonadismus. Die basalen FSH- und LH-Konzentrationen sind dabei häufig normal, während die pulsatile Sekretion und der mittzyklische LH-Anstieg unterdrückt werden.

Bei der Frau: Durch Störung der Hypophysen-Gonaden-Achse kommt es zum Leitsymptom der sekundären Amenorrhö. Daneben kann es zu verminderter Libido, Osteopenie/Osteoporose (Östrogenmangel!) und Kopfschmerzen kommen. Eine Galaktorrhö wird bei weniger als der Hälfte beobachtet. Es muss dann ein Mammakarzinom ausgeschlossen werden.

> Bei einer regelmäßigen Menstruation kann eine Störung der Hypophysen-Gonaden-Achse ausgeschlossen werden.

Beim Mann: Die Leitsymptome verminderte Libido und Impotenz werden oft längere Zeit toleriert. Daher wird die Diagnose manchmal erst viel später beim Auftreten von Gesichtsfeldeinschränkungen, Kopfschmerzen oder einer Hypophysenvorderlappeninsuffizienz gestellt. Außerdem kann es zu verminderter Bart- und Sexualbehaarung und Gynäkomastie kommen.

Diagnostik
Trotz der unregelmäßigen Prolaktinfreisetzung ist die wiederholte Bestimmung des **basalen Prolaktins** die Methode der Wahl. Stimulationstests mit TRH werden heute hingegen kaum noch durchgeführt. Werte über 200 ng/ml weisen auf ein Prolaktinom hin, während Werte zwischen 25 und 80 ng/ml häufiger durch Medikamente oder andere Erkrankungen bedingt sind. Andererseits sind Raumforderungen der Hypophyse keine Seltenheit und nicht immer Ursache einer Prolaktinerhöhung. Daher muss vor der MRT-Untersuchung (▶ Abb. 15.1) der **Ausschluss anderer funktioneller Ursachen** erfolgen (▶ Tab. 15.2).

Die Diagnose eines Prolaktinoms wird schließlich durch den Ausschluss anderer Ursachen und den Nachweis einer Raumforderung gestellt. Danach sind zur Bestimmung einer Hypophyseninsuffizienz die Diagnostik der Partialfunktionen und eine Perimetrie (Bestimmung des Gesichtsfelds) durchzuführen. Manche Personen synthetisieren eine höhermolekulare Form des Hormons (Makroprolaktin) mit geringerer Bioaktivität, die in Assays eine Hyperprolaktinämie vortäuschen kann.

Therapie
Im Gegensatz zu den anderen endokrin aktiven Hypophysenadenomen, die primär operativ therapiert werden, ist beim Prolaktinom die pharmakologische Behandlung die erste Wahl (▶ Abb. 15.2). Dopaminagonisten können nicht nur eine Normalisierung der Prolaktinkonzentration bewirken, sondern auch in über 80 % zu einer Verkleinerung des Tumors führen. Zur Verfügung stehen Ergotalkaloide wie Cabergolin (Dostinex®), das nur 1- bis 2-mal pro Woche verabreicht wird und eine höhere Effektivität und Verträglichkeit besitzt als der erste verfügbare Wirkstoff Bromocriptin (Pravidel®). Bei Langzeitgabe von Cabergolin können jedoch Herzklappenfibrosen auftreten. Andere häufige Nebenwirkungen sind Orthostasestörungen, Übelkeit, Erbrechen und Kopfschmerzen. Weitere Substanzen sind Lisurid und Quinagolid. Bei Absetzen der Medikamente (nach 2–3 Jahren Auslassversuch bzw. Dosisreduktion) kommt es jedoch häufig zu einem Wiederanstieg des Prolaktins.

Hypothalamus – Hypophyse

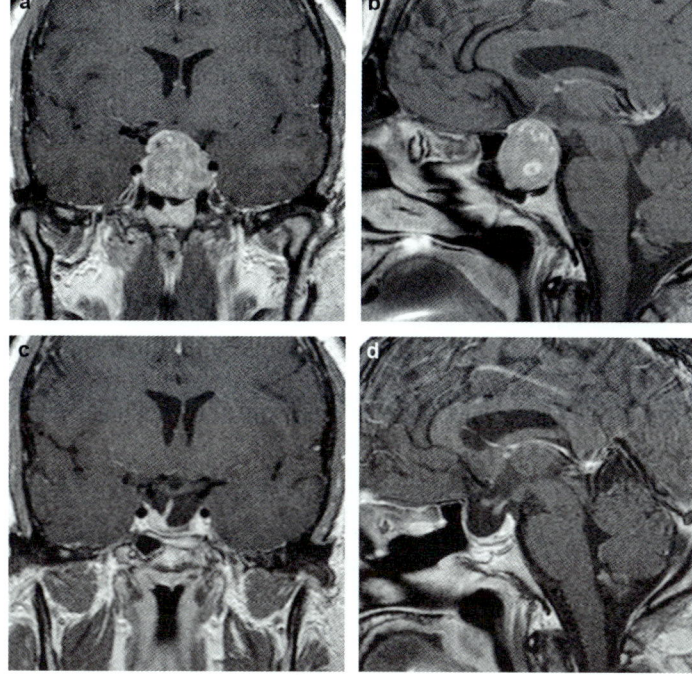

Abb. 15.1: Darstellung eines Makroprolaktinoms in der MRT. Vor (a, b) und nach transsphenoidaler Resektion (c, d) bei Versagen einer medikamentösen Therapie. [F497]

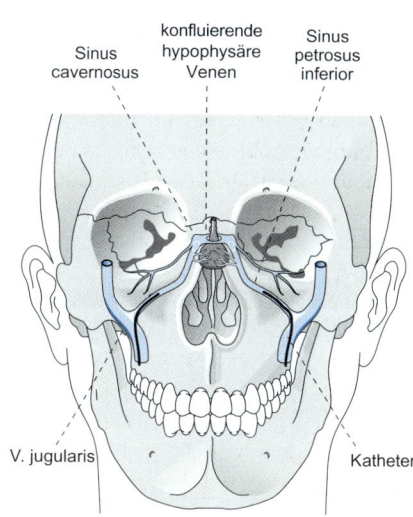

Abb. 15.3: Sinus-petrosus-Katheter: Unter Röntgenkontrolle wird der Katheter bis nahe an die Hypophyse geschoben. Anschließend wird die ACTH-Konzentration vor und nach CRH-Stimulation bestimmt. Eine Seitenabweichung bzw. ein Gradient zwischen zentraler und peripherer Konzentration spricht für einen Morbus Cushing. [L106]

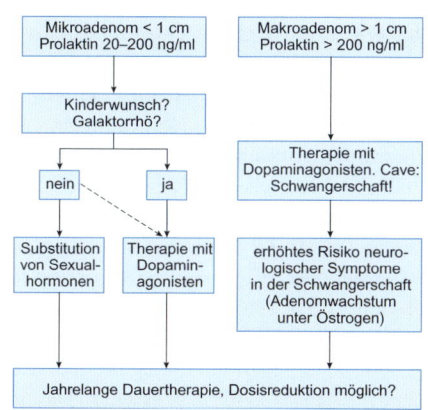

Abb. 15.2: Medikamentöse Therapie beim Prolaktinom. [L231]

Bei Eintreten einer Schwangerschaft und einem Mikroprolaktinom sind Dopaminagonisten in der Regel abzusetzen. Für den weiteren Verlauf sind engmaschige interdisziplinäre Kontrollen notwendig, da es während der Schwangerschaft zu einem östradiolinduzierten raschen Adenomwachstum kommen kann. Bei vorbestehendem Makroprolaktinom besteht aus diesem Grund ein hohes Risiko für das Auftreten von neurologischen Symptomen.

Bei Unverträglichkeit oder Versagen einer medikamentösen Behandlung besteht die Möglichkeit einer operativen Therapie, während eine Strahlentherapie nur in seltenen Fällen indiziert ist.

Zur Behandlung des Hypogonadismus kann bei einem Mikroadenom und Patienten ohne Galaktorrhö und ohne Kinderwunsch auch eine Sexualhormonsubstitution (bei Frauen Kontrazeptiva, bei Männern Testosteron) als Alternative zu Dopaminagonisten erwogen werden.

Morbus Cushing

Mit etwa 70 % ist die häufigste Ursache des endogenen Hyperkortisolismus ein **ACTH-produzierendes Hypophysenadenom** (Morbus Cushing im eigentlichen Sinne). Meist handelt es sich dabei um Mikroadenome. Diese sind radiologisch jedoch nur in ca. 80 % nachweisbar. Es muss daher zuerst biochemisch die Diagnose bestätigt werden, bevor bildgebende Verfahren (MRT) zur Anwendung kommen. Zur Differenzierung zwischen hypophysärer und ektoper Hormonproduktion dienen eine ACTH-Bestimmung in Kombination mit dem CRH-Test und dem hochdosierten Dexamethasonhemmtest. Die Ergebnisse sind jedoch nicht immer eindeutig, sodass in manchen Fällen ein zentrales Cushing-Syndrom erst mit einem Sinus-petrosus-Katheter nachgewiesen werden kann (▶ Abb. 15.3).

Die Klinik, Diagnostik und Therapie des Morbus Cushing sind gemeinsam mit den anderen Formen des Hyperkortisolismus in ▶ Kapitel 31 zu finden.

► Raumforderungen der Hypophyse sind sehr häufig (ca. 10 %)! Diese werden jedoch nur in wenigen Fällen durch Hormonproduktion oder verdrängendes Wachstum symptomatisch.

► Das Prolaktinom ist der häufigste endokrin aktive Hypophysentumor. Auch zahlreiche andere Ursachen können zu einer Erhöhung des Prolaktins führen. Leitsymptome der Hyperprolaktinämie sind sekundäre Amenorrhö bzw. Libido- und Potenzverlust.

► ACTH-produzierende Hypophysenadenome (Morbus Cushing) sind die häufigste Ursache eines endogenen Hyperkortisolismus.

ZUSAMMENFASSUNG

16 AKROMEGALIE

Die **Akromegalie** ist die pathologische Überproduktion von Wachstumshormon beim Erwachsenen. Von einem **Gigantismus** spricht man bei dem selteneren Auftreten vor dem Schluss der Epiphysenfugen mit einem proportionierten Hochwuchs. Die Ursache ist in über 99 % ein GH-produzierendes Hypophysenadenom. Andere Ursachen (ektope GH-Sekretion z. B. durch Lymphome oder hypothalamische bzw. ektope GHRH-Sekretion) sind sehr selten. Die Inzidenz liegt bei 0,3/100.000 pro Jahr. Bei der Diagnose sind die Patienten häufig im 3.–5. Lebensjahrzehnt.

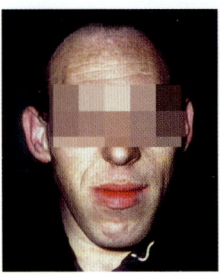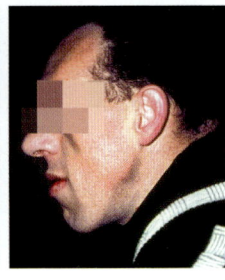

Abb. 16.1: 30-jähriger Patient mit Akromegalie. [T127]

Klinik

Bis zur Diagnosestellung dauert es durchschnittlich 5–10 Jahre, da sich die Veränderungen schleichend entwickeln und vom Patienten selbst kaum wahrgenommen werden (▶ Abb. 16.1 und ▶ Tab. 16.1). Manchmal fällt die Zunahme von Schuh-, Handschuh- oder Hutgröße auf (▶ Abb. 16.2).

Diagnostik

Ein einzelner basaler GH-Wert ist aufgrund der pulsatilen Ausschüttung diagnostisch nicht aussagekräftig (▶ Abb. 16.3). Deshalb kommen folgende Tests zum Einsatz:
▶ **IGF-1:** als Suchtest und zur Beurteilung des Verlaufs
▶ Fehlende GH-Supprimierbarkeit im **oralen Glukosetoleranztest (oGTT):** GH-Bestimmungen vor sowie 60 und 120 min nach Glukosebelastung. Eine Akromegalie kann ausgeschlossen werden, wenn GH < 1 ng/ml.

Eine **MRT** dient zur Lokalisationsdiagnostik und zur Beurteilung der Tumorgröße. Die **Perimetrie** gibt Auskunft über eine Beteiligung der Sehbahn und subklinische Gesichtsfeldeinschränkungen.

Außerdem werden die weiteren hypophysären Partialfunktionen bestimmt, um eine Hypophyseninsuffizienz auszuschließen bzw. um eine kombinierte Prolaktinsekretion nachzuweisen, die in etwa 20 % auftritt. **Differenzialdiagnostisch** müssen ein Akromegaloid (genetische Konstitutionsvariante ohne endokrine Regulationsstörung) und bei Kindern ein konstitutioneller Hochwuchs ausgeschlossen werden. Eine GH-Erhöhung findet man auch bei Angst, körperlicher Belastung, chronischer Niereninsuffizienz, akuten Erkrankungen, Leberzirrhose, Hunger oder Unterernährung. Ebenso sollte an ein Doping mit Wachstumshormon gedacht werden.

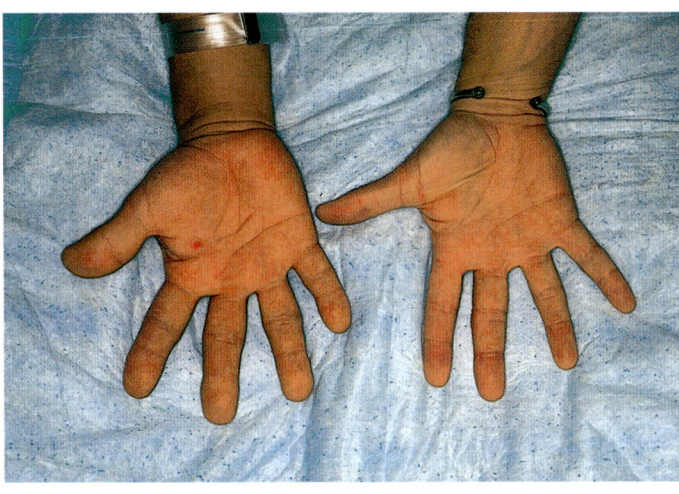

Abb. 16.2: Charakteristische Vergrößerung der Hände bei einem Patienten mit Akromegalie im Vergleich zu einem Gesunden mit gleicher Körpergröße. [E508]

Therapie

Behandlungsziel ist eine Normalisierung der IGF-1- und GH-Konzentration. Therapie der ersten Wahl und einziger potenziell kurativer Ansatz ist die operative Entfernung, meist durch eine **transsphenoidale Adenomektomie.** Dabei wird durch die Nase und die Keilbeinhöhle ein Zugang zur Sella turcica eröffnet und nach Möglichkeit selektiv das Tumorgewebe entfernt. Der Erfolg einer Operation ist v. a. abhängig von der Tumorgröße. Als mögliche Nebenwirkungen können eine Sinusitis oder Blutung, selten auch eine Meningitis auftreten. Teilweise kommt es zu einem vorübergehenden Diabetes insipidus. Die Hypophysenfunktionen bleiben meist erhalten. Nur in 5–20 % ist eine lebenslange hormonelle Substitution aufgrund einer partiellen oder kompletten HVL-Insuffizienz notwendig. Doch selbst bei einem GH-Abfall kann es nach Jahren zu einem erneuten Anstieg kommen.

Bei Versagen oder Kontraindikationen für eine operative Behandlung oder adjuvant (ergänzend) ist eine **medikamentöse Therapie** möglich:
▶ **Somatostatinanaloga** sind länger wirksam als die physiologische Form und hemmen ebenso die GH-Sekretion. Octreotid (Sandostatin®) kann initial 2- bis 3-mal täglich s. c. und danach als Depotpräparat

Tab. 16.1: Symptome der Akromegalie.

Allgemeinsymptome	▶ Rasche **Ermüdbarkeit**, verringerte körperliche Belastbarkeit ▶ **Konzentrationsschwäche** ▶ **Schwitzen**
Skelett und Bewegungsapparat	▶ **Akrales Wachstum:** Hände, Nase, Kinn, Jochbogen, Füße (▶ Abb. 16.3) ▶ Karpaltunnelsyndrom (Kompression des N. medianus mit nächtlichen Schmerzen und Parästhesien von Daumen, Zeige- und Mittelfinger) ▶ Diffuse **Gelenkbeschwerden** ▶ Hände: warm-feucht, leicht konsistenzvermehrt, verbreitert und plump
Gesicht	▶ Vergröberte Gesichtszüge, Makroglossie (vergrößerte Zunge) ▶ Prognathie (Vorstehen des Oberkiefers vor den Unterkiefer) und vergrößerter Zahnabstand ▶ Verdickte Haut, vermehrte Talgsekretion (Seborrhö)
Organveränderungen	▶ Organomegalie (z. B. Herz, Leber, Schilddrüse)
Endokrine Symptome	▶ Gestörte Glukosetoleranz ▶ Menstruationsstörungen, verminderte Libido ▶ Struma ▶ Endokrines Psychosyndrom (Müdigkeit, Lethargie und Stimmungsschwankungen)
Ophthalmologische und neurologische Symptome	▶ Kopfschmerzen ▶ Gesichtsfeldausfälle ▶ Parästhesien
Weitere	▶ **Arterielle Hypertonie** und kardiovaskuläre Erkrankungen ▶ Schlafapnoesyndrom

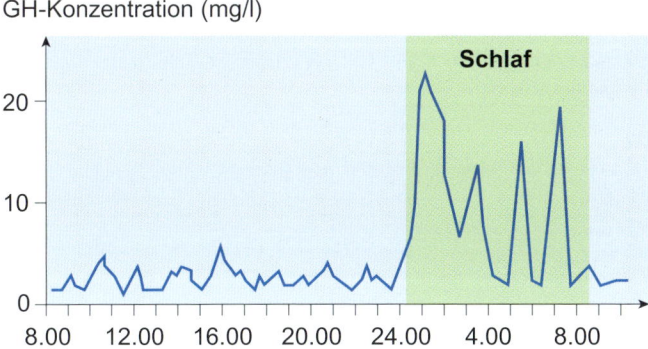

Abb. 16.3: Die physiologische Wachstumshormonsekretion erfolgt pulsatil und v. a. in der Nacht. [L106]

(Sandostatin LAR®) einmal pro Monat i. m. verabreicht werden. Lanreotid (Somatuline®) ist ein weiterer Wirkstoff, der nur einmal monatlich s. c. gegeben wird. Nach 3 Monaten erfolgt jeweils eine Dosisanpassung. Verwendung finden Somatostatinanaloga zur präoperativen Vorbereitung, zur Überbrückung bis zum Wirkeintritt der Strahlentherapie sowie bei Patienten, bei denen Kontraindikationen gegen eine Radiochirurgie vorliegen. Die wichtigsten Nebenwirkungen sind Bauchschmerzen, Blähungen und Diarrhö sowie Vitamin-B_{12}-Mangel und Gallensteinbildung.

▶ Der **GH-Rezeptor-Antagonist** Pegvisomant (Somavert®) bewirkt nicht eine verminderte GH-Sekretion, sondern hemmt die Wirkung von GH am Rezeptor. Es kommt zu einer Normalisierung der IGF-1-Konzentration und klinischer Besserung bei hoher GH-Konzentration. Dieses teure, jedoch sehr wirksame Präparat findet bei Versagen der anderen therapeutischen Möglichkeiten Anwendung.

▶ **Dopaminagonisten** (z. B. Bromocriptin, Cabergolin, Quinagolid) stimulieren beim Gesunden die GH-Sekretion, können sie bei ca. 20–50 % der Patienten mit Akromegalie hingegen hemmen. Vorteile sind die perorale Gabe und der niedrige Preis bei jedoch geringerer Wirksamkeit im Vergleich zu Somatostatinanaloga. Sie werden daher vorwiegend zur Kombination in Fällen angewendet, bei denen Somatostatinanaloga nicht ausreichend sind. Zu Beginn treten häufig Kreislaufbeschwerden, Übelkeit, Erbrechen und Kopfschmerzen auf.

Bei Therapieversagen oder erneutem Tumorwachstum kann eine **Strahlentherapie** eingesetzt werden. Verwendet werden die konventionelle, fraktionierte Röntgenbestrahlung (auf mehrere Dosen verteilt) oder die Radiochirurgie (Linearbeschleuniger oder „Gamma-knife"). Es kann dabei zur Insuffizienz anderer Hypophysenfunktionen, seltener zu Optikusneuropathie mit Erblindung oder Zweittumoren kommen. Durch den verzögerten Wirkeintritt, der erst Monate bis Jahre später einsetzt, muss zusätzlich medikamentös behandelt werden.

Prognose

Unbehandelt sinkt die Lebenserwartung um etwa 10 Jahre. Bei entsprechender Behandlung und Normalisierung der IGF-1-Konzentration ist von einer vergleichbaren Lebenserwartung auszugehen. Die erhöhte Morbidität und Mortalität sind auf Sekundärkomplikationen zurückzuführen: kardiovaskuläre Erkrankungen durch Hypertonie und Kardiomegalie, Diabetes mellitus, Gelenkerkrankungen, Zweittumoren wie kolorektale Karzinome oder Mammakarzinome, respiratorische Komplikationen bei Schlafapnoesyndrom. Im Fall einer postoperativen Hypophyseninsuffizienz ist eine konsequente medikamentöse Substitution erforderlich. Aufgrund der Rezidivgefahr sind lebenslange Kontrollen notwendig.

▶ Die Akromegalie ist eine seltene Erkrankung mit schleichendem Verlauf.
▶ Die häufigsten Symptome sind die Vergrößerung der Akren und der Zunge, Vergrößerung der Gesichtszüge, Kopfschmerzen und Sehstörungen. Des Weiteren findet man häufig eine Hypertonie und eine pathologische Glukosetoleranz.
▶ Diagnose durch Klinik, IGF-1 und GH-Suppressionstest
▶ Therapie der Wahl ist die transsphenoidale Adenomektomie.

ZUSAMMENFASSUNG

17 HYPOPITUITARISMUS

Als Hypopituitarismus bezeichnet man einen partiellen oder kompletten Ausfall der Funktion des Hypophysenvorderlappens. Häufige Ursachen von Hypophysenerkrankungen sind in ▶ Tabelle 17.1 dargestellt.

Die genaue Pathogenese der postpartalen Hypophysennekrose beim **Sheehan-Syndrom** ist unklar. Die Hypophyse zeigt während der Schwangerschaft ein Wachstum und reagiert daher empfindlicher auf Hypoxie. Bei der Geburt kann es durch größere Blutverluste zu einer verminderten Durchblutung kommen, außerdem werden häufiger Thrombosen beobachtet. Die Hypophyseninsuffizienz kann sich dabei auch erst über 1 Jahr nach der Geburt manifestieren. Typische Symptome sind Agalaktie und sekundäre Amenorrhö.

Klinik

> Klinische Symptome treten erst ein, wenn ca. 80 % des Hypophysenvorderlappens zerstört sind. Bei Hypophysenadenomen findet man eine typische Reihenfolge beim Ausfall der einzelnen Funktionen. Dabei sind zuerst die nicht lebensnotwendigen Hormonsysteme betroffen: **GH → FSH/LH → TSH → ACTH.**

Allein Prolaktin ist häufig bis zuletzt nachweisbar und kann durch den Ausfall der inhibitorischen Kontrolle sogar erhöht sein. Symptome ergeben sich durch den Ausfall verschiedenen Hormonachsen (▶ Tab. 17.2). Ein Ausfall der Gonadotropine und von GH ist häufiger zu finden als ein Ausfall von TSH oder ACTH. Der Verlauf ist meist schleichend.

Diagnostik

Für die Diagnose sind die **klinischen Zeichen des Hormonmangels** wegweisend. Der Nachweis ist durch die Interpretation von gleichzeitig gemessenen hypophysären (ACTH, TSH, LH/FSH, GH, PRL) und peripheren Hormonen (Kortisol, fT$_4$, Östradiol, Testosteron, IGF-1) zu stellen. Typisch ist dabei eine Erniedrigung der Zielhormone bei inadäquat niedrigen hypophysären Hormonen. Vor allem bei der kortikotropen (ACTH) und der somatotropen Achse (GH) ist die Bestimmung der basalen Hormonkonzentrationen häufig nicht ausreichend, wobei eine kombinierte Verabreichung der hypothalamischen Releasing-Hormone CRH, GnRH, TRH, GHRH und Arginin (Somatostatinantagonist) weiterhilft. Eine Hypophysenvorderlappeninsuffizienz liegt bei fehlendem oder unzureichendem Anstieg der hypophysären und peripheren Hormone vor. Zur Differenzierung zwischen sekundären (hypophysären) und tertiären (hypothalamischen) Ursachen dient die Interpretation von **Releasing-Hormon-Test** und **Insulin-Hypoglykämietest,** der auch die Funktion des Hypothalamus beurteilt. Bei intaktem Regelkreis führt die insulininduzierte Hypoglykämie ab einer Serumglukose < 40 mg/dl zur GH- und CRH-Sekretion und somit auch zur ACTH- und Kortisolfreisetzung. Daneben treten Tachykardie und evtl. neuroglukopenische Symptome auf. Daher ist auch ein erhöhtes kardiovaskuläres Risiko bei einem Wachstumshormonmangel zu berücksichtigen. Ein fehlender Anstieg von ACTH bei Hypoglykämie bei einem normalen Anstieg nach CRH-Gabe weist auf eine hypothalamische Schädigung hin. Ein normaler

Tab. 17.1: Häufige Ursachen des Hypopituitarismus.

Tumoren	Hypophysenadenome und andere Raumforderungen mit lokaler Verdrängung, Kraniopharyngeom (benigner Tumor von Zellen der Rathke-Tasche, häufiger bei Kindern)
Traumen	Posttraumatische Einblutung, Schädel-Hirn-Trauma, Operationstrauma
Entzündungen	Hypophysitis, granulomatöse Erkrankungen (Tuberkulose, Sarkoidose, Histiozytose X)
Autoimmunprozesse	Autoimmunhypophysitis
Apoplexie	Sheehan-Syndrom (heute selten)
Therapeutisch	Nach Adenomektomie oder Bestrahlung

Tab. 17.2: Symptome bei Hypophysenvorderlappeninsuffizienz.

Hormonausfall		Symptome
GH	Kinder	Hypophysärer Kleinwuchs
	Erwachsene	▶ Stammbetonte Adipositas, Abnahme der Muskelmasse, eingeschränkte Leistungsfähigkeit ▶ Dyslipidämie und erhöhtes Arterioskleroserisiko
FSH/LH	Kinder	Gestörte Pubertätsentwicklung
	Frauen und Männer	Zeichen des Hypogonadismus, wächserne blasse Haut, Gerodermie (periokuläre und periorale Fältelung der Haut), Schwinden der Sekundärbehaarung, Fehlen der lateralen Augenbrauen, evtl. Depression, verminderte Muskelmasse, später auch Osteoporose
	Frauen	Menstruationsstörungen und sek. Amenorrhö, Mammaatrophie
	Männer	Libido- und Potenzstörungen, weiche und verkleinerte Hoden
TSH		▶ Müdigkeit, Kälteintoleranz, Bradykardie ▶ Trockene, raue Haut, Gewichtszunahme und Hyperlipidämie
ACTH		▶ Schwäche, Müdigkeit, Gewichtsverlust ▶ Übelkeit, Erbrechen, Hypoglykämien ▶ Arterielle Hypotonie
α-MSH		Blässe
Prolaktin ↓		Ausbleiben der postpartalen Laktation
↑		▶ Sekundäre Amenorrhö ▶ Libido- und Potenzverlust
Bei Tumoren außerdem		Kopfschmerzen, Gesichtsfeldeinschränkungen

Anstieg des Wachstumshormons spricht für eine intakte Funktion der somatotropen Achse.
Zum Tumorausschluss bzw. Nachweis werden eine **MRT** und zudem auch eine **Perimetrie** durchgeführt.

Differenzialdiagnose
Besonders schwierig ist die Diagnose einer partiellen Insuffizienz mit einem Ausfall einzelner Hormonachsen. Bei der polyglandulären Insuffizienz (▶ Kap. 44) kommt es ebenfalls zu endokrinen Unterfunktionen, die häufig die Nebenniere und Schilddrüse betreffen. Endokrine Störungen können auch bei schweren Allgemeinerkrankungen wie Leber- oder Niereninsuffizienz auftreten. Auch bei der Anorexia nervosa kommt es regelmäßig zu Hormonveränderungen (▶ Kap. 39).

Therapie
Die Behandlung richtet sich nach der Ursache der Insuffizienz. Bei einem Tumor kommen abhängig von Größe und Tumorart eine operative (z. B. Adenomektomie), ggf. eine medikamentöse Therapie oder eine Bestrahlung infrage. Die Substitution der ausgefallenen Hormonachsen entspricht der Behandlung einer primären Insuffizienz des jeweiligen Zielorgans.

Hydrokortison: Zur Substitution der kortikotropen Achse wird üblicherweise Hydrokortison verwendet: Die Tagesdosis von 15–25 mg/Tag wird physiologisch angepasst auf 2–3 Gaben verteilt. Bei Infekten oder Operationen kann eine Erhöhung der Dosis auf das 2- bis 3-Fache nötig sein. Auch bei großer Hitze oder starker körperlicher Anstrengung sollte die Dosis um 50 % erhöht werden. Eine Unterdosierung kann sich durch Müdigkeit, Appetitlosigkeit oder Übelkeit zeigen. Eine Dosisanpassung sollte nach klinischer Beurteilung und dem Befinden des Patienten erfolgen (▶ Kap. 34).

Levothyroxin: Die Substitution der Schilddrüsenhormone erfolgt durch Levothyroxin. Die Einnahme erfolgt üblicherweise 30 min vor dem Frühstück. Vor allem bei älteren Patienten muss einschleichend dosiert werden. TSH eignet sich bei Hypophysenerkrankungen nicht zur Therapiekontrolle.

Sexualhormone:
▶ Bei **prämenopausalen Frauen** werden Sexualhormone mit einer sequentiellen Östrogen-Gestagen-Kombination bis zum mittleren Menopausenalter substituiert. Bei hysterektomierten Frauen ist eine Gestagengabe nicht notwendig. Bei prämenopausalen Frauen überwiegen die Vorteile einer Substitution, die in der geringsten erforderlichen Dosis erfolgen sollte (▶ Kap. 41).
▶ Bei **Männern** erfolgt die Substitution durch eine intramuskuläre Testosteroninjektion oder auch als Pflaster oder Gel (▶ Kap. 37).

Fertilitätstherapie: Eine Fertilität wird jedoch durch alleinige Hormonsubstitution nicht erreicht. Besteht ein Kinderwunsch, so sollte eine Fertilitätstherapie (▶ Kap. 37) mit Gonadotropinen oder GnRH begonnen werden.

GH: Bei Kindern mit Kleinwuchs und bei Erwachsenen mit ausgeprägtem GH-Mangel (bei verminderter Lebensqualität, Hyperlipidämie, abdominaler Adipositas, Osteopenie) kann eine subkutane Injektion von gentechnisch hergestelltem GH angewendet werden. Die Dosierung richtet sich nach der IGF-1-Konzentration.

Die Patienten müssen über die Notwendigkeit einer Substitution aufgeklärt und in der Dosisanpassung an besondere Situationen geschult werden. Außerdem müssen sie einen Notfallausweis bei sich tragen.

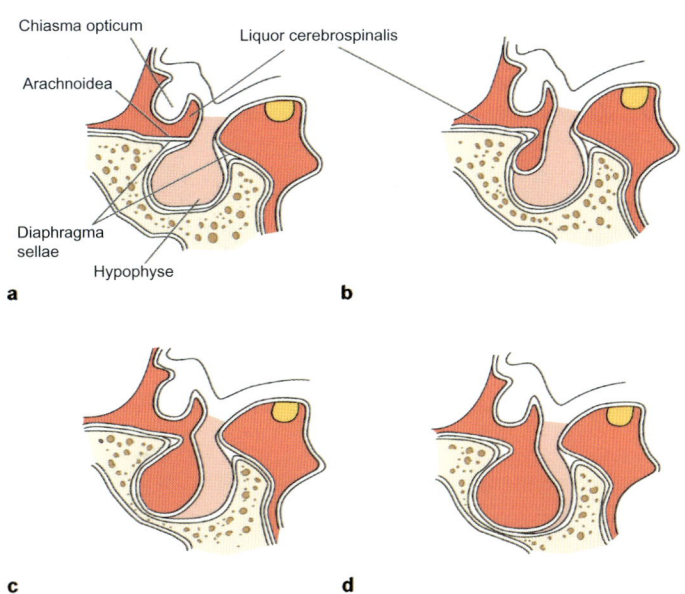

Abb. 17.1: Empty-Sella-Syndrom. Die Hypophyse wird zunehmend durch Liquor verdrängt. Der Sellainhalt erscheint liquordicht. [E356]

Hypophysäres Koma
Dabei handelt es sich um eine lebensbedrohliche Kombination einer sekundären NNR-Insuffizienz und einer sekundären Hypothyreose. Häufig führen dabei bestimmte Ereignisse wie Infekte, Operationen, Traumata, Erbrechen oder Diarrhö zur akuten Manifestation einer chronischen Insuffizienz. Ein Ausfall der anderen hypophysären Hormone ist nicht lebensbedrohlich, führt jedoch zu charakteristischen Begleitsymptomen.

Klinik
Typisch ist ein schläfrig-stuporöses Bild mit ausgeprägter Hypotonie, Bradykardie und ausgeprägter Hypothermie! Durch Kortisolmangel kommt es zur Hypoglykämie. Auffällig sind eine wächserne Blässe und fehlende Sekundärbehaarung.

Diagnostik und Therapie
Das hypophysäre Koma ist selten. Eine rechtzeitige Diagnose und Therapie können jedoch lebensrettend sein. Neben der Behandlung einer respiratorischen Insuffizienz werden 100 mg Hydrokortison als Bolus und danach über 24 h mit Flüssigkeitssubstitution (evtl. glukosehaltige Infusion) gegeben. Erst nach 12–24 h darf Levothyroxin gegeben werden, da der Kortisolbedarf durch Schilddrüsenhormone erhöht wird und sich so die NNR-Insuffizienz verschlimmern könnte.

17 HYPOPITUITARISMUS

Empty-Sella-Syndrom
Durch eine Fehlanlage des Diaphragma sellae, wird die Sella nicht vollständig vom Liquorraum getrennt. Es kann sich dann der Subarachnoidalraum in die Sella ausbreiten (▶ Abb. 17.1). Häufig handelt es sich um radiologische Zufallsbefunde. Endokrine Symptome sind aufgrund der großen Reservekapazität selten. Bei Autopsien findet sich ein Empty-Sella-Syndrom in bis zu 10 %. Zu einem sekundären Empty-Sella-Syndrom kann es durch Nekrose eines Hypophysenadenoms oder nach Operationen kommen.

▶ Häufige Ursachen einer Hypophysenvorderlappeninsuffizienz sind Tumoren, Traumen oder Entzündungen. Die endokrine Reservekapazität der Hypophyse ist sehr groß.
▶ Die Symptome sind abhängig vom Ausfall der jeweiligen Hormonachse und von der Schnelligkeit des Auftretens. Typische klinische Zeichen sind ein Fehlen der Sekundärbehaarung und der lateralen Augenbrauen, blasse Haut, Libidoverlust, Muskelschwäche und stammbetonte Adipositas.
▶ Biochemisch zeigt sich eine Erniedrigung der Zielhormone (Kortisol, fT$_4$, Östradiol, Testosteron, IGF-1) bei inadäquat niedrigen hypophysären Hormonen (ACTH, TSH, LH, FSH, GH). Die Therapie besteht in einer Substitution der ausgefallenen Hormonachsen.

ZUSAMMENFASSUNG

18 ADH-STÖRUNGEN

Durch ADH kommt es zur Rückresorption von Wasser im distalen Tubulus und in den Sammelrohren der Niere, während die Natriumausscheidung unbeeinflusst bleibt. Für die Volumenregulation, die weitgehend durch die Natriumausscheidung reguliert wird, gibt es mehrere Regulationsmechanismen (Sympathikus, RAAS, ANP, ADH). Die Osmolalität hingegen wird durch Osmorezeptoren im Hypothalamus gemessen und allein durch die Wasserausscheidung über ADH und die Wasserzufuhr bei Durstgefühl gesteuert (▶ Kap. 6).

Pathophysiologie
Störungen der ADH-Sekretion haben in weiterer Folge durch Dehydratation eine Hypernatriämie bzw. durch Verdünnung eine Hyponatriämie zur Folge.

> Ausscheidung von freiem Wasser → [Na$^+$] ↑ und Osmolalität ↑!

Dadurch kommt es zu einer Veränderung der Serumosmolalität, also der Konzentration der gelösten Teilchen pro Kilogramm Lösungswasser (normal: 280–300 mosmol/kg H$_2$O; die Osmolarität hingegen gibt die gelösten Teilchen pro Liter Lösung an = mosmol/l). Die Osmolalität kann einfach abgeschätzt werden:

> Serumosmolalität = 2 × [Na$^+$] + Glukose (mg/dl)/18 + Harnstoff (mg/dl)/5,6

Wie aus der Formel ersichtlich ist, wird die Osmolalität vorwiegend durch Natrium bestimmt. Bei Störungen der Osmolalität kann es durch Veränderungen des Zellvolumens rasch zu zentralnervösen Störungen und zum Koma kommen. Bei Hyperglykämie, schwerer Niereninsuffizienz oder kataboler Stoffwechsellage steigt auch der Einfluss von Glukose bzw. Harnstoff auf die Osmolalität.

Diabetes insipidus
Durch verminderte ADH-Produktion beim **zentralen Diabetes insipidus** oder durch vermindertes Ansprechen auf ADH beim selteneren **renalen Diabetes insipidus** kann die Niere den Harn nicht ausreichend konzentrieren. Die Folge ist eine vermehrte Ausscheidung eines verdünnten Urins (Polyurie) bei verminderter Harnkonzentrierung (Isosthenurie). Betroffen sind vor allem Kinder, Jugendliche und junge Erwachsene.

Ätiologie
Der **zentrale Diabetes insipidus** ist häufig idiopathisch (30 %). Weitere Ursachen sind Tumore der Hypophyse und andere Tumore (25 %), vorübergehend nach Hypophysektomie (nur selten persistierend, da die Hormonbildung im Hypothalamus lokalisiert ist), traumatisch, bei neurochirurgischen Operationen u. a.
Der **renale Diabetes insipidus** tritt seltener auf und ist v. a. durch tubuläre Nierenerkrankungen, Hypokaliämie, Hyperkalzämie oder bestimmte Medikamente (Cisplatin, Amphotericin B) bedingt. Daneben gibt es auch hereditäre Formen (meist X-chromosomal mit Mutationen des V$_2$-Rezeptors, selten autosomal rezessive Mutation der Aquaporinkanäle).

Klinik
Die typischen Leitsymptome sind **Polyurie/Nykturie, Polydipsie** und Ausscheidung eines hypotonen Harns. Typischerweise kommt es zu einem plötzlichen Auftreten der Störung und zu einer Urinausscheidung von 5–10 l pro Tag. Nur bei einem kompletten Fehlen von ADH wird auch eine Ausscheidung von bis zu 20 l beobachtet. Der hohe Wasserverlust führt zur Austrocknung von Haut und Schleimhäuten sowie Obstipation. Die Patienten müssen **zwanghaft trinken.** Aus unbekannten Gründen werden oft kalte Getränke bevorzugt. Nur bei längerem Dursten kommt es durch Dehydratation zur hypovolämischen Hypernatriämie mit neurologischen Symptomen (Somnolenz, Verwirrtheit, Gereiztheit, Muskelkrämpfe, Fieber).

Diagnostik
Als einfache Methode werden **Harnvolumen** und **Trinkmenge** über eine oder zwei 24-h-Perioden nach Absetzen diuretischer Medikamente festgehalten. Außerdem sollte eine Bestimmung der Plasmaosmolalität und des Serumnatriums erfolgen.
Bei einem Harnvolumen über 2½ l pro Tag wird zum Nachweis eines Diabetes insipidus der **Durstversuch** durchgeführt. Bei Flüssigkeitskarenz kommt es physiologisch durch Hyperosmolarität und Hypovolämie zur ADH-Ausschüttung und somit zu verstärkter Harnkonzentrierung mit einer Abnahme des Harnvolumens. Vor dem Test sollten ein Diabetes mellitus ausgeschlossen, das Gewicht bestimmt und der Hydratationszustand abgeschätzt werden. Der Patient darf ab dem morgendlichen Testbeginn nichts mehr trinken und wird regelmäßig zum Harnlassen aufgefordert. Dabei werden Urinmenge, Urinosmolalität, Körpergewicht, Blutdruck und Puls gemessen. Außerdem werden die Osmolalität und die Natriumkonzentration im Serum bestimmt. Um einen zu großen Flüssigkeitsverlust und Trinken während des Versuches zu verhindern, ist eine Überwachung erforderlich. Bei einem Diabetes insipidus steigt die Urinosmolalität nicht oder nur gering (< 30 mosmol/kg/h), während die Serumosmolalität erhöht ist.

> Diabetes insipidus: Urinosmolalität < Serumosmolalität

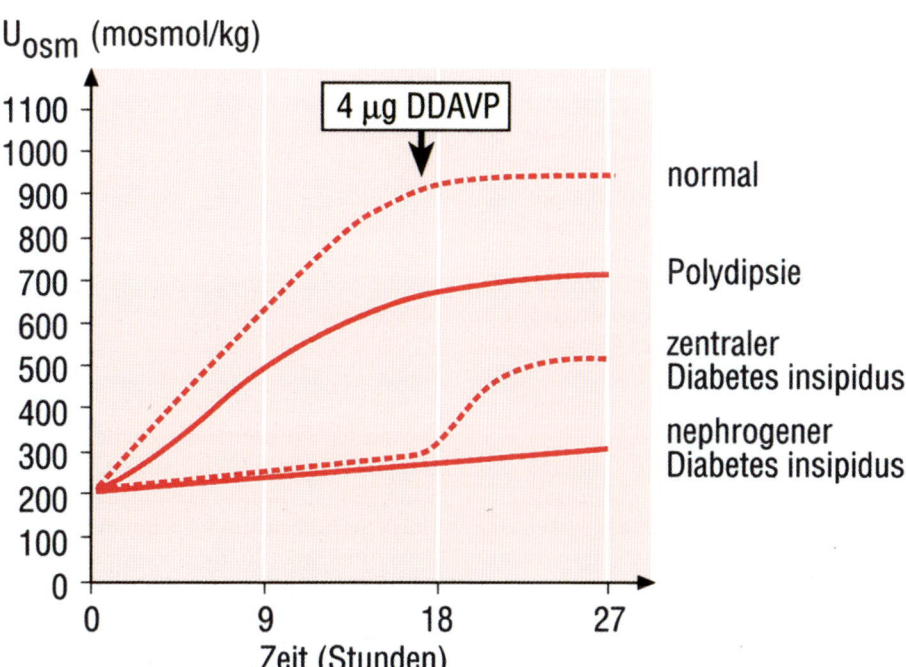

Abb. 18.1: Urinosmolalität während eines Durstversuchs. [L190]

18 ADH-STÖRUNGEN

Zur Differenzierung zwischen der zentralen und der renalen Form wird am Ende Desmopressin i. v./s. c. (ADH-Analogon, s. u.) verabreicht. Bei der zentralen Form kommt es nach 1–2 h zu einem Anstieg der Urinosmolalität, da exogenes ADH an den intakten Sammelrohren nun eine Wasserrückresorption bewirkt. Beim renalen Diabetes insipidus hingegen bleibt die Urinosmolalität niedrig (▶ Abb. 18.1). Der Test wird beendet, wenn ein Diabetes insipidus nachgewiesen oder ausgeschlossen werden kann, bzw. wenn der Patient mehr als 3 % des Körpergewichts verliert oder Hypernatriämie oder Hypotonie auftreten.
Nach Diagnosesicherung sollte zum Tumorausschluss eine **MRT** durchgeführt werden.

Differenzialdiagnose
Differenzialdiagnostisch sind ein Diabetes mellitus, eine psychogene Polydipsie (oft bei jüngeren Patienten und mit psychischen Störungen kombiniert) oder ein Diuretikamissbrauch abzugrenzen. Bei der psychogenen Polydipsie kann der Anstieg der Urinosmolalität ähnlich niedrig sein wie bei einem partiellen Diabetes insipidus centralis. Eine Desmopressin-Gabe führt jedoch nicht zu einem weiteren Anstieg. Nur selten ist zur Differenzierung ein Kochsalzinfusionstest nötig.

Therapie
Wenn eine ausreichende Flüssigkeitszufuhr gegeben ist, ist eine medikamentöse Therapie nicht immer notwendig. Nykturie und Polyurie können jedoch die Lebensqualität stark beeinträchtigen. Bei schwereren Formen kann einschleichend Desmopressin (z. B. Minirin®) substituiert werden. Dabei handelt es sich um ein ADH-Analogon, das nicht nur eine längere HWZ hat, sondern auch bevorzugt an V_2-Rezeptoren ansetzt und so kaum eine vasokonstriktorische Wirkung hat. Es muss gekühlt werden und kann intranasal als Spray, oral oder parenteral (Intensivmedizin) angewendet werden. Initial wird eine Reduktion des nächtlichen Harnlassens angestrebt, unter Vermeidung einer Hyponatriämie. Bei Überdosierung kann es zu Nebenwirkungen kommen, die auf die Flüssigkeitsretention zurückzuführen sind (Gewichtszunahme, Hyponatriämie, Krämpfe, Bewusstlosigkeit).
Der renale Diabetes insipidus wird mit Thiaziddiuretika, NSAR und Kochsalzrestriktion behandelt. Thiazide bewirken eine milde Hypovolämie, wodurch die proximale Wasser- und Natriumrückresorption erhöht werden und so die Urinproduktion bis über 50 % reduziert werden kann. Auch Amilorid wird v. a. beim Lithiuminduzierten Diabetes insipidus eingesetzt.
Für beide Formen ist eine ausreichende Wasserzufuhr nötig, um Flüssigkeitsverluste auszugleichen. Außerdem wird eine salz- und proteinarme Diät empfohlen, da die Harnmenge aufgrund der fixierten Harnosmolarität durch die Exkretion von Natriumsalzen und Harnstoff bestimmt wird.
Bei der psychogenen Polydipsie sollte neben Flüssigkeitsrestriktion eine Behandlung der psychiatrischen Grunderkrankung erfolgen.

SIADH
Unter dem Syndrom der inadäquaten ADH-Sekretion versteht man eine pathologisch erhöhte ADH-Sekretion, die hypophysär oder ektop lokalisiert ist. Kennzeichnend sind eine Verdünnungshyponatriämie und Hypoosmolalität bei nicht supprimiertem ADH. Die inadäquat erhöhte ADH-Konzentration führt zu einer Wasserretention mit transienter Erhöhung des Gesamtkörperwassers. So kommt es sowohl durch Verdünnung als auch durch vermehrte renale Natriumausscheidung bei erhaltener Volumenregulation zur Hyponatriämie. Der Verlauf ist häufig akut und selbstlimitierend.

Ätiologie
▶ **Paraneoplastische ADH-Produktion:** häufig kleinzelliges Bronchialkarzinom
▶ **Zentralnervöse Störungen:** Schädeltrauma, zerebrale Infektionen und Blutungen, Insult, Psychosen
▶ **Chronische pulmonale Prozesse:** Entkopplung der ADH-Sekretion z. B. bei Tuberkulose, Pneumonie
▶ **Medikamente:** Cyclophosphamid, Carbamazepin, Neuroleptika, Antidepressiva, Vincristin

Stress, Schmerzen oder Übelkeit stimulieren die ADH-Synthese hingegen nur vorübergehend.

Klinik
Teilweise werden asymptomatische Verläufe beobachtet. Symptome können durch die **Hyponatriämie** auftreten, die zu Zellschwellung und einem Hirnödem führt. Ab einem Serumnatrium < 125 mmol/l oder einer Serumosmolalität < 260 mosmol/kg kommt es zu zunehmenden **neurologischen Symptomen** wie Kopfschmerzen, Übelkeit, Erbrechen, Somnolenz und Koma. Entscheidend ist dabei aber auch die Schnelligkeit des Auftretens. So kann eine Hyponatriämie, die langsam auftritt, auch leichter kompensiert werden. Erhöhter Wassergehalt in der Muskulatur führt zu Muskelkrämpfen. ADH hat jedoch nur einen geringeren Effekt auf die Volumenregulation. Die Patienten haben daher typischerweise **keine Ödeme.** Es kommt jedoch zur Einstellung des Wasserhaushalts auf einem neuen Gleichgewicht mit einer Retention von ca. 2–3 l und milder Hypervolämie.

Diagnostik
Zur Diagnose müssen per Definition andere Ursachen einer Hyponatriämie ausgeschlossen werden:
▶ Hypothyreose/NNR-Insuffizienz
▶ Nierenversagen, Medikamente (Diuretika)
▶ Beim SIADH: keine Ödeme, keine Hypovolämie! (zur Einschätzung der Volumensituation ▶ Kap. 6)

Es finden sich eine Hyponatriämie und Hypoosmolalität bei gleichzeitig erhöhter Natriumausscheidung (> 20 mmol/l). ADH ist dabei häufig normal oder gering erhöht, in Bezug auf die Serumosmolalität jedoch inadäquat erhöht. Bei einer Hyponatriämie anderer Genese ist ADH hingegen erniedrigt. In letzter Zeit hat sich zunehmend die Bestimmung von Copeptin durchgesetzt, das mit ADH aus einem Prohormon gebildet wird. Typischerweise ist die Kaliumkonzentration normal und es liegt keine Säure-Basen-Störung vor.

> SIADH: Urinosmolalität › Serumosmolalität

Zur Diagnostik einer Grunderkrankung sind eine genaue Anamnese und ggf. eine Bildgebung von Schädel und Lunge erforderlich. Nur selten ist zur Diagnostik ein Wasserbelastungstest notwendig. Dieser dient aber zur Differenzierung zum sogenannten Reset-Osmostat-Syndrom. Dabei liegt eine milde stabile Hyponatriämie vor mit jedoch adäquater Abnahme der Harnosmolarität bei Belastung des Patienten mit freiem Wasser.

Therapie

Da es sich vorwiegend um sekundäre Ursachen handelt, steht die Behandlung der Grunderkrankung oder das Absetzen auslösender Medikamente im Vordergrund. Eine Restriktion der Trinkmenge (0,5–1 l/Tag) hilft, das Ausmaß der Hyponatriämie zu begrenzen. Bei einer Subarachnoidalblutung ist hingegen primär eine hypertone Volumensubstitution zur Vermeidung von zerebralen Vasospasmen und Ischämien anzustreben. Bei chronischen Formen kann eine medikamentöse Therapie mit selektiven V_2-Rezeptorantagonisten (z. B. Tolvaptan) erwogen werden.

Nur bei lebensbedrohlicher Hyponatriämie soll langsam (maximale Korrektur 0,5 mmol/l pro Stunde) 3-prozentiges NaCl infundiert werden. Dieser Vorgang kann auch über Tage dauern. Durch Gabe isotoner Kochsalzlösung kann es hingegen zur Aggravierung der Hyponatriämie kommen.

> Die Korrektur der Hyponatriämie darf nur langsam erfolgen, da sonst die Gefahr einer irreversiblen zentralen pontinen Myelinolyse besteht!

ZUSAMMENFASSUNG

- ADH reguliert über die Wasserausscheidung die Osmolalität.
- Diabetes insipidus: Polyurie, Nykturie und Polydipsie. Die Diagnose wird mit dem Durstversuch gestellt.
- SIADH: evtl. neurologische Symptome durch eine Hyponatriämie, typischerweise keine Ödeme. Für die Diagnostik müssen andere Ursachen der Hyponatriämie (Hypothyreose, NNR-Insuffizienz) ausgeschlossen werden.

19 ANATOMIE UND PHYSIOLOGIE

Die Schilddrüse entsteht als Aussprossung des Schlunddarms und ist mit diesem durch den Ductus thyreoglossus verbunden, der sich später zurückbildet. Die Schilddrüsenanlage wandert nach unten und erreicht etwa in der 7. Schwangerschaftswoche ihre endgültige Position. Etwa ab der 10. Woche besitzt die Schilddrüse die Fähigkeit, Jod aufzunehmen. Wenig später kann sie auch Schilddrüsenhormone synthetisieren und freisetzen. Dennoch ist das Kind während der gesamten Schwangerschaft von mütterlichen Schilddrüsenhormonen abhängig. Die Schilddrüse besteht aus zwei Lappen, die durch den Isthmus (Enge) verbunden sind. Sie liegt halbringförmig um die Trachea, knapp unterhalb des Kehlkopfs (▶ Abb. 19.1). Als Rest des Ductus thyreoglossus ist teilweise ein variabler Lobus pyramidalis zu finden. Unvollständige Rückbildungen können zu Thyreoglossuszysten (mediane Halszyste) oder Zungengrundstrumen führen. Die Schilddrüse ist von einer fibrösen Kapsel umgeben, mit der sie an der Trachea befestigt ist, und somit den Schluckbewegungen folgt. Dorsal anliegend verläuft der N. laryngeus recurrens nach kranial, um die innere Kehlkopfmuskulatur zu innervieren.

Die Follikel stellen die funktionelle Einheit der Schilddrüse dar. Sie bestehen aus einem einschichtigen Epithel, welches das Follikellumen mit dem Kolloid umgibt. In Abhängigkeit vom Funktionszustand der Schilddrüse verändern sich Form und Größe der Follikelepithelzellen und der Follikel sowie der Kolloidgehalt. Zwischen den Follikeln befinden sich die calcitoninproduzierenden C-Zellen, die daher auch parafollikuläre Zellen genannt werden.

Jod

Für die Schilddrüsenhormonsynthese ist eine ausreichende Versorgung mit Jod entscheidend. Die WHO empfiehlt eine tägliche Jodzufuhr von 150–300 µg. In der Schwangerschaft ist der Bedarf erhöht, weshalb die Substitution von 220 µg Jodid/Tag empfohlen wird. In Österreich muss seit 1961 Speisesalz gesetzlich jodiert werden. 1990 wurde die Dosis von 10 auf 20 mg Kaliumjodid/kg Vollsalz erhöht. Auch der Großteil der deutschen Haushalte verwendet jodiertes Speisesalz. Dadurch konnte die Jodversorgung in den letzten Jahrzehnten deutlich verbessert werden. Jod kommt natürlich in Seetang, Meeresfisch und anderen Meerestieren vor. Nichtjodiertes Meersalz hat hingegen keinen nennenswerten Jodgehalt. Jodiertes Salz wird ebenfalls Futtermitteln zugesetzt, wodurch auch in Eiern und Wurstwaren, geringer in anderen Fleischartikeln, Milch und Milchprodukten bedeutsame Mengen Jod enthalten sein können. Jod kann sich jedoch bei der Lagerung und Zubereitung von Speisen verflüchtigen. So kann beim Kochen bis zur Hälfte des Jods verdampfen.

Für eine ausreichende Jodversorgung ist keine regelmäßige Zufuhr notwendig, da die Schilddrüsenfollikel als Hormonspeicher dienen. Die darin enthaltenen Schilddrüsenhormone decken den Bedarf für bis zu 2 Monate. Jod ist außerdem in Pharmaka (Amiodaron, Desinfektionsmittel) und manchen Kontrastmitteln enthalten.

Biosynthese und Metabolismus der Schilddrüsenhormone

Jod ist ein wesentlicher Bestandteil der Schilddrüsenhormone. Es wird rasch und nahezu vollständig im Dünndarm resorbiert und aus der Blutbahn gegen ein Konzentrationsgefälle in die Follikelepithelzelle aufgenommen (▶ Abb. 19.2). Die Aufnahme erfolgt energieabhängig über einen Na^+-Jodid-Symport (**Jodination**). Über einen Jodid-Chlorid-Transporter in der apikalen Membran gelangt Jodid entlang seines elektrischen Gradienten über exozytotische Vesikel ins Follikellumen. In den Zellen wird das Glykoprotein Thyreoglobulin (Tg) synthetisiert, das zahlreiche Tyrosinreste besitzt und durch Exozytose in das Follikellumen abgegeben wird. Die Epithelzellen exprimieren an der luminalen Membran das Enzym thyreoidale Peroxidase (TPO). Diese oxidiert durch das Substrat H_2O_2 Jodid zu Jod, baut Jod in die Tyrosinreste des TG ein (**Jodisation**) und katalysiert die Kopplungsreaktion der Vorläuferstufen zur **Hormonsynthese** von Thyroxin (T_4) und Trijodthyronin (T_3) (▶ Abb. 19.3).

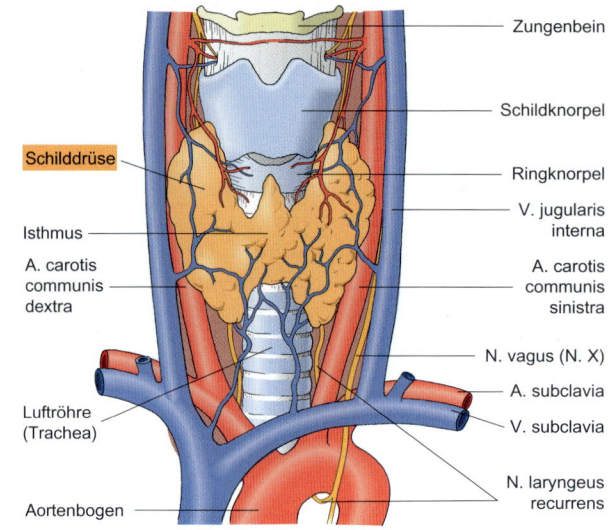

Abb. 19.1: Die Schilddrüse ist leicht für Untersuchungen zugänglich. Daher sind die Kenntnisse der topografischen Anatomie von praktischer Bedeutung. [L190]

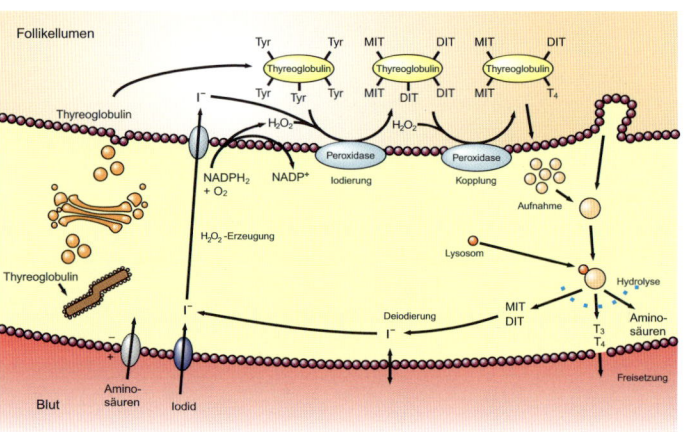

Abb. 19.2: Biosynthese der Schilddrüsenhormone. Monojodtyrosin (MIT) und Dijodtyrosin (DIT) sind Vorläuferstufen der Schilddrüsenhormone. [O522]

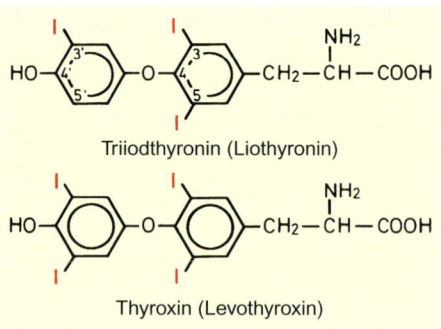

Abb. 19.3: Struktur der Schilddrüsenhormone. [O522]

Die Schilddrüsenhormone werden an Thyreoglobulin gebunden in die Zelle aufgenommen, wo T_4 und T_3 in Phagolysosomen abgespalten werden und dann aus der Zelle diffundieren können. T_4 macht mit etwa 90 % den weitaus größeren Anteil der sezernierten Hormone aus, während T_3 großteils erst in der Peripherie oder der Zielzelle selbst aus T_4 durch Dejodierung entsteht. Die **Konversion** von T_4 zu T_3 kann durch Propylthiouracil, Kortikosteroide und Propranolol gehemmt werden. Durch **Dejodierung** an einer anderen Stelle entsteht aus T_4 in etwa gleicher Menge wie T_3 das inaktive rT_3 (reverses T_3).

Der **Transport** der Schilddrüsenhormone im Blut erfolgt durch Bindung an thyroxinbindendes Globulin (TBG), Albumin und Transthyretin (keine Bindung von T_3). Schilddrüsenhormone wirken über einen intrazellulären Rezeptor (▶ Kap. 1).

Die **Halbwertszeit** der Schilddrüsenhormone ist sehr lang. Sie beträgt für das schwächer wirksame T_4 7–10 Tage. T_4 hat somit die Funktion eines peripheren Hormonspeichers, da daraus das etwa zehnfach potentere T_3 entsteht, das eine kürzere Halbwertszeit von ca. 1 Tag hat. Der Großteil wird durch Dejodierung abgebaut, wobei das frei werdende Jodid wieder für die Hormonsynthese verwendet wird. Ein kleiner Teil wird nach Konjugation an Glukuronat oder Sulfat über die Galle ausgeschieden.

Die Schilddrüse synthetisiert ihre Hormone unter der **Regulation** durch **TSH.** TSH stimuliert dabei über einen G_S-Protein-gekoppelten Rezeptor die Aufnahme von Jodid, die Thyreoglobulinsynthese sowie die Synthese und Freisetzung der Schilddrüsenhormone. TSH führt außerdem zu einer Hypertrophie der Epithelzellen. Die Jodidaufnahme wird neben TSH zusätzlich von einem autoregulatorischen Mechanismus beeinflusst, durch den die Schilddrüse ihre Funktion dem Jodangebot anpasst. Jodmangel erhöht die Jodaufnahme und die Synthese von T_3. Das Gegenteil kann therapeutisch für eine rasche Blockade der Schilddrüse genutzt werden: Ein massiver Jodüberschuss hemmt bei normaler Schilddrüsenfunktion die Jodisation sowie die Hormonsynthese und -freisetzung (Wolff-Chaikoff-Effekt). Dieser Effekt tritt innerhalb von 24 h ein, hält aber nur wenige Tage an („Escape-Phänomen").

Wirkungen der Schilddrüsenhormone

Die Schilddrüsenhormone haben vielfältige, v. a. stimulierende Effekte, u. a. auf die Entwicklung, den Stoffwechsel, das Herz-Kreislauf- und das Nervensystem (▶ Tab. 19.1).

Tab.19.1: Effekte der Schilddrüsenhormone.

Beeinflusste Faktoren und Systeme	Physiologische Effekte
Wachstum und Entwicklung	▶ Essenziell für eine normale ZNS- und Skelettentwicklung
Grundumsatz	▶ Stimulation der Na^+/K^+-ATPase → erhöhter O_2-Verbrauch → Hyperventilation ▶ Erhöhte Wärmeproduktion → gesteigerter Grundumsatz
Herz-Kreislauf-System	▶ Positiv inotrop: Schlagvolumen ↑, systolischer RR ↑, Blutdruckamplitude ↑ ▶ Positiv chronotrop: Herzfrequenz ↑ ▶ Vermehrte β-Adrenorezeptor-Expression: erhöhte Empfindlichkeit für Katecholamine (permissive Wirkung) ▶ Bei Älteren: Extrasystolen, Vorhofflimmern, Angina pectoris
Gastrointestinaltrakt	▶ Steigerung der Darmmotilität
Knochen	▶ Erhöhter Kalzium- und Phosphatumsatz, Stimulation des Knochenumbaus (Knochenturnover)
Kohlenhydratstoffwechsel	▶ Durch Steigerung der Glukoneogenese und Glykogenolyse Erhöhung des Blutzuckers → Insulinbedarf steigt an!
Fettstoffwechsel	▶ Gesteigerte Fettmobilisierung, vermehrte LDL-Rezeptor-Expression, LDL/HDL-Quotient ↓
Proteinstoffwechsel	▶ In physiologischen Dosen anabol, erhöhte Konzentrationen wirken katabol → Abnahme der Muskelmasse
Blutbildung	▶ Stimulation der Erythropoiese
ZNS und neuromuskuläre Übertragung	▶ Stimulation zentralnervöser Funktionen und gesteigerte neuromuskuläre Erregbarkeit
Hormone	▶ Gesteigerter Abbau von Kortisol und Pharmaka in der Leber

ZUSAMMENFASSUNG

- ▶ Die Schilddrüse besteht aus zwei Lappen und einem Isthmus.
- ▶ Sie ist aus kleinen Follikeln aufgebaut, in denen sich das Kolloid mit den an Thyreoglobulin gebundenen Schilddrüsenhormonen befindet. Die calcitoninproduzierenden C-Zellen liegen zwischen den Follikeln.
- ▶ Trijodthyronin (T_3) ist stärker wirksam, hat aber eine kürzere Halbwertszeit als Thyroxin (T_4).
- ▶ Ein Erwachsener benötigt pro Tag etwa 150–300 μg Jod für die Schilddrüsenhormonsynthese.
- ▶ Die Schilddrüsenhormone haben zahlreiche Wirkungen auf die Entwicklung, den Stoffwechsel, das Herz-Kreislauf- und das Nervensystem.

20 SCHILDDRÜSENDIAGNOSTIK

Anamnese

Neben den Fragen zu typischen Symptomen bei Funktionsstörungen darf nicht vergessen werden, auch nach „einfachen" Dingen wie einer früheren Strumektomie, Radiojodtherapie oder Bestrahlung der Halsregion zu fragen. Ebenso soll ermittelt werden, ob und warum eine Behandlung mit Schilddrüsenhormonen, Thyreostatika oder Amiodaron erfolgt. Außerdem kann eine Reihe von Medikamenten den Schilddrüsenhormonstoffwechsel beeinflussen, weshalb eine genaue Medikamentenanamnese essenziell ist.

Des Weiteren ist die Frage nach bekannten Schilddrüsenerkrankungen in der Familie zu stellen.

Körperliche Untersuchung

Bei der Palpation (▶ Abb. 20.1) wird die Verschieblichkeit bewertet, und es können größere Zysten oder Knoten getastet werden. Außerdem werden die Konsistenz und die Druckschmerzhaftigkeit untersucht. Eine normale Schilddrüse ist jedoch nur bei schlanken Menschen tastbar. Ein auskultatorisches Schwirren oder Strömungsgeräusche deuten auf eine erhöhte Durchblutung hin. Daneben sind auch immer auf Hinweise einer endokrinen Orbitopathie zu achten sowie Puls und Blutdruck zu messen.

In-vitro-Diagnostik

TSH: Zur Diagnostik von Schilddrüsenerkrankungen ist TSH einer der sensitivsten Parameter, da bereits bei einem geringen Absinken der Schilddrüsenhormonkonzentration die TSH-Konzentration deutlich ansteigen kann. Heute gibt es Methoden, die auch im unteren Bereich sehr sensitiv sind. In der Regel genügt zum Screening von Schilddrüsenerkrankungen eine alleinige Bestimmung der TSH-Konzentration. Der Referenzbereich liegt bei 0,3–4,0 mU/l. Allerdings gehen bereits Werte über 2,5 mU/l mit einem erhöhten Risiko für das spätere Auftreten einer Hypothyreose einher. Die Grenzwerte variieren aber auch im unteren Bereich. Bei einer Hyperthyreose ist das supprimierte TSH häufig < 0,1 mU/l.

Schilddrüsenhormone: Bei der Bestimmung der Schilddrüsenhormone ist zu berücksichtigen, dass die Gesamtkonzentration von der Proteinbindungskapazität abhängig ist. Da nur der ungebundene Anteil aktiv ist, ist es besser, die freie Hormonkonzentration (fT_4 und fT_3) zu bestimmen. Für die Diagnostik der Hypothyreose ist T_4 ein Parameter, der die Hormonproduktion der Schilddrüse besser wiedergibt als T_3. Eine Hyperthyreose kann jedoch auch durch vermehrte Dejodierung mit alleiniger T_3-Erhöhung bedingt sein, sodass beide Werte zu bestimmen sind.

> Schwangerschaft oder Östrogene („Pille") führen zu einer Erhöhung des Bindungsproteins TBG und somit zu einer Erhöhung der Gesamthormonkonzentration. Die Stoffwechsellage bleibt jedoch euthyreot!

Schilddrüsenautoantikörper: Bei den häufigen Autoimmunthyreopathien spielt die Bestimmung von Schilddrüsenautoantikörpern eine wichtige Rolle. Diagnostisch bedeutsam sind die Antikörper gegen Thyreoglobulin (Tg-AK), gegen die thyreoidale Peroxidase (TPO-AK) und gegen den TSH-Rezeptor (TRAK). Der Titer der TPO-AK zeigt zudem eine Assoziation mit dem Ausmaß der Autoimmunreaktion und der Schilddrüsendysfunktion bei chronisch-lymphozytärer Thyreoiditis.

Tumormarker: Als Tumormarker beim medullären Schilddrüsenkarzinom dient Calcitonin. Thyreoglobulin ist nicht nur in der Schilddrüse, sondern auch im Serum nachzuweisen. Nach vollständiger Entfernung eines differenzierten Karzinoms weist eine messbare Tg-Konzentration (> 0,1 ng/ml) auf eine Metastasierung oder ein Rezidiv hin.

In-vivo-Diagnostik

Sonografie: Die Sonografie der Schilddrüse ist mittlerweile die wichtigste diagnostische Methode für die morphologische Beurteilung der Schilddrüse (▶ Abb. 20.2, ▶ Tab. 20.1). Dokumentiert werden die Größe, Echogenität und Homogenität der Binnenstruktur sowie die Lage, Form und Begrenzung der Schilddrüse und benachbarter Strukturen (Lymphknoten, vergrößerte Nebenschilddrüsen). Im Normalfall ist die Schilddrüse im Vergleich zur umliegenden Muskulatur echoreicher (heller). Bei lokalisierten Läsionen sind ebenso die Echogenität und Homogenität zu beurteilen (▶ Tab. 20.2)

Farbkodierte Duplexsonografie: Damit kann auch die Perfusion beurteilt werden. Bei manchen Knoten findet man einen echoarmen Randsaum (Halo-Zeichen), der einer Zone mit erhöhter Perfusion entspricht.

> Volumen eines Schilddrüsenlappens [ml] = Länge × Breite × Dicke [cm] × 0,5 (Gesamtvolumen Schilddrüse = linker + rechter Lappen)

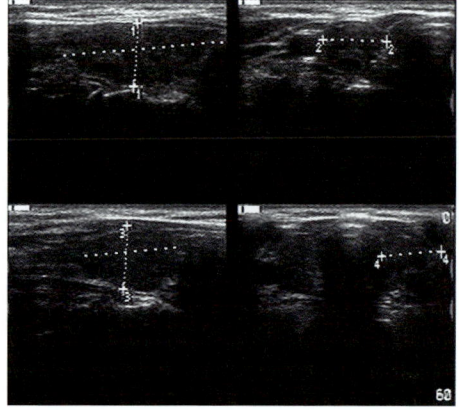

Abb. 20.2: Sonografische Vermessung der Schilddrüse. [O891]

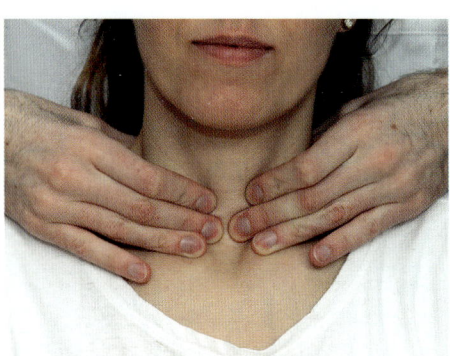

Abb. 20.1: Palpation der Schilddrüse. [M607]

Tab. 20.1: Typische Sonografiebefunde bei Schilddrüsenerkrankungen.

	Sonografie	Mögliche Schilddrüsenerkrankungen
Diffus	Vergrößert und echonormal	Diffuse Struma
	Echoarm	Autoimmunthyreopathien (Morbus Basedow, chronisch-lymphozytäre Thyreoiditis)
Lokalisiert	Echodicht	Verkalkung (dorsale Schallauslöschung!)
	Echonormal und echoreich	Regressiv veränderte Knoten, teilweise mit Halo (häufig bei Jodmangel)
	Echoreduziert → **Szintigrafie!**	Adenome, Karzinome, kleinzystisch degenerierte Knoten, Struma
	Echoleer	Zyste (dorsale Schallverstärkung!)

Schilddrüse

Tab. 20.2: Malignitätskriterien in der Sonografie.

Echoarm
Unregelmäßig begrenzt
Intranodale Durchblutung
Mikroverkalkungen oder grobschollige Verkalkungen

> Ist der Knoten sonografisch nicht auffällig und < 1 cm, erfolgt unter Abschätzung des Risikos eine sonografische Verlaufsbeobachtung. Bei Knoten > 1 cm ist immer eine weitere Abklärung (Feinnadelpunktion, evtl. Szintigrafie) notwendig.

Szintigrafie: Sie gibt Auskunft über die Stoffwechselaktivität sowie Lage, Form und Größe der Schilddrüse. Intravenös verabreichtes Pertechnetat, das mit dem radioaktiven Technetium (^{99m}Tc) gekoppelt ist, wird abhängig vom Funktionszustand der Schilddrüsenzelle über den Jodidtransporter aufgenommen, jedoch nicht weiter verstoffwechselt. Radiojodisotope (^{123}I, ^{131}I) werden in Deutschland und Österreich nur bei bestimmten Indikationen verwendet (z. B. Dosisberechnung für Radiojodtherapie, Karzinomnachsorge, ektopes Schilddrüsengewebe). Mit der Gammakamera wird schließlich ein funktionstopografisches Bild erzeugt und außerdem die prozentuale Aufnahme der verabreichten Dosis in die Schilddrüse bestimmt und als Uptake (TcTU bei ausreichender Jodversorgung: 0,5–2 %) angegeben. Die Szintigrafie wird zur Abklärung fokaler Läsionen, wie einer Struma (multi-)nodosa sowie hyperthyreoter Zustände verwendet. Bei lokalisierten Arealen mit veränderter Aktivität unterscheidet man:
- **Kalter Knoten:** nicht oder vermindert speichernd, malignitätsverdächtig! → Feinnadelpunktion! Allerdings ist ein großer Teil der Knoten > 1 cm kalt.
- **Warmer Knoten:** speichert der Schichtdicke entsprechend stärker als das umliegende Gewebe
- **Heißer Knoten:** intensive Speicherung mit verminderter Aufnahme in das übrige Gewebe (meist funktionelle Autonomie)

Suppressionsszintigrafie: Die Auflösung der Szintigrafie ist jedoch sehr gering und für Knoten < 1 cm daher schlecht geeignet. Mehr Aussagekraft zum Nachweis von Schilddrüsenautonomien hat die Suppressionsszintigrafie, die aber selten durchgeführt wird. Dabei wird TSH durch Levothyroxin supprimiert (z. B. 150 µg/Tag für 2 Wochen, abhängig vom Alter und kardiovaskulären Erkrankungen). Es erfolgt dann vorwiegend eine Speicherung in Zellen, die auch TSH-unabhängig Jod aufnehmen können.

Feinnadelaspirationspunktion (FNP): Sie ist ein einfacher Eingriff mit sehr geringem Risiko. Sie dient meist zur Malignitätsabklärung von kalten und sonografisch suspekten oder rasch wachsenden Knoten. Durch zytologische Untersuchung des Aspirats (keine Biopsie!) kann präoperativ die Dignität eingestuft und so eine Operation meist vermieden werden.

> Keine Untersuchungen mit jodhaligem Kontrastmittel bei Verdacht auf Schilddrüsenfunktionsstörungen! Durch exogene Jodzufuhr kann eine latente, bisher nicht erkannte Hyperthyreose manifest werden und für ca. 4–6 Wochen ist keine szintigrafische Diagnostik mit Technetium oder Therapie mit Radiojod möglich!

Falls bei einer Hyperthyreose unbedingt eine Bildgebung mit jodhaltigen Kontrastmitteln notwendig ist, wird Perchlorat (Irenat®) gegeben, das die Jodidaufnahme in die Schilddrüse hemmt.

ZUSAMMENFASSUNG

- Der wichtigste Screeningparameter bei Schilddrüsenfunktionsstörungen ist TSH.
- Sonografie und Szintigrafie sind bildgebende Verfahren, die sich ergänzen.
- Die Feinnadelpunktion ist eine effektive, sichere und günstige Methode zur präoperativen Malignitätsabklärung eines Knotens.
- Bei Verdacht auf Schilddrüsenfunktionsstörungen muss die Anwendung jodhaltiger Kontrastmittel vermieden werden.

21 STRUMA UND SOLITÄRER KNOTEN

Struma
Unter einer Struma versteht man jede Vergrößerung der Schilddrüse über ein Volumen von 18 ml bei Frauen und 25 ml bei Männern sowie knotige Veränderungen bei normal großer Schilddrüse (▶ Abb. 21.1). Man unterscheidet eine homogen vergrößerte **Struma diffusa** von einer **Struma nodosa** mit Knotenbildung. Abhängig von der Ursache kann funktionell eine Euthyreose, Hyperthyreose oder Hypothyreose vorliegen. In Deutschland haben etwa 30 % der Erwachsenen eine euthyreote Struma. Sie stellt somit die häufigste endokrine Erkrankung dar. Frauen sind doppelt so häufig betroffen wie Männer.

Ätiologie
Jodmangel ist mit 90 % die mit Abstand häufigste Ursache einer Struma. Daneben ist auch eine familiäre Belastung von Bedeutung. Andere Ursachen sind Immunthyreopathien (Morbus Basedow, chronisch-lymphozytäre Thyreoiditis), eine Autonomie, Zysten, Adenome, Karzinome, Metastasen, Thyreoiditiden, Medikamente (Lithium, Thyreostatika), strumigene Substanzen (z. B. Thiocyanat, Nitrat) u. a.

> Jodmangel ist in Deutschland die häufigste Ursache einer Struma!

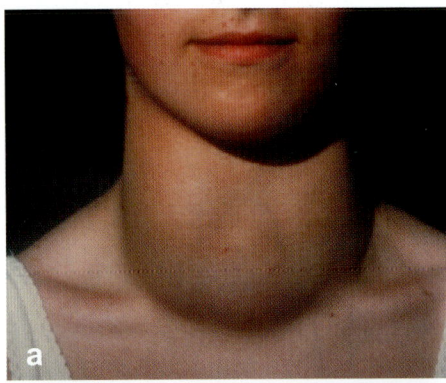

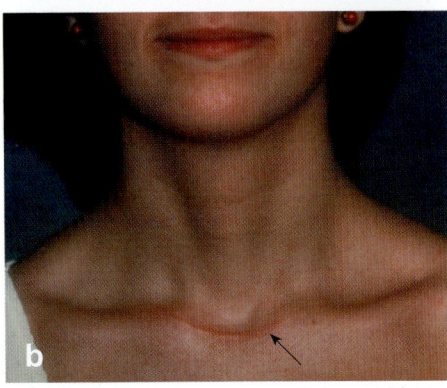

Abb. 21.1: Patientin mit massiver Struma nodosa vor (a) und nach der Operation (b), Pfeil: Narbe nach Kocher-Kragenschnitt. [T127]

Pathogenese
Zu Beginn entsteht eine Hypertrophie (Zellvergrößerung), die vorwiegend durch TSH bedingt ist. Dies stellt einen Kompensationsmechanismus zur ausreichenden Versorgung des Körpers mit Schilddrüsenhormonen dar. Erst später kommt es zur Hyperplasie (Zellvermehrung), für die vorwiegend ein intrathyreoidaler Jodmangel verantwortlich gemacht wird. Die Thyreozyten bilden jodabhängig organische Jodverbindungen, wie δ-Jodlacton, das die wachstumsfördernde Wirkung von IGF-1 und anderen lokalen Wachstumsfaktoren (EGF, TGF-β) hemmt. Fällt diese Hemmung bei Jodmangel weg, kommt es zu einer Proliferation der Zellen. Bei jeder länger bestehenden Struma tritt nach mehreren Jahren eine **irreversible Knotenbildung** auf. Dafür kommt eine Kombination verschiedener Mechanismen in Betracht:

▶ Durch degenerative Prozesse und Einblutungen kommt es zur Narbenbildung und zu einem Narbennetz. Ein homogenes Wachstum ist dann nicht mehr möglich.
▶ Regionale Unterschiede der Proliferationsfähigkeit der Thyreozyten führen zu einem asymmetrischen Wachstum und zur Knotenbildung.
▶ Jodmangel begünstigt Gain-of-Function-Mutationen, also eine erhöhte Aktivität der Funktion eines Proteins (z. B. des TSH-Rezeptors), was zur Bildung klonaler Knoten führen kann.

> TSH → Hypertrophie
> Jodmangel → Wachstumsfaktoren → Hyperplasie

Klinik
Eine Vergrößerung der Schilddrüse macht **bei euthyreoter Stoffwechsellage** kaum Beschwerden. Nur ein Teil der Patienten hat ein Druck- und Engegefühl am Hals. Bei einer großen Struma können Kompressionssyndrome auftreten, die zu Schluckbeschwerden, Atembeschwerden oder oberer Einflussstauung führen. Das Bild einer Tracheomalazie mit Säbelscheidentrachea durch Kompression der Luftröhre wird heute nur noch ganz selten beobachtet. Heiserkeit durch eine Rekurrensparese tritt vorwiegend bei malignen Erkrankungen auf. Bei **hyper- und hypothyreoter Stoffwechsellage** treten die in ▶ Kapitel 22 beschriebenen Symptome auf.

Diagnostik
Die Diagnostik beginnt mit Anamnese und Palpation (▶ Tab. 21.1 und ▶ Tab. 21.2). In der **Sonografie** können die Größe (▶ Abb. 20.2) bestimmt und Zysten und Knoten erkannt werden. Liegt das basale **TSH** außerhalb des Normbereichs, muss ergänzend eine fT_4- und fT_3-Bestimmung und evtl. eine **Szintigrafie** durchgeführt werden. Dadurch können die häufigsten anderen Thyreopathien diagnostisch von einer euthyreoten Struma bei Jodmangel abgegrenzt werden. Bei einer lang bestehenden Struma zeigen sich in der Szintigrafie sowohl heiße als auch kalte Knoten. Heiße Knoten sind nicht karzinomverdächtig und müssen daher nicht punktiert werden.

Verlauf und Stoffwechsellage
Die Stoffwechsellage bleibt im Verlauf häufig euthyreot. Nur bei sehr ausgeprägtem Jodmangel reicht die Kompensation nicht mehr aus, um eine adäquate Versorgung mit Schilddrüsenhormonen zu sichern. Andererseits werden bei Jodmangel häufiger Mutationen im TSH-Rezeptor oder des G_S-Proteins gefunden, die zu einer Autonomie der Zelle führen. Diese autonomen Areale

Tab. 21.1: Typische Befunde bei Strumen unterschiedlicher Ätiologie.

Konsistenz	Beispiele
Weich und symmetrisch	Jodmangel, Morbus Basedow
Knotig	Multifokale Autonomie, Spätstadium des Jodmangels, Karzinome
Schmerzhaft und hart	Akute und subakute Thyreoiditis
Schmerzlos und hart	Schilddrüsenkarzinom
Eisenhart	Riedel-Struma

Tab. 21.2: WHO-Klassifikation der Struma.

Grad	Charakteristika
0	Keine Struma
Ia	Tastbare, aber nicht sichtbare Struma
Ib	Tastbare und nur bei zurückgebeugtem Kopf sichtbare Struma
II	Sichtbare Struma
III	Große, sichtbare Struma

in einer bestehenden Struma nodosa können so eine hyperthyreote Stoffwechsellage hervorrufen.

Therapie

Für die Behandlung der mittlerweile seltenen benignen euthyreoten Struma gibt es keinen einheitlichen Konsens. Therapiemöglichkeiten sind negen der Jodsubstitution, die TSH-suppressive Levothyroxinsubstitution, die Operation bzw. die Radiojodtherapie. Rezente Daten (LISA-Studie in Deutschland) zeigten den besten Effekt bei einer Kombination einer Jodgabe mit nichtsupressiven Thyroxingaben, wobei diese Daten auf Länder mit exzellenter Jodversorgung nicht unbedingt übertragen werden können. Auch die Verlaufsbeobachtung stellt eine weitere Option dar. So hat sich in der Wickham-Studie, einer der größten Verlaufsstudien von Schilddrüsenerkrankungen, bei bis zu 20 % der Frauen und 5 % der Männer ein stationärer oder rückläufiger Befund gezeigt.

Bei Kindern und Jugendlichen sowie bei Erwachsenen unter 35 Jahren ist eine Rückbildung einer Jodmangelstruma unter **Kaliumjodidtherapie** (z. B. Jodetten® Henning; Kinder: 100 µg/Tag, ab 10 Jahren: 200 µg/Tag) Erfolg versprechend. Bei größerer Struma (> 50 ml) ist die Wirkung jedoch eingeschränkt. Vor Therapiebeginn müssen eine Autonomie und eine Autoimmunthyreoiditis ausgeschlossen werden. Eine effektivere Rückbildung erfolgt durch eine Kombination von Kaliumjodid und **Levothyroxin** (z. B. Thyronajod®). Ziel ist ein TSH im unteren Normbereich bei normalen Schilddrüsenhormonen. Außerdem sollten regelmäßig der Halsumfang kontrolliert und die Schilddrüse sonografisch vermessen werden.

Eine absolute Indikation für eine **Operation** besteht bei Malignitätsverdacht oder Kompressionssymptomen (Dyspnoe, Schluckbeschwerden). Ein fehlender Therapieerfolg bei medikamentöser Behandlung stellt eine relative Indikation dar. Nach der Operation wird eine lebenslange **Rezidivprophylaxe** mit Jodid empfohlen. Bei geringem verbleibendem Schilddrüsengewebe (< 10 ml) wird außerdem Levothyroxin substituiert.

Ist eine Operation nicht möglich oder nicht erwünscht, kann auch eine **Radiojodtherapie** (RIT) angewendet werden. Dabei ist eine Verkleinerung der Schilddrüse um ca. 30–50 % möglich.

Solitärer Knoten

Die Ursachen für Knoten in der Schilddrüse sind vielfältig (▶ Tab. 21.3). Karzinome machen im Gegensatz zu anderen, benignen Veränderungen nur einen sehr geringen Anteil aus. Außerdem sind das Wachstum differenzierter Malignome langsam und die Prognose ausgesprochen günstig. Daher wird in der Praxis bei nicht tastbaren Knoten mit einem Durchmesser **unter 1 cm** unter Abschätzung des Risikos (keine Malignitätszeichen in der Sonografie, negatives Calcitonin) eine sonografische Beobachtung nach 3–6 Monaten und danach jährlich als ausreichend angesehen. Die Knoten sollen dabei in drei Dimensionen vermessen werden. Eine Volumenzunahme kann jedoch erst ab einer Änderung von etwa 50 % sicher beurteilt werden.

Tab. 21.3: Häufige Ursachen solitärer Schilddrüsenknoten.

Kolloidhaltiger Knoten
Adenom
Zyste
Narbe
Karzinom
Thyreoiditis
Asymmetrische Organvergrößerung

Die Auflösung der Szintigrafie ist außerdem bei kleineren Knoten nicht ausreichend, sodass erst ab einem Durchmesser **über 1 cm** eine weitere Abklärung sinnvoll ist. Eine Feinnadelpunktion ist bei echoarmen und kalten Knoten indiziert. Auch bei warmen, nicht jedoch bei heißen Knoten sollte punktiert werden.

Handelt es sich um eine **Zyste,** können diese punktiert und der Inhalt zytologisch untersucht werden, wobei nach Möglichkeit ein solider Anteil punktiert werden sollte. Der therapeutische Erfolg einer solchen Punktion wird erhöht, wenn danach die Punktionsstelle lang und kräftig komprimiert wird, um die Adhäsion der Zystenwände zu fördern. Bei größeren Zysten beobachtet man häufig Rezidive. Eine endgültige Sanierung wird dann nur chirurgisch erreicht.

In den vielen Fällen mit indeterminierter Zytologie (folikuläre Neoplasie), wo heutzutage eine Operation durchgeführt wird, wird in Zukunft eine molekulargenetische Untersuchung der Knotenzellen die Unterscheidung Karzinom/gutartiges Adenom ermöglichen.

▶ Als Struma bezeichnet man jede Schilddrüsenvergrößerung oder Knotenbildung unabhängig von der Ursache oder der Schilddrüsenfunktion.
▶ Jodmangel ist in Deutschland die häufigste Ursache einer Struma. Etwa ¼ der Erwachsenen sind davon betroffen.
▶ Bei euthyreoter Stoffwechsellage ergeben sich kaum Beschwerden. Nur teilweise werden Symptome wie ein Druck- und Engegefühl beschrieben.
▶ Die Diagnose der Jodmangelstruma erfolgt nach Ausschluss anderer infrage kommender Schilddrüsenerkrankungen.
▶ Therapie: wichtigste Maßnahme Kaliumjodidsubstitution; bei mechanischen Komplikationen oder Malignitätsverdacht: Operation

ZUSAMMENFASSUNG

22 FUNKTIONSSTÖRUNGEN

Schilddrüsenfunktionsstörungen sind fast immer primäre Störungen (von der Schilddrüse ausgehend), extrem selten sekundäre oder tertiäre Störungen.

Hypothyreose

Die Hypothyreose ist durch einen Mangel oder eine nicht ausreichende Versorgung der Körperzellen mit Schilddrüsenhormonen gekennzeichnet. Mit einer Prävalenz von 10 % (ca. 6–7 % latent, nur 1–3 % manifest) ist die Unterfunktion der Schilddrüse viel häufiger als die Überfunktion. Die Prävalenz nimmt mit dem Alter zu. Frauen sind häufiger betroffen.
Viel seltener ist eine angeborene Hypothyreose, die jedoch eine der häufigsten angeborenen Stoffwechselerkrankungen darstellt.

Hypothyreose im Kindesalter

Die Hypothyreose beim **Neugeborenen** kann angeboren (am häufigsten Aplasie oder Dysplasie, selten Hormonsynthesestörungen, periphere SD-Hormonresistenz) oder intrauterin erworben sein (bei Jodmangel oder Jodexzess; durch blockierende AK der Mutter mit einer transienten Hypothyreose beim Neugeborenen). Die Prävalenz liegt bei 1 : 2.000 bis 1 : 4.000. Man beobachtet oft eine verlängerte Schwangerschaftsdauer und ein hohes Geburtsgewicht. Häufige Symptome sind ein verlängerter Neugeborenenikterus, Trinkfaulheit, Bewegungsarmut, Obstipation, Makroglossie und kühle Haut. Durch Hormonmangel besteht die Gefahr von Wachstumsstörungen und geistiger Retardierung. Ein Hormonmangel kann unbehandelt beim Kind zum Vollbild des **Kretinismus** mit Skelettveränderungen, Schwerhörigkeit, Verzögerung der Pubertät und irreversiblen ZNS-Störungen führen.

Bei Neugeborenen wird im Rahmen des Guthrie-Tests ein TSH-Screening durchgeführt, da für die Prognose eine frühe Diagnose und Therapie entscheidend sind.
Bei **Kindern** manifestiert sich eine Hypothyreose durch verzögertes Wachstum und gestörte Zahnentwicklung sowie das Nachlassen der intellektuellen Entwicklung und schulischer Leistungen.

Hypothyreose beim Erwachsenen

Zu einer primären (von der Schilddrüse ausgehenden) Hypothyreose kommt es häufig durch:
▶ **Entzündliche Ursachen:** Die chronisch lymphozytäre Thyreoiditis ist in mehr als 50 % die Ursache einer Hypothyreose bei Erwachsenen (▶ Kap. 23).
▶ **Iatrogene Ursachen:** Therapie einer Hyperthyreose (Operation, Radiojodtherapie, Thyreostatika), Bestrahlung der Halsregion (bei 20–60 % innerhalb von 3–6 Jahren), Medikamente (z. B. Lithium)

In Europa ist selten ein extremer Jodmangel für eine Hypothyreose verantwortlich. Weitere rare Ursachen sind Tumoren, eine sekundäre oder tertiäre Hypothyreose oder eine späte Manifestation einer angeborenen Schilddrüsenhormonresistenz.

> Sofern keine iatrogene Hypothyreose vorliegt, ist die mit Abstand häufigste Ursache der Hypothyreose eine chronische lymphozytäre Thyreoiditis.

Klinik

Die Symptome entwickeln sich langsam und werden vom Patienten typischerweise lange Zeit nicht wahrgenommen (▶ Abb. 22.1):

▶ Müdigkeit und Antriebslosigkeit
▶ Frieren (Kälteintoleranz)
▶ Gewichtszunahme, Obstipation
▶ Trockene, schuppige Haare, Haarausfall, brüchige und splitternde Nägel, kühle, trockene, blassgraue Haut
▶ Depression
▶ Myxödem (nicht eindrückbare Schwellungen im Gesicht und an den Extremitäten); „Myxödemherz": Bradykardie, koronare Herzkrankheit, Niedervoltage und Long-QT im EKG, diastolische Hypertonie (Anstieg des peripheren Widerstands)
▶ Heisere Stimme
▶ Muskelschwäche
▶ Menstruationsstörungen und Libidoverlust (TRH → Hyperprolaktinämie → gehemmte GnRH-Freisetzung)
▶ Hyperlipidämie (erhöhtes Arterioskleroserisiko), Anämie, Hyponatriämie

Oft entwickeln ältere Patienten wenige oder uncharakteristische Symptome wie Kälteintoleranz, eine nicht dem Alter entsprechende motorische und geistige Retardierung, Gedächtnisstörungen oder Depression. Dies macht die klinische Differenzierung zu einer Altersdepression oder Senilität schwierig.
Bei einer Hypothyreose besteht ein erhöhtes Risiko für kardiovaskuläre Erkrankungen (Herzinsuffizienz, vermutlich auch und koronare Herzkrankheit). Außerdem kann es nicht nur bei der Hyperthyreose sondern auch bei der Hypothyreose zu einem erhöhten Frakturrisiko kommen.

Diagnostik

▶ **Manifeste Hypothyreose:** basales TSH (> 4,0 mU/l) erhöht, fT_4 erniedrigt
▶ **Latente Hypothyreose:** basales TSH erhöht, fT_4 und fT_3 normal oder im unteren Normbereich

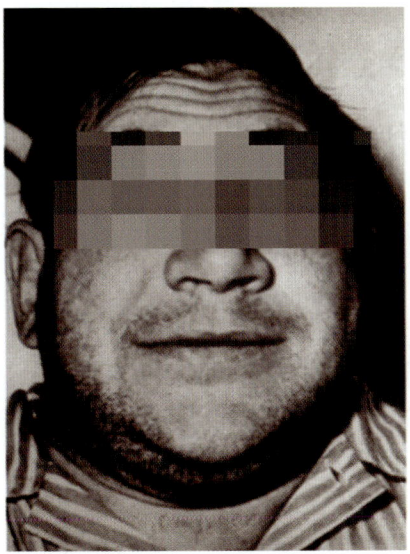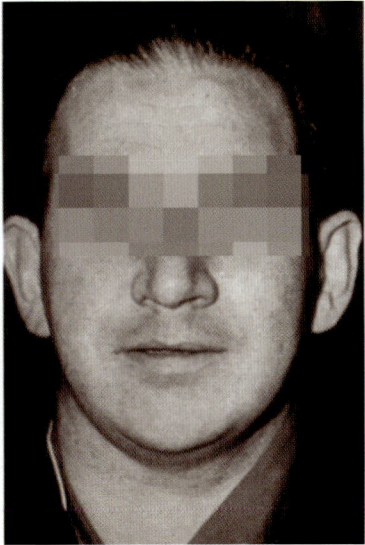

Abb. 22.1: 30-jähriger Patient mit Hypothyreose (links), selber Patient unter Therapie (rechts). [T127]

Schilddrüse

Selten wird bei speziellen Indikationen (z. B. Kinderwunsch) der TRH-Stimulationstest mit nachfolgender TSH-Bestimmung angewendet. Er hat auch Bedeutung bei V. a. eine sekundäre Hypothyreose.

Zur Diagnose der **chronisch-lymphozytären Thyreoiditis** dient der Nachweis von TPO-AK (in bis zu 95 % positiv), die spezifischer sind als Tg-AK. In der Diagnostik werden außerdem die Sonografie (▶ Abb. 22.2) und nur selten die Feinnadelpunktion eingesetzt. Bei hypothyreoter Stoffwechsellage ist die Nuklidaufnahme in der Szintigrafie oft vermindert oder fehlend. Im Labor findet man häufig Nebenbefunde wie eine Hypercholesterinämie, Hyponatriämie, Anämie oder eine Hyperprolaktinämie.

Bei einer seltenen **sekundären (hypophysären) Hypothyreose** sind sowohl basales TSH als auch fT_4 erniedrigt. Zu beachten sind dabei auch andere Zeichen eines Hypopituitarismus (▶ Kap. 17). Bei der peripheren Schilddrüsenhormonresistenz kommt es wie auch bei der sekundären Schilddrüsenüberfunktion (beide extrem selten) zu einer Erhöhung von TSH und fT_4.

Therapie

Manifeste Hypothyreose

Meist ist eine lebenslange **Substitution mit Schilddrüsenhormonen** notwendig. Vor allem bei koronarer Herzerkrankung und länger bestehender oder ausgeprägter Hypothyreose ist es wichtig, einschleichend zu dosieren. Die Erhaltungsdosis liegt bei 1,5–2,0 µg/kg KG (~75–200 µg/Tag) Levothyroxin (T_4, z. B. Euthyrox® oder Thyrex®). Es scheint jedoch die Dosis eher von der fettfreien Körpermasse abhängig zu sein. Die Konversion zu T_3 erfolgt im Gewebe in Abhängigkeit vom Bedarf. Während Patienten über 60 Jahre einen geringeren Bedarf haben, ist dieser bei Kindern (bis zu 4 µg/kg KG) und in der Schwangerschaft erhöht.

Die Einnahme sollte unter konstanten Bedingungen, am besten 30 min vor dem Frühstück erfolgen. Die Vollsubstitution wird aber nicht von allen Patienten toleriert. Eine Kombination von Liothyronin (T_3) und Levothyroxin hat hingegen keinen gesicherten Nutzen auf die Lebensqualität oder kognitive Funktionen. Ziel ist ein TSH im Bereich von 0,5–2 mU/l, was jedoch nicht bei allen Patienten erreicht wird (bis zu 20 % sind über- bzw. untersubstituiert). Eine Änderung der Dosis sollte erst nach einer Therapie von 6–8 Wochen mit gleicher Dosis erfolgen, da die Normalisierung von TSH verzögert eintritt. Bei Überdosierung kommt es zu Symptomen der Hyperthyreose. Zu schnelle Dosiserhöhung oder zu hohe Dosen führen zu Tachyarrhythmien und Angina pectoris, die sich durch Betablocker mildern lassen. Durch Levothyroxin können der Insulinbedarf und die Wirkung von Phenprocoumon (Marcumar®) erhöht werden.

Latente Hypothyreose

Bezüglich der Therapie der latenten Hypothyreose besteht kein einheitlicher Konsens. Allerdings sind die Vorteile einer Substitution erst bei TSH-Konzentrationen > 10 mU/l gesichert, wobei eine rezente Metaanalyse ab einem TSH > 7 mU/l eine erhöhte Mortalität bei latenter Hypothyreose zeigte. Darüber hinaus sind die klinische Symptomatik und andere Kriterien (z. B. Kinderwunsch, Schwangerschaft, nachweisbare TPO-Antikörper oder Hypercholesterinämie) zu berücksichtigen.

Bei Patienten mit latenter Hypothyreose über 65 Jahren scheint hingegen der kardiovaskuläre Nutzen einer Substition abzunehmen und im höheren Alter verloren zu gehen. Es gibt hier einen Wandel eine Substitution zurückhaltender anzuwenden. Auch ohne Substitution ist eine Verlaufskontrolle in Intervallen von 6–12 Monaten empfehlenswert, da 2–4 % dieser Patienten pro Jahr eine manifeste Hypothyreose entwickeln.

Low-T_3-Syndrom

Bei schweren nichtthyreoidalen Erkrankungen (z. B. Niereninsuffizienz, Myokardinfarkt, Leberzirrhose, Sepsis), nach Operationen oder Traumata kann es durch eine verminderte Dejodierung zu einem Absinken von fT_3 bei gleichzeitigem Anstieg von reversem T_3 (rT_3) kommen (▶ Abb. 22.3). Das Low-T_3-Syndrom wird v. a. bei Intensivpatienten beobachtet, bei denen die Hormoninterpretation außerdem durch Medikamente (Glukokortikoide, Dopamin) erschwert wird, die den Hormonmetabolismus beeinträchtigen. Diese verminderte Konversion ist physiologisch und bewirkt eine Reduktion des Energieverbrauchs in der Peripherie, während der Metabolismus in der Leber häufig gesteigert ist. Eine Substitution von Schilddrüsenhormonen führt nicht zu einer Verbesserung der Prognose und sollte daher unterlassen werden. Später kann es bei schweren Erkrankungen durch verminderte Schilddrüsenhormonsynthese auch zu einem Absinken von fT_4 kommen.

Hyperthyreose

Unter einer Hyperthyreose versteht man ein erhöhtes Angebot von Schilddrüsenhormonen mit der Folge einer vermehrten Rezeptoraktivierung. Die häufigsten Ursachen sind der Morbus Basedow und die funktio-

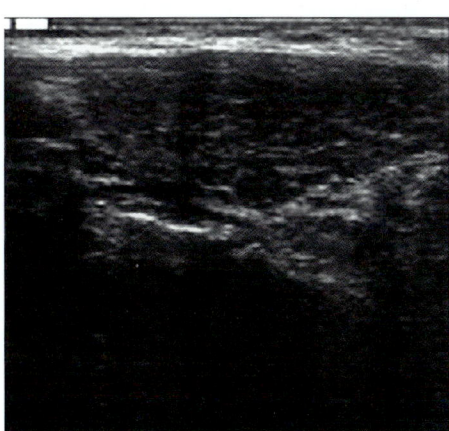

Abb. 22.2: Echoarme Schilddrüse bei chronischer lymphozytärer Thyreoiditis. [O891]

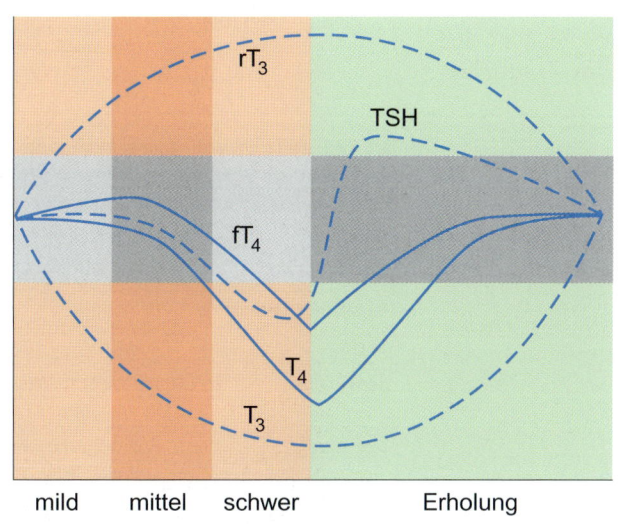

Abb. 22.3: Verlauf des Low-T_3-Syndroms bei schweren Erkrankungen. [L231]

nelle Schilddrüsenautonomie. Auch in einer länger bestehenden Struma (▶ Kap. 21) können autonome Bezirke mit vermehrter Hormonsynthese entstehen. Bei Thyreoiditiden kann es zudem durch Zerstörung von Follikeln zur Freisetzung von Schilddrüsenhormonen und zu einer passageren Hyperthyreose kommen. Ist die Ursache eine übermäßige exogene Zufuhr von Schilddrüsenhormonen (z. B. zur Gewichtsreduktion), so spricht man von einer **Hyperthyreosis factitia**.

Klinik

Typische Symptome der Hyperthyreose sind:
- Unruhe und Nervosität
- Wärmeintoleranz, Schwitzen, warme, feuchte Haut, Haarausfall
- Gewichtsverlust trotz gesteigerten Appetits
- Gesteigerte Stuhlfrequenz bis zur Diarrhö
- Atemnot
- Muskelschwäche
- Schlafstörungen
- Sinustachykardie, Arrhythmien
- Feinschlägiger Tremor der ausgestreckten Finger
- Bei Morbus Basedow: endokrine Orbitopathie, seltener prätibiales Myxödem

Während bei jüngeren Personen Symptome wie gesteigerter Appetit, Schwitzen, Diarrhö, Nervosität und Wärmeintoleranz dominieren, findet man bei älteren Patienten oft oligosymptomatische Verläufe. Dabei kommt es eher zu Gewichtsabnahme, Atemnot, Herzrhythmusstörungen (Vorhofflimmern), Herzinsuffizienz, Besserung einer Obstipation, zunehmendem Tremor oder Verwirrtheit. Durch das erhöhte Schlagvolumen steigt der systolische Blutdruck an, während der Mitteldruck durch eine Gefäßdilatation eher abnimmt. Die erhöhte Herzbelastung kann zu einer Kardiomyopathie führen. Manche Symptome sind sowohl bei der Hyperthyreose als auch bei der Hypothyreose zu finden, z. B. Konzentrationsstörungen, Muskelschwäche oder Haarausfall.

Häufige Ursachen
Morbus Basedow

Die Basedow-Krankheit (*engl.* Graves' disease) ist eine häufige Autoimmunerkrankung mit thyreoidalen und extrathyreoidalen Manifestationen und genetischer Disposition (Assoziation mit HLA-B8 und -DR3). Es kommt zur Bildung von Antikörpern gegen den TSH-Rezeptor (TRAK). Diese verdrängen TSH und wirken stimulierend auf die Schilddrüse, was eine Überfunktion und ein diffuses Wachstum zur Folge hat. Neben der Hyperthyreose kommt es in etwa 40 % zur endokrinen Orbitopathie (▶ Abb. 22.4), die fast immer beidseitig auftritt. Diese kann sich zeitlich vor, während oder nach dem Erstauftreten der Hyperthyreose manifestieren und ist wahrscheinlich durch eine Kreuzreaktion der TRAK mit Antigenen von Augenmuskelgewebe bedingt. In weiterer Folge kommt es durch eine lymphozytäre Infiltration mit Aktivierung von Fibroblasten zur Einlagerung von Glykosaminoglykanen und zu einem retrobulbären Ödem. Der intraorbitale Druckanstieg führt zum Vortreten der Augen (Protrusio bulbi). Typische Symptome sind seltener Lidschlag, erhöhte Lichtempfindlichkeit, Fremdkörpergefühl, verschwommenes Sehen und Doppelbilder.

> Die endokrine Orbitopathie tritt fast immer beidseitig auf. Die Symptome sind morgens häufig stärker ausgeprägt als abends.

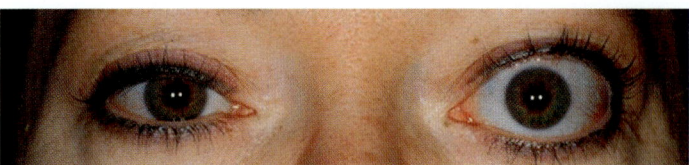

Abb. 22.4: Endokrine Orbitopathie. In diesem Fall mit deutlicher Asymmetrie. [E942]

Im Gegensatz zu Doppelbildern bei der Orbitopathie sind solche bei Ermüdung abends stärker ausgeprägt. Weitere extrathyreoidale Manifestationen des Morbus Basedow sind das prätibiale Myxödem (in ca. 4 %) oder die seltenere Akropachie (subperiostale Knochenneubildung mit Trommelschlägelfingern). In 5–10 % finden sich auch andere Autoimmunerkrankungen (z. B. Vitiligo, Myasthenia gravis, Morbus Addison).

Funktionelle Autonomie

Auch im physiologischen Zustand gibt es Areale in der Schilddrüse, deren Aktivität nicht durch TSH reguliert wird (physiologische basale Autonomie). Intrathyroidaler Jodmangel führt zum bevorzugten Wachstum dieser Zellen, was sich im höheren Alter als **multifokale oder disseminierte Autonomie** manifestiert. Mit zunehmender Masse an autonomem Gewebe entwickelt sich aus einer euthyreoten Stoffwechsellage eine latente oder manifeste Hyperthyreose. Bei der **unifokalen Autonomie** (autonomes Adenom) kommt es durch Mutationen zur konstitutiven Aktivierung des TSH-Rezeptors (oder des G_S-Proteins). Das bedeutet, dass der Aktivitätszustand des Rezeptors erhöht wird, auch ohne dass dabei ein Agonist gebunden wird. Diese Mutationen werden ebenfalls durch Jodmangel begünstigt.

> Die Stoffwechsellage bleibt lange Zeit euthyreot. Eine exogene Jodzufuhr kann bei bestehender Autonomie jedoch eine jodinduzierte Hyperthyreose auslösen.

Tab. 22.1: Differenzialdiagnose: Morbus Basedow und funktionelle Autonomie.

	Morbus Basedow	Funktionelle Autonomie
Alter	Häufig jüngeres Lebensalter	Höheres Lebensalter (> 50.–60. Lj.)
Geschlecht	Frauen 5-mal häufiger	Kein signifikanter Unterschied
Endokrine Orbitopathie	In ca. 40 %	–
Beginn	Plötzlich	Schleichend
Sonografie	Diffuse echoarme Struma, verstärkte Vaskularisation („vaskuläres Inferno")	Nodöse Struma (erhöhte Durchblutung in den Knoten)
Szintigrafie	Homogene Mehrspeicherung bei vergrößerter Schilddrüse	Häufig fokale Mehrspeicherungen (evtl. Suppressionsszintigrafie notwendig)
TRAK	> 95 %	Selten
TPO-AK	~ 70 %	(Evtl. niedrige AK-Titer)

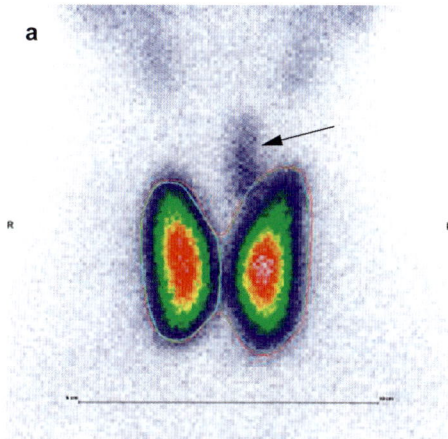 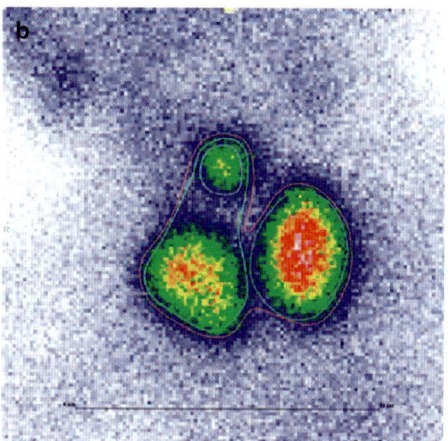

Abb. 22.5: Szintigrafie. [O891]
a) Morbus Basedow (TcTU: 7,5 %; Pfeil: Speicherung im Lobus pyramidalis).
b) Multinoduläre Knotenstruma mit autonomen Arealen.

Marine-Lenhart-Syndrom
Als Marine-Lenhart-Syndrom bezeichnet man die Kombination von funktioneller Autonomie und Morbus Basedow. Man findet dabei echoarme und knotige Veränderungen mit fokaler Mehrspeicherung bei gleichzeitig nachweisbaren TRAK.

Diagnostik
- **Manifeste Hyperthyreose:** TSH erniedrigt, fT_3 und/oder fT_4 erhöht
- **Latente Hyperthyreose:** erniedrigtes TSH bei normalem fT_4 und fT_3

Zur Differenzialdiagnose zwischen Morbus Basedow und Schilddrüsenautonomie ist der Nachweis von Autoantikörpern bzw. evtl. bestehende Komorbiditäten (z. B. endokrine Orbitopathie) wegweisend. Unterschiede findet man auch in der Sonografie und der Szintigrafie (▶ Tab. 22.1, ▶ Abb. 22.5). Als Nebenbefunde können sich bei der Hyperthyreose niedriges Cholesterin, eine milde Hyperkalzämie oder Leukopenie zeigen.

Differenzialdiagnosen
Besonders schwer ist die Differenzialdiagnose zwischen dem TRAK-negativen Morbus Basedow ohne endokrine Orbitopathie und einer disseminierten Autonomie, die jedoch therapeutisch keine große Relevanz besitzt und möglicherweise nur eine Verlegenheitsbeschreibung bei insuffizient nachweisbaren TRAK darstellt. Die Unterscheidung zwischen einer unifokalen Autonomie und einem sehr seltenen hormonproduzierenden, follikulären Malignom kann zytologisch nicht immer gestellt werden. Eine weitere Abklärung ist in diesem Fall jedoch nur bei raschem Wachstum indiziert. Diagnostisch abzugrenzen sind Zustände bei **Fieber, Psychosen** oder **Drogenmissbrauch.** Ähnliche Symptome zeigen sich auch bei einer stressbedingten Überlastung (Nervosität, Unruhe und Tachykardie, häufig mit Obstipation und Gewichtszunahme). Ein vermehrtes Schwitzen ohne besondere Anstrengung wird auch bei der **Hyperhidrosis** beobachtet.

Therapie
Thyreostatika
Zu Beginn wird jede Hyperthyreose mit Thyreostatika behandelt, bis ein euthyreoter Zustand erreicht ist. Dieser sollte nach etwa 3 Wochen eintreten. Durch die Thioamide wird die thyreoidale Peroxidase (TPO) gehemmt, was zur Inhibition der Hormonsynthese führt. Gehemmt wird jedoch nicht die Freisetzung bereits gebildeter Hormone, weshalb die Wirkung erst nach 6–8 Tagen eintritt.

Substanzen: Am häufigsten werden Thiamazol oder Carbimazol verwendet. Aufgrund häufigerer Nebenwirkungen sollte Propylthiouracil nur bei Unverträglichkeit der anderen Wirkstoffe gegeben werden. In der Schwangerschaft ist es in der niedrigst möglichen Dosierung noch immer Therapie der Wahl. Es führt in hohen Dosen auch zu einer Hemmung der Dejodase und somit zu einer geringeren Bildung des stärker wirksamen T_3. Bei Jodmangel kommt es durch eine irreversible Hemmung der TPO zu einer stärkeren Wirkung der Thyreostatika als bei einem Jodüberschuss. Bei einer jodinduzierten Hyperthyreose sind daher höhere Dosen notwendig! Initial wird eine höhere Dosis verabreicht, die dann auf eine Erhaltungsdosis gesenkt wird (z. B. 2,5–10 mg für Thiamazol).

Nebenwirkungen: Die gefährlichste Nebenwirkung ist eine in 0,2–0,5 % und häufig dosisabhängig auftretende Agranulozytose (< 500 Granulozyten/μl), die sich häufig durch Fieber, Halsschmerzen oder Stomatitis bemerkbar macht. Diese tritt häufiger bei älteren Patienten und in den ersten 2–6 Wochen auf. Der Patient muss über die Symptome und ein sofortiges Absetzen und eine anschließende Blutbildkontrolle aufgeklärt werden. Außerdem sollten regelmäßig die Transaminasen kontrolliert werden. Daneben kann es zu allergischen Hautreaktionen kommen. Der Leidensdruck bei der Hyperthyreose ist gering, weshalb die Nebenwirkungen der Therapie nicht von allen Patienten toleriert werden. Der häufigen Gewichtszunahme und einer verminderten Leistungsfähigkeit steht jedoch ein erhöhtes kardiovaskuläres Risiko bei Nichteinhalten der Therapie gegenüber.

Dauer: Während bei der Autonomie keine spontane Heilung möglich ist, werden beim Morbus Basedow innerhalb von 1 Jahr Remissionen bei 30 % beobachtet. Später sind jedoch Rezidive möglich. Rauchen und Stress erhöhen das Rezidivrisiko! Niedriger ist das Risiko hingegen bei Frauen, einem Alter über 40 Jahren und langer Therapiedauer. Üblicherweise wird beim Morbus Basedow eine thyreostatische Therapie über 12–24 Monate durchgeführt. Eine längerfristige Therapie mit Thyreostatika sollte allerdings nicht erfolgen.

Radiojodtherapie (RIT)
Die RIT kommt bei einer funktionellen Autonomie oder bei ausbleibender Remission bei einem Morbus Basedow zum Einsatz. Es handelt sich um eine sehr effektive Methode, die seit über 60 Jahren existiert. Bei der funktionellen Autonomie wird nach Erreichen einer Euthyreose das TSH im unteren Normbereich eingestellt, damit die Jodaufnahme v. a. in die autonomen, TSH-unabhängigen Areale erfolgt. Durch ^{131}I können hohe Strahlendosen mit jedoch sehr geringer Reichweite (0,5–2 mm) erzielt werden. Es kommt dabei zu einer selektiven Zerstörung von speichernden Zellen bei gleichzeitig geringer Belastung des umliegenden Gewebes. Der Therapieeffekt tritt nach 6–12 Wochen ein. Bis dahin wird die thyreostati-

Tab. 22.2: Stadien der thyreotoxischen Krise nach Herrmann.

Stadium	Symptome
I	▸ Tachykardie (> 150/min), Herzrhythmusstörungen ▸ Fieber, Schwitzen und Exsikkose ▸ Unruhe, Tremor, Angst, Hyperkinesie ▸ Erbrechen, Durchfälle ▸ Muskelschwäche, Adynamie
II	▸ Zusätzlich Bewusstseinsstörungen, Somnolenz, psychotische Zustände, Desorientiertheit
III	▸ Zusätzlich Koma (evtl. NNR-Insuffizienz und Kreislaufversagen)

sche Therapie fortgeführt. Die RIT ist die Standardtherapie in den USA und gewinnt auch in Deutschland zunehmend an Bedeutung. Die Nebenwirkungen sind gering, im Gegensatz zur hochdosierten RIT bei Karzinomen. Eine endokrine Orbitopathie kann sich jedoch verschlechtern oder neu auftreten. In diesen Fällen erfolgt die RIT nur unter einer Kortisonschutztherapie.

Operation
Eine chirurgische Intervention ist auf jeden Fall indiziert bei unifokaler Autonomie, großer Struma mit Verdrängungssymptomen (Stridor, Dysphagie), kalten Knoten (Malignitätsverdacht), thyreotoxischer Krise und schwerer endokriner Orbitopathie mit der Notwendigkeit eines sofortigen Therapieeffektes. Vor der Operation muss jedoch durch Thyreostatika ein euthyreoter Zustand hergestellt werden. Abhängig vom Geschick des Chirurgen kann es in etwa 1 % zur Rekurrensparese oder zum Hypoparathyreoidismus kommen. Fast immer entsteht eine postoperative substitutionsbedürftige Hypothyreose. Eine subtotale Resektion hat dabei den Vorteil, dass Substitutionsschwankungen durch das verbleibende Schilddrüsengewebe ausgeglichen werden können.

Begleittherapie

Tachykardie: Bei einer Tachykardie sollten die Patienten zusätzlich einen Betablocker bekommen. Obwohl es bei Propranolol in hoher Dosierung (> 160 mg/Tag) auch zu einer Dejodasehemmung kommt, werden heute β_1-selektive Antagonisten wie z. B. Bisoprolol, die nur einmal täglich genommen werden müssen, oft bevorzugt.
Endokrine Orbitopathie: Es gibt keine kausale Therapie. Meist kommt es bei optimaler Einstellung des Schilddrüsenstoffwechsels zur Besserung. Im akuten Schub werden Glukokortikoide angewendet, evtl. in Kombination mit einer Strahlentherapie. Auch eine symptomatische Begleittherapie (Augentropfen, Sonnenbrillen) kann Beschwerden lindern. Rauchen oder eine Hypothyreose verschlechtern hingegen eine endokrine Orbitopathie! Bei akut drohendem Sehverlust ist eine Dekompressionsoperation notwendig. Somatostatin-Analoga (Octreotid, Lanretoid) sowie andere Therapieoptionen sind speziellen Zentren vorbehalten bzw. noch nicht ausreichend evaluiert.

Prognose
In Studien hat sich gezeigt, dass bereits bei einer latenten Hyperthyreose die Mortalität bei über 60-Jährigen signifikant erhöht ist. Das Risiko, innerhalb von 10 Jahren Vorhofflimmern zu entwickeln, ist dreifach erhöht. Außerdem sind der Knochenumsatz beschleunigt und der Verlust von Knochenmasse erhöht.

Notfälle

Thyreotoxische Krise
Die thyreotoxische Krise ist eine seltene Dekompensation einer bestehenden Hyperthyreose.

Ätiologie
Ursachen sind ein Jodexzess (z. B. Kontrastmittel, Amiodaron) bei bestehender Autonomie oder ein spontanes Auftreten bei einem Morbus Basedow. Andere Ursachen können Operationen, schwere Begleiterkrankungen oder das Absetzen von Thyreostatika sein. Eine Verschlechterung tritt unerwartet und innerhalb von Stunden bis Tagen ein.

Klinik und Diagnostik
Die Leitsymptome sind Tachykardie und Hyperthermie. Weitere Symptome sind psychomotorische Unruhe, Angst, delirante Zustände, Adynamie, Fieber und Schwitzen. Zur Diagnosestellung dient die Kombination von klinischer Symptomatik (▶ Tab. 22.2) und TSH, fT_4 und fT_3. Es besteht jedoch nicht immer ein direkter Zusammenhang zwischen der Hormonkonzentration und der klinischen Symptomatik.

Therapie
Es ist eine intensivmedizinische Behandlung notwendig:
▸ Initial 80–120 mg Thiamazol i. v., jedoch verzögerter Wirkeintritt, bei Jodexzess zusätzlich Perchlorat
▸ Elektrolyt- und Flüssigkeitssubstitution; parenterale Kalorienzufuhr, Senkung der Körpertemperatur
▸ Betablocker: Propranolol, Esmolol (unter Berücksichtigung der NW und KI!)
▸ Eine Glukokortikoidgabe soll wegen relativer NNR-Insuffizienz und zur Konversionshemmung erfolgen.
▸ Bei einer bedrohlichen Krise ist durch eine subtotale Thyreoidektomie eine rasche Normalisierung der Schilddrüsenhormone möglich. Eine Plasmapherese hat nur eine kurzfristige Wirkung und kann bei Kontraindikationen für eine Operation durchgeführt werden.

> Die Mortalität liegt in Stadium I unter 10 %, in Stadium III bereits über 30 %!

Myxödemkoma
Es handelt sich dabei um eine sehr seltene Manifestation einer länger bestehenden, nicht behandelten Hypothyreose. Typischerweise tritt sie bei älteren, nicht überwachten Patienten während der kalten Jahreszeit auf.

Ätiologie

Als auslösende Faktoren kommen Medikamente (z. B. Sedativa), Kälte, Infekte, Operationen oder das Absetzen einer Schilddrüsenhormonsubstitution infrage. Über Monate entwickeln sich die Symptome einer schweren Hypothyreose (Kälteintoleranz, Gewichtszunahme, Muskelschwäche, Obstipation, Apathie und Somnolenz).

Klinik und Diagnostik

Die Leitsymptome sind Hypothermie, Sinusbradykardie (< 50/min), Hypoventilation und Hypotonie. Durch eine Hyponatriämie, welche in ca 50 % besteht und eine Hypoxie mit konsekutiver respiratorischer Azidose kommt es zu Bewusstseinsstörungen. Für die Diagnosestellung werden die klinische Symptomatik, eine Bestimmung von fT_4, TSH sowie eine Blutgasanalyse herangezogen. Auch beim Myxödemkoma steht der Schweregrad der Symptome nicht unbedingt in direktem Verhältnis zur Hormonkonzentration.

Therapie

Es ist eine intensivmedizinische Behandlung notwendig:

- Sicherung der Vitalfunktionen (Atemhilfe, temporärer Schrittmacher)
- Initial 100–200 µg Thyroxin i. v., evtl. mit Liothyronin kombiniert
- Glukokortikoide (häufig verminderte Kortisolsynthese)
- Glukosehaltige Lösung, Korrektur einer evtl. Hyponatriämie, Volumenersatz bei Hypotonie

> Die Mortalität ist abhängig vom Diagnosezeitpunkt und liegt bei ca. 30–40 %!

ZUSAMMENFASSUNG

Hypothyreose
- Als Kretinismus bezeichnet man eine gestörte ZNS- und Skelettentwicklung im Kindesalter durch einen schweren Schilddrüsenhormonmangel.
- Die häufigste nichtiatrogene Ursache einer Hypothyreose ist die chronische lymphozytäre Thyreoiditis.
- Klinik: Kälteintoleranz, Gewichtszunahme, kühle, trockene, pastöse, schuppende Haut und Obstipation sind häufige Symptome.
- Diagnose: TSH ↑ bei fT_4 ↓
- Therapie: Substitution von Levothyroxin
- Das Low-T_3-Syndrom ist eine Dejodierungsstörung bei schweren nichtthyreoidalen Erkrankungen. Eine Substitution von Schilddrüsenhormonen ist nicht nötig.

Hyperthyreose
- Häufigste Ursachen: Morbus Basedow und funktionelle Autonomie
- Klinik: Häufige Symptome sind Wärmeintoleranz, Tachykardie und Gewichtsabnahme.
- Diagnose: Ausschluss einer Hyperthyreose durch TSH, Nachweis durch Bestimmung von fT_4 und fT_3. Man unterscheidet eine latente von einer manifesten Hyperthyreose.
- Behandlung: Thyreostatika, Radiojodtherapie und operative Verfahren

Thyreotoxische Krise
- Seltener Notfall mit Tachykardie, Hyperthermie und Exsikkose
- Behandlung: Thyreostatika und symptomatische Therapie (Flüssigkeitszufuhr, Elektrolyte, Kalorien, Betablocker, Temperatursenkung und Kortikosteroide), evtl. Operation/Plasmapherese

Myxödemkoma
- Extrem seltene, schwere Manifestation einer lange bestehenden Hypothyreose mit den Leitsymptomen Hypothermie, Sinusbradykardie, Hypoventilation und Hypotonie
- Therapie: Levothyroxin i. v.

23 THYREOIDITIDEN

Unter den Entzündungen der Schilddrüse fasst man eine heterogene Gruppe von Erkrankungen mit unterschiedlichen Ursachen, Symptomen und Therapien zusammen. Man kann sie nach der Ätiologie, ihrem Verlauf (akut, subakut, chronisch) oder dem histologischen Bild (lymphozytär, granulomatös) unterscheiden. Bei den verschiedenen Thyreoiditiden kann es durch Zellzerstörung zur Hormonfreisetzung und zu einer transienten, selbstlimitierenden Hyperthyreose kommen. Es handelt sich dabei um bereits gebildete Hormone, weshalb eine thyreostatische Therapie nicht indiziert ist. Besser sollte man symptomatisch mit Betablockern behandeln.

Immunologisch bedingte Schilddrüsenentzündungen

Autoimmunthyreoiditiden

Gemeinsam ist den Autoimmunthyreoiditiden, dass sie fast immer schmerzlos verlaufen. Außerdem ist eine verminderte Echogenität in der Sonografie kennzeichnend. Die Schilddrüse ist dann teilweise schwer von umgebenden Strukturen abgrenzbar. Für die Diagnostik ist der Nachweis von Autoantikörpern wegweisend. Jedoch lassen sich auch häufig bei Gesunden Auto-AK nachweisen, wobei diese Personen ein erhöhtes Risiko für das spätere Auftreten einer Autoimmunthyreopathie haben.

Morbus Basedow

Zu den Autoimmunthyreoiditiden zählt auch die Basedow-Krankheit. Diese wird bei der Hyperthyreose behandelt (▶ Kap. 22).

Chronische lymphozytäre Thyreoiditis

Diese organspezifische Autoimmunerkrankung mit genetischer Disposition (HLA-DR3, -DR5 und -B8) ist die häufigste Entzündung der Schilddrüse. Bei Frauen tritt sie etwa zehnmal häufiger als bei Männern auf. Betroffen sind v. a. Frauen zwischen dem 30. und 50. Lebensjahr. Man unterscheidet eine **hypertrophe Form** (klassische **Hashimoto-Thyreoiditis**) mit meist anfangs symmetrisch vergrößerter Schilddrüse und eine **atrophe Form** als häufigere Variante.

Klinik und Diagnostik: Die Patienten haben weder Schmerzen noch Entzündungszeichen. Der Verlauf ist chronisch, da sich erst ab einer höhergradigen Zerstörung eine Hypothyreose entwickelt. Die Zelldestruktion führt zur Freisetzung präformierter Hormone mit einer evtl. transienten hyperthyreoten Phase. Diese Phase bleibt häufig unbemerkt, sodass die chronische lymphozytäre Thyreoiditis oft erst diagnostiziert wird, wenn eine Hypothyreose vorliegt. In der Sonografie erscheint die Schilddrüse echoarm und häufig verkleinert (▶ Abb. 22.2). Eine Szintigrafie ist nicht immer notwendig. Vor allem aber in der Phase der passageren Hyperthyreose ist das Bild eines global stark verminderten Uptakes diagnostisch hilfreich. Die Diagnose kann schließlich durch den Nachweis von TPO-AK, die in 95 % vorhanden sind, gestellt werden. Tg-AK sind weniger aussagekräftig, aber auch häufig nachweisbar. Die chronische lymphozytäre Thyreoiditis kann auch mit anderen Autoimmunerkrankungen (z. B. Morbus Addison, Diabetes mellitus Typ 1, Vitiligo, Alopecia areata) assoziiert sein.

Therapie: Kortikosteroide haben keinen Effekt auf den Krankheitsverlauf. Die Behandlung richtet sich nach der Schilddrüsenfunktion und anderen Faktoren (▶ Kap. 22).

> Chronische lymphozytäre Thyreoiditis: echoarme, verkleinerte Schilddrüse mit vermindertem Uptake und positiven TPO-AK.

Post-partum-Thyreoiditis

Diese Autoimmunthyreoiditis tritt bei ca. 5 % der Frauen innerhalb von 1 Jahr nach der Entbindung auf. Manche Patientinnen haben bereits vor der Schwangerschaft nachweisbare TPO-AK. Eine erhöhte immunologische Toleranz während der Schwangerschaft führt dazu, dass sich die Entzündung erst nach der Geburt manifestiert. Häufig bleibt sie jedoch klinisch latent oder wird nur zufällig entdeckt. Anfangs beobachtet man eine 1- bis 3-monatige hyperthyreote Phase, gefolgt von einer passageren oder seltener permanenten Hypothyreose (▶ Abb. 23.1). Bei postpartaler Depression sollte auch nicht vergessen werden, auf die Schilddrüsenfunktion zu achten. Eine Szintigrafie während der Stillzeit ist kontraindiziert! Nach dem Abstillen zeigt sich eine verminderte Speicherung im Gegensatz zum Morbus Basedow.

Andere Autoimmunthyreoiditiden

Silent-Thyreoiditis: Sie ähnelt sehr der Post-partum-Thyreoiditis. Man findet auch eine schmerzlose Entzündung, die v. a. Frauen zwischen dem 30. und 50. Lj. betrifft. Es dominiert dabei eine hyperthyreote Phase bei jedoch fehlendem Uptake, eine permanente Hypothyreose kommt nicht vor.

IFN-α-induzierte Thyreoiditis: Sie tritt in 1–5 % bei einer Therapie mit IFN-α (Hepatitisbehandlung) und genetischer Disposition auf. Der Verlauf ist ähnlich wie bei der Post-partum-Thyreoiditis.

Immunologisch vermittelte Thyreoiditis

Subakute Thyreoiditis de Quervain

Diese Form tritt typischerweise einige Wochen nach einem viralen Atemwegsinfekt auf.

Klinik: Die Patienten haben eine berührungsempfindliche, derbe Schilddrüse. Neben einem allgemeinen Krankheitsgefühl und Fieber kommt es zu starken Halsschmerzen, die auch die Seite wechseln und in Ohren und Kiefer ausstrahlen können. Die Lymphknoten sind nicht geschwollen.

Diagnostik: Auffällig sind eine stark erhöhte Blutsenkung (BSG > 50 mm/h) und erhöhtes CRP bei normaler Leukozytenzahl. TSH ist zu Beginn häufig supprimiert und Auto-AK sind evtl. und dann nur vorübergehend nachweisbar. Eine anfängliche leichte Hyperthyreose kann in eine Euthy-

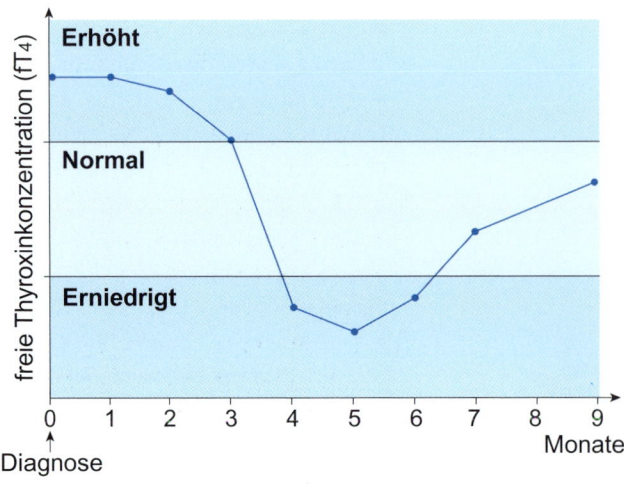

Abb. 23.1: Verlauf der fT$_4$-Konzentration bei einer Post-partum-Thyreoiditis. [E985]

reose und nach Wochen bis Monaten in eine Hypothyreose übergehen. Meist kommt es nach 1–4 Monaten zu einer spontanen Heilung. Sonografisch zeigen sich landkartenartige, konfluierende echoarme Areale mit einem Übergang in Areale mit normaler Echogenität. In der Szintigrafie findet man eine reduzierte oder fehlende Nuklidaufnahme.

Therapie: Für die passagere Hyperthyreose reicht eine symptomatische Behandlung (s. o.), während bei einer Hypothyreose vorübergehend mit Hormonen substituiert werden kann. Bei einem leichten Entzündungsverlauf genügen NSAR wie Diclofenac. Meist reichen diese gegen die Schmerzen jedoch nicht aus. Man kann dann auch mit Prednisolon behandeln und sollte die Dosis unter Beobachtung der BSG langsam senken. Dadurch ergibt sich jedoch kein Einfluss auf den Verlauf der Erkrankung. Falls unter Kortikosteroiden keine Besserung innerhalb von 1–2 Tagen eintritt, ist die Diagnose zu prüfen!

Nichtimmunologisch bedingte Schilddrüsenentzündungen

Infektiöse Ursachen

Die **akute eitrige Thyreoiditis** ist eine seltene Entzündung, die durch Absiedlung von Keimen bei Bakteriämie oder Sepsis entsteht. Die Entzündung ist überwiegend durch Bakterien wie Staphylokokken oder Streptokokken bedingt und tritt meist bei Kindern auf. Durch andere Erreger wie Mykobakterien, Viren oder Pilze kommt es zur **nichteitrigen Thyreoiditis,** die v. a. immunsupprimierte Patienten betrifft. Typisch ist eine akut auftretende, schmerzhafte Schwellung der Schilddrüse mit Hautrötung. Sie wird oft mit der viel häufigeren subakuten Thyreoiditis verwechselt. Jedoch findet man bei der akuten Thyreoiditis oft vergrößerte Lymphknoten, während eine Störung der Schilddrüsenfunktion nicht beobachtet wird. Blutsenkung, CRP und die Leukozyten sind häufig erhöht. In der Sonografie werden oft Zysten gefunden, die punktiert und für eine gezielte Therapie zytologisch und mikrobiologisch untersucht werden sollten. Des Weiteren ist auch nach dem Primärherd der Streuung zu suchen.

Chemische Ursachen

Amiodaron ist ein jodhaltiges Klasse-III-Antiarrhythmikum, das sowohl bei supraventrikulären als auch bei ventrikulären Arrhythmien verwendet wird. Bei einer Erhaltungsdosis von 200 mg wird täglich ein Vielfaches des natürlichen Jodbedarfs freigesetzt (~ 6–7 mg). Daher müssen vor Therapiebeginn bestehende Schilddrüsenerkrankungen ausgeschlossen werden. Auch während der Behandlung sind in Abständen von 6 Monaten TSH, fT_4 und fT_3 zu kontrollieren. Es kann dabei sowohl zu hypothyreoten als auch zu hyperthyreoten Zuständen kommen (eigentlich wird nur die amiodaroninduzierte Hyperthyreose Typ 2 zu den Thyreoiditiden gezählt. Hier sollen jedoch auch die anderen Formen erwähnt werden):

Amiodaroninduzierte Hypothyreose: Amiodaron wirkt antagonistisch am T_3-Rezeptor, hemmt die Dejodase und kann durch einen Jodexzess die Schilddrüsenfunktion vorübergehend hemmen. Es sollte dann mit Levothyroxin substituiert werden. Die Konversionshemmung durch Amiodaron macht höhere Dosen nötig. Ein Absetzen von Amiodaron ist nicht notwendig.

Amiodaroninduzierte Hyperthyreose Typ 1: Diese Form wird überwiegend bei vorbestehender Autonomie beobachtet und entspricht einer jodinduzierten Hyperthyreose. Sie tritt meist innerhalb der ersten Wochen bis Monate nach Medikationsbeginn auf. Im Gegensatz zum Typ 2 findet man häufiger Knoten oder andere morphologische Veränderungen infolge der Grunderkrankung. Es wird eine Therapie mit hochdosiertem Thiamazol und Perchlorat empfohlen. Ein Absetzen von Amiodaron sollte nur kontrolliert erfolgen (Achtung: HWZ beträgt mehrere Wochen!). In manchen Fällen ist eine Thyreoidektomie notwendig.

Amiodaroninduzierte Hyperthyreose Typ 2: Durch Zellzerstörung kommt es zur Freisetzung präformierter Hormone. Die destruktive Thyreoiditis entwickelt sich langsam innerhalb von Monaten bis Jahren und ist selbstlimitierend. Sie kann später in eine Hypothyreose übergehen. Therapie der Wahl sind Kortikosteroide über 2–3 Monate. Amiodaron muss nicht abgesetzt werden.

Mischtypen: Daneben können auch Mischtypen einer Typ-1- und Typ-2-Hyperthyreose auftreten.

Physikalische Ursachen

Nach Bestrahlung der Halsregion (z. B. bei Morbus Hodgkin): Diese Thyreoiditiden treten oft erst nach Jahren auf. Abhängig von der Dosis kann es zur Knotenbildung oder seltener zu Schilddrüsenkarzinomen kommen. Die Schilddrüsenfunktion ist nach einer Bestrahlung meist normal.

Nach hochdosierter Radiojodtherapie: mit ^{131}I bei malignen Erkrankungen. Eine akute Thyreoiditis mit Schwellung und Schmerzen kann auftreten. Selten tritt eine Entzündung nach RIT benigner Erkrankungen (Morbus Basedow) auf. Behandelt wird mit Kühlung und evtl. Antiphlogistika wie Prednisolon.

Nach Traumata im Halsbereich: Sie können bei Autounfällen oder Operationen auftreten. Auch hier kann es zu einer akuten und schmerzhaften Entzündung kommen.

Sonderformen

Fibrosierende Thyreoiditis Riedel

Es handelt sich dabei um eine extrem seltene Entzündung mit lymphozytärem Infiltrat und Fibroblastenproliferation. Häufig findet man auch multifokale Fibrosen, wie z. B. eine retroperitoneale Fibrose. Eine Fibrose der Orbita kann zu einem Bild wie bei der endokrinen Orbitopathie führen. Typisch sind eine Kapselüberschreitung und ein infiltratives Wachstum in das umliegende Gewebe. Die Schilddrüse fühlt sich „eisenhart" an und ist nicht schluckverschieblich.

▶ Die chronische lymphozytäre Thyreoiditis ist die häufigste Schilddrüsenentzündung. Typisch sind hochtitrige TPO-AK und eine verminderte Echogenität. Nach „Ausbrennen" der Entzündung kommt es häufig zur Hypothyreose.

▶ Post-partum-Thyreoiditis: erst hyperthyreote, dann hypothyreote Phase

▶ Thyreoiditis de Quervain: schmerzhafte Entzündung, häufig nach viralen Atemwegsinfekten

▶ Amiodaroninduzierte Hyperthyreose: Typ 1 = bestehende Autonomie mit Hyperthyreose durch Jodexzess, Typ 2 = destruktive Thyreoiditis mit Freisetzung bereits gebildeter Hormone

ZUSAMMENFASSUNG

24 SCHILDDRÜSENMALIGNOME

Schilddrüsenkarzinome

Epidemiologie
Maligne Neoplasien der Schilddrüse sind selten. In Deutschland liegt die Inzidenz bei ca. 3/100.000 pro Jahr. Die Mortalität beträgt jedoch nur 0,5/100.000 pro Jahr. Bei Frauen kommen differenzierte Karzinome (papilläres und follikuläres Karzinom) 2- bis 3-mal häufiger vor als bei Männern. Betroffen sind vorwiegend Patienten vor dem 30. und nach dem 60. Lebensjahr. Die Klassifikation der Schilddrüsenkarzinome nach deren histologischer Differenzierung bestimmt die Therapie und gibt Auskunft über die Prognose. Für die Prognose sind neben der histologischen Differenzierung auch das Alter des Patienten und das Tumorstadium von Bedeutung. Prognostisch günstig ist ein Alter unter 45 Jahren. In Ländern mit Jodprophylaxe zeigt sich ein Wandel in der Häufigkeit der einzelnen Formen. So werden vermehrt papilläre Karzinome und weniger follikuläre Karzinome diagnostiziert. Daneben wird beim papillären Mikrokarzinom (Durchmesser < 10 mm) aufgrund von Obduktionen und Operationen von einer Prävalenz zwischen 3 und bis zu 30 % ausgegangen. Diese sind jedoch nur sehr selten klinisch relevant.

Ätiologie
Als auslösende Ursachen sind ionisierende Strahlung und beim medullären Karzinom genetische Faktoren zu nennen. Lokale Wachstumsfaktoren und erhöhtes TSH haben hingegen keine gesicherte Wirkung auf die Karzinomentstehung. Auch eine Radiojodtherapie zur Behandlung einer Hyperthyreose führt zu keinem statistisch erhöhten Karzinomrisiko.

Klinik
Bei jüngeren Patienten ist das häufigste Symptom ein solitärer, derber Knoten in der Schilddrüse. Bei älteren Patienten sind v. a. schmerzlose, kalte Knoten in einer lang bestehenden Struma verdächtig. Weitere Zeichen treten erst bei größeren Tumoren auf und sind bereits Spätsymptome. Dazu gehören Schluckbeschwerden, Atembeschwerden oder schmerzlose, verbackene Lymphknoten. Des Weiteren kann es zu Heiserkeit durch eine Rekurrensparese oder zu einer oberen Einflussstauung kommen. Eine Destruktion des Ganglion stellatum führt zum Horner-Syndrom mit Miosis, Ptosis und Enophthalmus.

Diagnostik
In der Anamnese müssen Fragen nach einer früheren Bestrahlung im Rahmen einer Therapie oder nach einer anderen Strahlenexposition gestellt werden. Malignomverdächtig ist auch ein Strumawachstum unter Levothyroxintherapie.
Eine Bestimmung der Schilddrüsenhormone hat keine Aussagekraft, die Stoffwechsellage ist meist euthyreot. In der **Sonografie** findet sich häufig ein unregelmäßig begrenzter, echoreduzierter oder echokomplexer Knoten mit oder ohne Infiltration des umliegenden Gewebes. Die **Szintigrafie** zeigt eine verminderte Aufnahme. Nur weniger als 1 % sind hyperfunktionell. Andererseits entsprechen nur etwa 5 % aller kalter Knoten einem Malignom. Zur Abklärung der Malignität wird die **Feinnadelpunktion** verwendet. Bei follikulären Neoplasien ist jedoch aufgrund der hohen Differenzierung keine Unterscheidung zwischen benignen und malignen Tumoren möglich. Das Karzinom befindet sich bei einer Struma multinodosa außerdem nicht immer in dem dominierenden Knoten, und in bis zu ¼ der Punktionen ist keine exakte Aussage möglich.

Formen

Papilläres Karzinom
Das papilläre Karzinom ist mit 50–60 % das häufigste Karzinom der Schilddrüse. Es gibt verschiedene histologische Subtypen, die sich jedoch in der Prognose nicht unterscheiden. Mischtumoren mit follikulärer und papillärer Differenzierung werden aufgrund des biologischen Verhaltens auch zu den papillären Karzinomen gezählt. Typisch sind papilläre Gewebsstrukturen mit einer zentralen fibrovaskulären Achse, Milchglaskerne und dachziegelartig übereinander geschichtete Zellen. In bis zu 10 % treten papilläre Karzinome multifokal auf. Sie metastasieren vorwiegend lymphogen. Bei Diagnose liegen häufig regionäre Lymphknotenmetastasen vor, die jedoch die Prognose nicht signifikant vermindern. Papilläre Karzinome können später auch hämatogen in die Lunge metastasieren. Sie haben eine günstige Prognose, die 10-Jahres-Überlebensrate liegt bei 80–90 %.

Follikuläres Karzinom
Das follikuläre Karzinom hat einen Anteil von etwa 20–30 % an den Schilddrüsenmalignomen. Es kommt häufiger in Jodmangelgebieten und bei einer bestehenden Struma vor. Meist handelt es sich um einen solitären, unilateralen Tumor, oft mit einer bindegewebigen Abkapselung. Der Unterschied zum follikulären Adenom ist nur durch eine Gefäßinvasion oder einen Kapseleinbruch definiert, histologisch unterscheiden sie sich sonst kaum. Hervorzuheben ist die onkozytäre Variante, die im Gegensatz zu den anderen differenzierten Karzinomen nicht am Jodstoffwechsel teilnimmt und daher nicht mit Radiojod behandelt werden kann. Die Metastasierung erfolgt überwiegend hämatogen in Lunge und Skelett. Die 10-Jahres-Überlebensrate liegt bei 60–70 %. Wie bereits erwähnt, ist die Prognose aber auch vom Tumorstadium und vom Alter der Patienten abhängig. Bei Fernmetastasen liegt eine deutlich schlechtere Prognose vor.

> **Merksatz zur Metastasierung:**
> Pa-pi-llär = lym-pho-gen (3 Silben)
> fo-lli-ku-lär = hä-ma-to-gen (4 Silben)!

Undifferenzierte (anaplastische) Karzinome
Anaplastische Karzinome machen etwa 5–10 % der Schilddrüsenkarzinome aus. Charakteristisch ist ein lokal destruierendes und deutliches Wachstum innerhalb von Wochen. Eine Subtypisierung ist obsolet, da sich daraus keine weitere klinische Aussage ergibt. Anaplastische Karzinome haben generell eine schlechte Prognose. Die mittlere Überlebenszeit nach Diagnosestellung liegt bei nur etwa 6 Monaten.

Medulläres Karzinom
Das medulläre Karzinom geht von den parafollikulären, calcitoninproduzierenden C-Zellen aus und hat einen Anteil von nur etwa 5 % der Schilddrüsenkarzinome. Bei ⅓ der Patienten kommt es zu einer sekretorischen Diarrhö. Ein sehr guter Tumormarker ist Calcitonin. Bei Konzentrationen > 10 pg/ml sollte ein Pentagastrin-Stimulationstest mit anschließender Calcitoninbestimmung durchgeführt werden. In der Sonografie können grobschollige Verkalkungen zu sehen sein.
Kennzeichnend ist eine aktivierende Mutation im RET-Protoonkogen, einem Gen auf Chromosom 10, das mit verschiedenen endokrinen Neoplasien assoziiert ist. 25 % der Karzinome entstehen durch autosomal-dominante Vererbung im Rahmen einer MEN Typ 2 (▶ Kap. 43). Typisch ist dabei ein Auftreten in jüngeren Jahren mit einem multizentrischen Befall. In den übrigen Fällen handelt es sich um sporadische Mutationen, die erst im späteren Alter vorkommen und mit einer schlechteren Prognose verbunden sind. Die 10-Jahres-Überlebensrate liegt bei ca. 50 %. Eine gute Prognose ist nur dann gegeben, wenn die Diagnose früh erfolgt, keine Metastasen bestehen und Therapie und Nachsorge erfolgreich sind.

> Grundsätzlich sollte bei allen medullären Schilddrüsenkarzinomen von einem familiären Auftreten ausgegangen werden.

Therapie
Die Behandlung erfolgt abhängig von der Tumorart:

Mikrokarzinome (< 10 mm) ohne weitere Risikofaktoren (z. B. Lymphknotenbefall oder Kapselüberschreitung): Hier wird eine Lobektomie als ausreichend angesehen und von einer Radiojodtherapie abgesehen.

Differenzierte Karzinome: Hier sollte eine totale Thyreoidektomie mit Entfernung der regionalen Halslymphknoten durchgeführt werden. Die Schilddrüsenhormonkonzentration fällt anschließend ab, während TSH ansteigt. Ein ^{131}I-Ganzkörperscan dient dem Nachweis von Restgewebe und Metastasen. Levothyroxin sollte vorerst nicht zugeführt werden, da durch die TSH-Erhöhung die ^{131}I-Aufnahme verbessert wird. Nach 4–6 Wochen wird bei einem TSH-Wert von mindestens 30 ebenfalls mit ^{131}I eine hoch dosierte Radiojodtherapie zur Zerstörung von verbliebenem Tumor- oder Schilddrüsengewebe durchgeführt. Thyreoglobulin kann anschließend als Tumormarker verwendet werden, der auf ein Rezidiv oder eine Metastase hinweist. Radiojod wird in geringerer Menge auch in die Speicheldrüsen und die Magenschleimhaut aufgenommen. Eine akute Sialadenitis und eine radiogene Gastritis sind daher häufige Nebenwirkungen. Bei hochdosierter Radiojodtherapie liegt das Risiko einer späteren Leukämie bei bis zu 1 %.

Anaplastische Karzinome: Eine vollständige Entfernung ist häufig nicht mehr möglich. Ziele sind dann eine Tumorreduktion und eine Beherrschung des Wachstums. Dazu kann eine Operation mit einer Bestrahlung der Halsregion und/oder einer Chemotherapie kombiniert werden.

Medulläres Karzinom: Die Therapie besteht in einer totalen Resektion der Schilddrüse mit einer vollständigen Entfernung der regionären Halslymphknoten. Eine Schilddrüsenhormonsubstitution kann postoperativ begonnen werden. Eine TSH-suppressive Behandlung ist nicht notwendig. Als Tumormarker dienen Calcitonin und CEA. Bei Residuen, Rezidiven oder metastasierendem medullärem Karzinom kann auch eine Therapie mit Tyrosinkinaseinhibitoren (z. B. Vandetanib) oder Zytostatika erwogen werden. Haben auch Familienmitglieder eine nachweisbare Mutation, so ist möglichst früh eine prophylaktische Entfernung der Schilddrüse indiziert (▶ Kap. 43). Sowohl anaplastische als auch medulläre Karzinome besitzen in der Regel nicht die Fähigkeit, Jod aufzunehmen. Eine Therapie mit Radiojod ist daher nicht erfolgreich.

Die **postoperative Hypothyreose** nach Thyreoidektomie muss durch lebenslange Levothyroxin-Substitution behandelt werden. Bei den differenzierten Karzinomen soll eine TSH-suppressive Dosis gewählt werden, um den Wachstumsreiz auf okkulte Metastasen zu vermindern. Weitere postoperative Komplikationen sind eine Rekurrensparese (in ca. 1 %) und ein Hypoparathyreoidismus (ca. 1–2 %; Serumkalzium bestimmen!).

Die **Tumornachsorge** dient der frühen Erkennung eines Rezidivs und damit der Verlängerung der Lebensdauer. Es sind eine regelmäßige Sonografie und eine Kontrolle von TSH, Thyreoglobulin und Schilddrüsenhormonen notwendig. Die Szintigrafie sollte weiterhin mit ^{131}I durchgeführt werden. Erfolgt diese unter Stimulation mit rekombinantem humanem TSH (Thyrogen®), so muss Levothyroxin nicht abgesetzt werden. Bei nicht jodspeichernden Metastasen hat die PET-Szintigrafie mit ^{18}F-FDG an Bedeutung gewonnen.

Weitere maligne Tumoren
Andere Tumoren der Schilddrüse wie maligne Lymphome sind selten. Häufiger sind hingegen Metastasen. Sie kommen vorwiegend bei Nierenzell-, Bronchial- und Mammakarzinomen vor.

ZUSAMMENFASSUNG

▶ Die häufigsten Malignome der Schilddrüse sind das papilläre und das follikuläre Karzinom. Seltener sind anaplastische Karzinome und das medulläre Karzinom.
▶ Malignomverdächtig sind echoreduzierte oder echokomplexe Knoten mit vermindertem Uptake.
▶ Die Prognose der differenzierten Karzinome ist sehr gut. Bei anaplastischen Karzinomen beträgt die mittlere Überlebenszeit hingegen nur etwa 6 Monate.
▶ Das medulläre Karzinom geht von den C-Zellen aus und tritt familiär oder sporadisch auf. Als Tumormarker dient Calcitonin.

25 PHYSIOLOGIE

Knochenstoffwechsel

Zusammensetzung

Der menschliche Knochen besteht zu etwa ⅔ aus anorganischen Mineralien. Der Großteil des anorganischen Knochens wird von Kalzium zusammen mit Phosphat als Hydroxylapatit gebildet. Außerdem besteht der Knochen aus einem Proteingerüst, der Knochenmatrix, die von Osteoblasten hergestellt wird. Die Phosphat- und Kalziumkonzentration im Serum liegen im Bereich des Löslichkeitsprodukts. Eine Ausfällung (Präzipitation) und Ablagerung von Kalziumphospat in den Gefäßen und anderen Organen wird durch Proteine, wie dem GLA-Protein, verhindert.

Knochenumbau

An der Zelloberfläche von **Osteoblasten** fördert hingegen die alkalische Phosphatase (wichtiger Marker des Knochenanbaus) die Ausfällung und Ablagerung von Kalzium und Phosphat im Knochen (Mineralisation). **Osteoklasten** entstehen aus Makrophagen. Es sind mehrkernige Zellen, die den Abbau der Knochenmatrix vermitteln. Sie sezernieren Säure und Proteasen, die den Knochen auflösen.

Der Knochen unterliegt außerdem einem ständigen Umbau ("Bone remodeling"). Osteoklasten und Osteoblasten werden dabei zeitlich nacheinander aktiviert und sorgen für einen Ab- und anschließenden Aufbau der Knochengrundsubstanz. Dies ist entscheidend für die Reparatur, Erneuerung und die Anpassung des Knochens an veränderte Belastungen.

Mechanische Reize, die bei körperlicher Aktivität entstehen, gehören zu den bedeutendsten Stimuli für den Knochenaufbau. Nachdem im jungen Erwachsenenalter die Peak Bone Mass (Knochengipfelmasse) erreicht wird, kommt es zu einer negativen Knochenbilanz mit einem Überwiegen des Abbaus.

Wichtige Substanzen im Knochenstoffwechsel

Kalzium

Mehr als 99 % des Kalziums sind im Knochen enthalten. Dies entspricht beim Erwachsenen etwa einer Masse von 1,4 kg. Im Serum liegt Kalzium in drei verschiedenen Formen vor:
▶ ~ 45 % an Eiweiß gebunden
▶ ~ 5 % komplexgebunden an Zitrat, Bikarbonat oder Phosphat
▶ ~ 50 % ionisiertes, biologisch aktives Kalzium (Ca^{2+})!

Funktion: Kalzium ist ein wichtiger intrazellulärer Botenstoff (▶ Kap. 1), der an der Blutgerinnung beteiligt ist und für die Integrität und Funktion der Zellmembran sorgt. Durch Kalzium kommt es auch zu:
▶ Erregung von Kalziumrezeptoren (→ bei höheren Konzentrationen: Übelkeit und Erbrechen)
▶ Aktivierung von Kaliumkanälen (→ Verkürzung des Aktionspotentials am Herzen)
▶ Stabilisierung von Natriumkanälen (→ gesteigerte Erregbarkeit und Tetanie bei Hypokalzämie)
▶ Verminderter Durchlässigkeit der Basalmembranen und der Tight Junctions (Hyperkalzämie → erhöhte Diurese; die Polyurie entsteht auch durch ein vermindertes Ansprechen auf ADH).

Der tägliche **Kalziumbedarf** liegt bei etwa 1.000 mg. Er ist bei Jugendlichen, in der Schwangerschaft und Stillzeit erhöht. Auch Frauen nach der Menopause und Männer über 65 Jahre haben einen erhöhten Bedarf. Kalziumreiche Nahrungsmittel sind z. B. Eier, Milch und Milchprodukte, Sojaprodukte und Sesam.

Darm, Knochen und Niere sind die wesentlichen Organe für die Regulation des **Kalziumstoffwechsels**. Über den Darm werden etwa 20 % des gesamten Kalziums resorbiert. Bei extremem Kalziummangel können durch die Vitamin-D-Wirkung auch bis zu 90 % aufgenommen werden. Der Knochen dient als Speicher, aus dem das Kalzium auch wieder mobilisierbar ist. Bei ausgeglichener Bilanz wird der Großteil mit dem Stuhl, der Rest über die Nieren ausgeschieden (▶ Abb. 25.1).

Kalziumdiagnostik: Meist wird die Gesamtkonzentration bestimmt. Bezüglich der diagnostischen Aussage bringt die Bestimmung des ionisierten Kalziums keine Vorteile, auch wenn nur der freie Kalziumanteil wirksam ist.

> **Normwerte**
> ▶ Gesamtkalzium: 2,2–2,6 mmol/l
> ▶ Freies Kalzium: 1,1–1,3 mmol/l

Die Kalziumkonzentration ist abhängig vom:
▶ **Proteingehalt des Serums:** Je höher der Proteingehalt, desto höher das Gesamtkalzium. Eine Interpretation des Gesamtkalziums sollte daher in Kombination mit Albumin erfolgen. So kann etwa bei niedrigem Gesamtkalzium und Albumin die Konzentration von ionisiertem Kalzium normal sein.

> **Faustregel**
> Eine Albuminabweichung um 10 g/l verändert das Gesamtkalzium um 0,25 mmol/l in dieselbe Richtung!

▶ **pH-Wert des Blutes:** Bei einer Alkalose ([H^+] ↓), werden von Serumproteinen zur Pufferung zunehmend H^+-Ionen abgegeben, im Gegenzug kann Ca^{2+} gebunden werden. Dadurch sinkt der freie Kalziumanteil. Umgekehrt steigt das ionisierte Kalzium bei Azidose.

Parathormon

Parathormon (PTH) ist ein Peptidhormon, das bei Absinken der Kalziumkonzentration aus der Nebenschilddrüse (Parathyroidea) freigesetzt wird. Die Regulation erfolgt direkt über Kalziumrezeptoren an der Membran der hormonbildenden Zellen.

Funktion: Am **Knochen** bewirkt PTH eine Freisetzung von Kalzium und Phosphat und erhöht somit die Kalziumkonzentration im Serum (▶ Abb. 25.2). An der **Niere** kommt es zur verstärkten Kalziumrückresorption, während die Phosphataussscheidung geför-

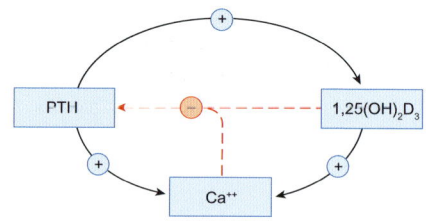

Abb. 25.2: Parathormon und Vitamin D halten die Kalziumkonzentration konstant. [L231]

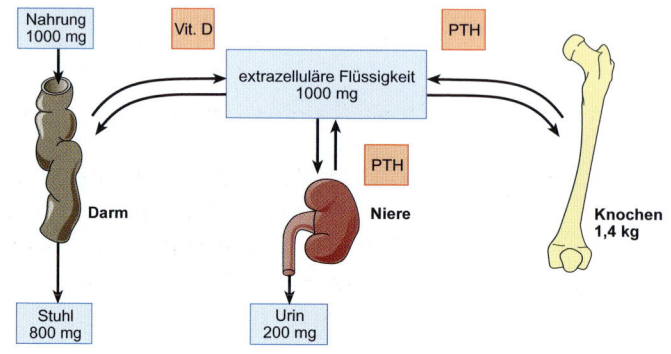

Abb. 25.1: Schematische Darstellung der Hauptwirkungen von Parathormon (PTH) und Vitamin D. Die Regulation der Kalziumkonzentration erfolgt über die intestinale Absorption, die renale Rückresorption und eine Aufnahme oder Abgabe aus dem Knochen. [L106]

dert wird. Dadurch wird eine Überschreitung des Löslichkeitsprodukts verhindert. Bei Absinken des Serumkalziums kommt es durch PTH kurzfristig zu einem Abbau von anorganischen Substanzen aus dem Knochen. Langfristig stimuliert PTH aber auch die **Vitamin-D-Bildung** durch Stimulation der 1α-Hydroxylase und bewirkt damit einen Ausgleich des Kalziumdefizits über eine erhöhte Resorption aus dem Darm. Intermittierend wirkt PTH auf den Knochen sogar aufbauend, während es bei kontinuierlicher Erhöhung zu einem Überwiegen der Resorption kommt.

> Neben der Stimulation der Knochenresorption steigert Parathormon auch die Vitamin-D-Synthese und erhöht so längerfristig die Kalziumkonzentration über eine vermehrte intestinale Kalziumresorption.

Vitamin D
Der überwiegende Anteil (60–80 %) des Vitamin D wird im Körper synthetisiert. Dafür braucht der Organismus jedoch Sonnenlicht. **Vitamin D_3 (Colecalciferol)** entsteht unter Einwirkung von UV-Licht in der Haut aus 7-Dehydrocholesterin oder wird direkt über die Nahrung aufgenommen. Aber erst durch zwei Hydroxylierungen, zuerst in der Leber und danach in der Niere, entsteht die aktive Form, das **1,25-Dihydroxy-Vitamin D_3** (Calcitriol). Die 1α-Hydroxylierung in der Niere werden durch PTH und durch einen niedrigen Phosphatspiegel stimuliert, während eine Hyperphosphatämie (z. B. bei Niereninsuffizienz) hemmend wirkt.

Funktion: Vitamin D stimuliert die Kalzium- und Phosphatresorption aus dem Darm und die Mineralisation der Knochenmatrix. In hohen Konzentrationen fördert es hingegen die Osteoklastendifferenzierung (resorptionsfördernde Wirkung). Außerdem besitzt Vitamin D immunmodulatorische Wirkungen

Calcitonin
Calcitonin ist ein Peptidhormon der parafollikulären C-Zellen der Schilddrüse.

Funktion: Seine Hauptaufgabe ist wahrscheinlich eine osteoprotektive Wirkung durch Hemmung der Osteoklasten. Es führt zu einer Senkung der Kalziumkonzentration und besitzt daneben eine zentralnervöse analgetische Wirkung, vermutlich durch Freisetzung von Endorphinen. Calcitonin kann evtl. ergänzend z. B. bei schmerzhaften osteoporotischen Wirbelkörperfrakturen angewendet werden.

RANK-System
Die hormonelle Regulation des Remodelings erfolgt u. a. über das **RANK-System** (receptor of activation of nuclear factor κB, ▶ Abb. 25.3). Resorptionsfördernde Substanzen (z. B. Parathormon) induzieren die Sekretion von RANK-Liganden (RANKL) durch Osteoblasten oder aktivierte T-Zellen, während resorptionshemmende Substanzen (z. B. Östrogene) diese inhibieren.

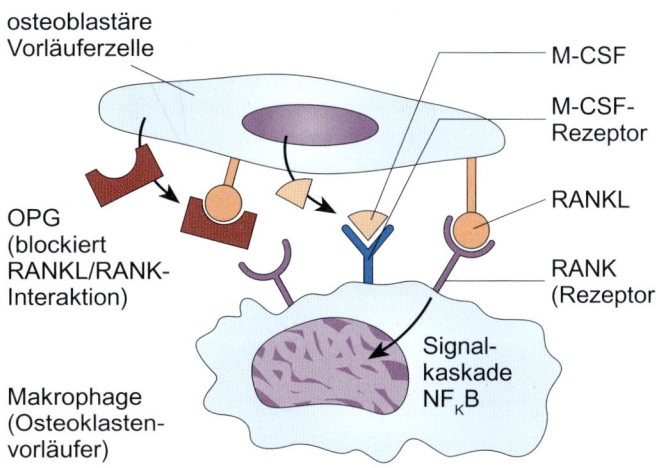

Abb. 25.3: Die Differenzierung der Osteoklasten wird u. a. durch das RANK-System stimuliert. [L106]

RANKL bindet an dessen Rezeptor RANK auf der Zelloberfläche von Osteoklastenvorläuferzellen und stimuliert die Differenzierung der Osteoklasten. Daneben gibt es auch noch einen löslichen Attrappenrezeptor, das sog. Osteoprotegerin, das auch an RANKL bindet und so über eine verminderte Osteoklastenaktivierung die Resorption hemmt.

Andere Substanzen
Wachstumshormon führt v. a. über Bildung von IGF-1 zu einer Stimulation von Knochen- und Knorpelwachstum. **Glukokortikoide** wirken über zahlreiche Mechanismen katabol auf den Knochen und führen zu einer Reduktion der Knochendichte. Der Haupteffekt der **Östrogene** ist eine (indirekte) Hemmung von Osteoklasten z. B. über verschiedene Zytokine. Östrogene sind bei beiden Geschlechtern am Knochenwachstum aber auch am Epiphysenschluss beteiligt. Zum Epiphysenschluss ist bei Knaben vermutlich die Aromatisierung von Testosteron notwendig, wie bei Defekten der Aromataseaktivität oder des Östrogenrezeptors gezeigt wurde (▶ Kap. 36). **Androgene** bewirken in der Jugend eine Knochenreifung und ein Längenwachstum.

> ▶ Der Knochen unterliegt einem ständigen Umbau (Remodeling). Während in der Jugend der Aufbau überwiegt, kommt es später zu einem vermehrten Abbau.
> ▶ Kalzium und Phosphat bilden als Hydroxylapatit den mineralisierten Teil des Knochens.
> ▶ Die wichtigsten Organe im Kalziumstoffwechsel sind Darm, Knochen und Niere. Die Serumkalziumkonzentration ist abhängig vom Proteingehalt und pH-Wert.
> ▶ Parathormon und Vitamin D sind die zwei bedeutendsten Hormone für die Regulation der Kalziumkonzentration.

ZUSAMMENFASSUNG

26 HYPERKALZÄMIE

Bei stationären Patienten findet man in ca. 1 % eine Hyperkalzämie. Die häufigsten Ursachen sind die tumorinduzierte Hyperkalzämie und der primäre Hyperparathyreoidismus (▶ Tab. 26.1).

Tumorhyperkalzämie

Eine Hyperkalzämie bei Tumorerkrankungen kann auf zwei Arten entstehen:
▶ **Osteolytische Hyperkalzämie** beim Plasmozytom oder bei Metastasen z. B. eines Mammakarzinoms
▶ **Paraneoplastische Hyperkalzämie:** Tumoren, wie das kleinzellige Bronchialkarzinom können z. B. Peptide mit parathormonähnlicher Wirkung (PTH-related peptide) oder lokale Mediatoren (Zytokine, PGE) mit osteolytischer Aktivität sezernieren (▶ Kap. 45).

Diagnostisch wegweisend ist neben den Symptomen der Grunderkrankung eine supprimierte Konzentration von intaktem PTH bei möglicherweise erhöhtem PTHrP.

Primärer Hyperparathyreoidismus (pHPT)

Beim pHPT handelt es sich um eine autonom erhöhte Sekretion von PTH bei einem Nebenschilddrüsenadenom (85 %) oder bei einer primären Hyperplasie aller vier Nebenschilddrüsen (15 %). Selten sind Karzinome oder das Auftreten im Rahmen einer multiplen endokrinen Neoplasie (MEN). Die Inzidenz beträgt 25/100.000 pro Jahr. Frauen sind doppelt so häufig betroffen. Der Altersgipfel liegt über dem 60. Lebensjahr. Bei einem frühen Auftreten sollte an die Möglichkeit einer MEN Typ 1 gedacht werden (▶ Kap. 43).

Klinik

Die Patienten sind bei Diagnosestellung häufig beschwerdefrei. Durch routinemäßige Kalziumbestimmungen bei Vorsorgeuntersuchungen kommt es heute seltener zu einem ausgeprägten Bild des Hyperkalzämie-Syndroms. Typisch ist ein oligosymptomatischer Verlauf. Manifestationen findet man an folgenden Organen:
▶ **Niere:** Eine anfängliche Polyurie und reaktive Polydipsie können evtl. zur Exsikkose führen. Eine rezidivierende Nephrolithiasis ist immer noch eine der häufigsten Manifestationen des pHPT. Allerdings haben nur ca. 2 % der Patienten mit Nierensteinen auch einen pHPT. Durch die Hyperkalzämie kann ein reversibler Funktionsverlust der Niere mit einem Kreatininanstieg entstehen. Nur in seltenen Fällen kommt es sekundär zur chronischen Niereninsuffizienz.
▶ **Gastrointestinaltrakt:** Durch Übelkeit und Erbrechen werden der Volumenmangel verstärkt und eine Hypokaliämie begünstigt. Des Weiteren können eine Obstipation, Magenulzera (Patienten nehmen evtl. Protonenpumpeninhibitoren!), eine Cholelithiasis oder Pankreatitiden auftreten.
▶ **Nervensystem:** Reflexabschwächung, Verstimmung und Depression sind oft diskret, aber mitunter bereits bei geringer Hyperkalzämie zu beobachten.
▶ **Knochen:** Es kann zur Osteoporose kommen mit einem Knochenabbau, der vorwiegend die Kompakta betrifft. Charakteristisch, aber seltener ist eine subperiostale Resorption an den Fingergliedern (▶ Abb. 26.1). Eine Rarität ist die klassische Osteodystrophia fibrosa cystica generalisata mit Osteolyse und Zystenbildung.
▶ **Herz-Kreislauf-System:** Die Hypokaliämie kann zu Herzrhythmusstörungen führen. Außerdem erhöht eine Hyperkalzämie die Empfindlichkeit für Digitalis (Kontraindikation!).

Die pathogenetischen Mechanismen sind teilweise in ▶ Kapitel 25 erläutert.

> Die klassische Symptomentrias „Stein-, Bein- und Magenpein" wurde durch oligosymptomatische Verläufe abgelöst.

Diagnostik und Differenzialdiagnose

Die Interpretation der Kalziumkonzentration erfolgt in Bezug auf PTH („diagnostisches Paar", ▶ Kap. 4), unter Berücksichtigung der Nierenfunktion und des Albumingehalts. Beweisend ist ein erhöhter oder inadäquat hoher Wert von Kalzium und intaktem PTH (▶ Abb. 26.2). Die Hyperkalzämie kann allerdings durch einen Vitamin-D-Mangel oder eine Niereninsuffizienz maskiert werden. Andererseits führt auch ein Vitamin-D-Mangel zur PTH-Erhöhung. Durch die erhöhte Phosphatausscheidung ist das Phosphat im Serum häufig erniedrigt. Die alkalische Phosphatase ist regelmäßig erhöht.

Durch Bestimmung der Kalzium- und Kreatininausscheidung im Sammelharn kann der pHPT zur familiären hypokalzurischen Hyperkalzämie abgegrenzt werden, bei der milde PTH- und Kalziumerhöhungen zu finden sind. Eine Therapie ist nicht notwendig.

Wenn kein Hinweis auf eine fortgeschrittene Tumorerkrankung oder eine Hyperkalzämie anderer Genese gegeben ist (▶ Tab. 26.1), wird versucht, einen pHPT bildgebend nachzuweisen. Die Lokalisation eines Adenoms der Nebenschilddrüse bzw. die Differenzierung zur Hyperplasie ist mit der Sonografie und sog. Sestamibi-Szintigrafie aber nicht immer möglich. Die beste Lokalisationsmaßnahme ist dann die intraoperative Darstellung aller vier Nebenschilddrüsen durch einen erfahrenen Chirurgen.

Therapie

Patienten mit gering ausgeprägten Formen eines pHPT können auch über mehrere Jahre asymptomatisch bleiben. Eine Operation ist daher nicht immer indiziert. Vor allem bei älteren Patienten mit erhöhtem Operationsrisiko kommt unter Gewährleistung von regelmäßigen Verlaufskontrollen eine allei-

Tab. 26.1: Ursachen der Hyperkalzämie.

Tumorinduzierte Hyperkalzämie (60 %)
Primärer Hyperparathyreoidismus (20 %)
Medikamente: Vitamin-D-Intoxikation (!), Vitamin A, Thiazide
Immobilisation
Familiäre hypokalzurische Hyperkalzämie
Granulomatöse Erkrankungen (z. B. Sarkoidose) oder Lymphome mit extrarenaler Vitamin-D-Bildung
Milch-Alkali-Syndrom
Hyperthyreose
NNR-Insuffizienz

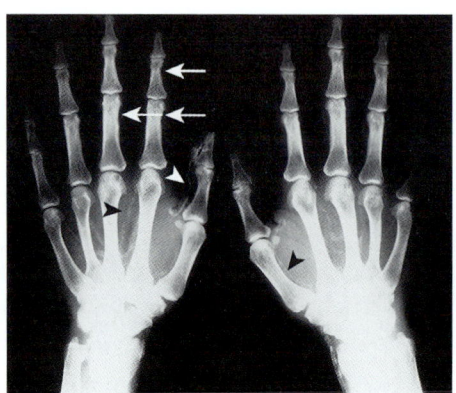

Abb. 26.1: Subperiostale Resorptionszonen an den Phalangen beim pHPT. [E467]

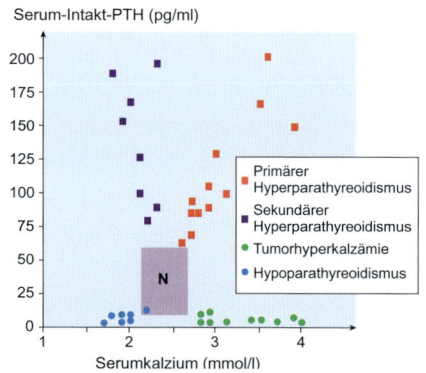

Abb. 26.2: Vergleich von Serumkalzium und intaktem Parathormon bei Patienten mit prim. und sek. HPT, Tumorhyperkalzämie und Hypoparathyreoidismus bei Diagnosestellung. [L231]

nige **konservative Therapie** infrage. Diese besteht in einer ausreichenden Flüssigkeitszufuhr, Bewegung und moderater, aber auch nicht zu geringer Kalziumzufuhr (sonst PTH ↑). Thiazide und Digitalisglykoside sind kontraindiziert. Zudem werden Bisphosphonate und andere osteoprotektive Therapeutika eingesetzt. Bei symptomatischen Patienten, bei denen Kontraindikation für eine Operation besteht, kann Cinacalcet (Mimpara®) zur Senkung des PTH- und Kalziumspiegels gegeben werden. Es handelt sich um einen Kalzium-Rezeptor-Agonisten, mit Selektivität für Kalziumrezeptoren der Nebenschilddrüse. Ein positiver Einfluss auf die Knochendichte konnte bislang jedoch nicht nachgewiesen werden. Im Verlauf sind regelmäßige Kontrollen des Serumkalziums, der Nierenfunktion, der Kalzium- und Kreatininausscheidung sowie der Knochendichte notwendig.

Eine **Operation** ist angezeigt, wenn die Patienten bereits symptomatisch sind (Osteoporose, Nephrolithiasis, Niereninsuffizienz), oder auch bei asymptomatischen Patienten unter bestimmten Kriterien (Alter < 50 Jahre, Serumkalzium > 0,25 mmol/l über der Normobergrenze, Hyperkalzurie, verminderte Kreatinin-Clearance). Nach Darstellung der Nebenschilddrüsen muss durch den Chirurgen ggf. beurteilt werden, ob eines oder mehrere Epithelkörperchen vergrößert sind. Ein intraoperativer Schnellschnitt dient v. a. der Organdiagnose bzw. der Unterscheidung von anderen Geweben. Dabei kann aber nicht sicher zwischen normalem und tumorösem Gewebe differenziert werden. Hilfreich ist eine intraoperative PTH-Schnellbestimmung, wobei es nach erfolgreicher Entfernung nach 10 min zu einem signifikanten Abfall kommt. Im Fall einer Hyperplasie werden alle Epithelkörperchen reseziert und anschließend Gewebereste in den Morbus brachioradialis transplantiert. Bei einem Rezidiv kann so eine unkomplizierte Nachresektion erfolgen.

Prognose
Bei früher Diagnose und Operation ist die Prognose sehr gut, wenn keine Niereninsuffizienz vorliegt. Nach der Operation kann es zu einem Hypoparathyreoidismus mit Hypokalzämie und Tetanie kommen. Als schwere Komplikation des Hyperparathyreoidismus kann eine hyperkalzämische Krise auftreten.

Hyperkalzämische Krise
Diese akute Komplikation des Hyperparathyreoidismus droht ab einem Serumkalzium über 3,5 mmol/l. Sie wird durch weitere Faktoren wie Bettlägerigkeit, Thiazide, Kalzium- oder Vitamin-D-Substitution begünstigt. Typisch sind Symptome der chronischen Hyperkalzämie mit zunehmenden psychiatrischen Störungen bis hin zum Koma.

Therapie
Für die rasche Kalziumsenkung sind folgende Maßnahmen möglich:
▶ Volumengabe zur Herstellung einer Normovolämie (2–4 l 0,9-prozentige NaCl-Lösung)
▶ Eine aggressive Rehydratation mit anschließender Furosemidgabe hat aufgrund der Komplikationen (Hypervolämie, Hypokaliämie), mangelnder Evidenz und wirksamer Alternativen an Bedeutung verloren.
▶ So kommen heute zunehmend Bisphosphonate (z. B. Zolendronat i. v.) zur Anwendung. Die Wirkung setzt jedoch erst nach 1–2 Tagen ein.
▶ Dazu wird ggf. Calcitonin s. c. kombiniert, das eine schnelle, aber variable Wirkung bei kurzer Wirkdauer besitzt.

Kortikosteroide haben auch eine Vitamin-D-antagonistische Wirkung und sind daher v. a. bei einer Vitamin-D-Intoxikation oder extrarenaler Vitamin-D-Synthese (z. B. Sarkoidose) wirksam. Bei Niereninsuffizienz ist die Kalziumsekretionsfähigkeit eingeschränkt. Es kann dann eine Akut-Hämodialyse mit kalziumarmer Flüssigkeit notwendig sein. Die Letalität der hyperkalzämischen Krise beträgt bis zu 50 %.

▶ Die häufigsten Ursachen der Hyperkalzämie sind die Tumorhyperkalzämie und der primäre Hyperparathyreoidismus.
▶ Anfangs stehen Symptome wie Polyurie, Polydipsie, Übelkeit und Erbrechen im Vordergrund. Später kann es zu Nierenversagen und zu zentralnervösen Störungen kommen.
▶ pHPT: Erhöhung von Kalzium und intaktem PTH, konservative vs. kurative chirurgische Therapie
▶ Die hyperkalzämische Krise ist ein lebensbedrohlicher Notfall. Initial soll ein Flüssigkeitsmangel ausgeglichen werden. Anschließend können Bisphosphonate gegeben werden. Mitunter ist eine Hämodialyse notwendig.

ZUSAMMENFASSUNG

27 HYPOKALZÄMIE

Eine Reihe von Erkrankungen kann zu einem verminderten Kalziumgehalt des Blutserums führen, z. B. Hypoparathyreoidismus, Vitamin-D-Mangel, Steatorrhö, Nierenerkrankungen mit Phosphatretention, akute Pankreatitis.

Hypoparathyreoidismus: Hypokalzämie durch mangelnde PTH-Sekretion. Die dadurch verminderte Phosphatausscheidung führt zu einer erhöhten Phosphatkonzentration im Serum.

Sekundärer Hyperparathyreoidismus: Hypokalzämie bei erhaltener PTH-Sekretion. Eine permanente Hypokalzämie, die durch Erkrankungen bedingt ist, die nicht die Nebenschilddrüsen betreffen, führt zu einer reaktiven PTH-Erhöhung. Die Rückkopplung zwischen Kalziumkonzentration und PTH-Sekretion ist aber primär intakt. Phosphat ist abhängig von der Grunderkrankung eher erhöht oder erniedrigt.

Hyperventilationstetanie: Eine respiratorische Alkalose geht durch eine Verminderung des ionisierten Kalziumanteils mit typischen Symptomen der Hypokalzämie einher. Das Gesamtkalzium ist jedoch normal.

Hyperventilation → CO_2-Abatmung
→ respiratorische Alkalose
→ freies Kalzium sinkt → Tetanie

Hypoparathyreoidismus

Eine verminderte oder fehlende Sekretion von Parathormon entsteht am häufigsten postoperativ, z. B. nach Thyreoidektomie, oder auch nach Bestrahlung der Halsregion. Eine postoperative Hypokalzämie tritt oft bereits nach 1–2 Tagen auf, wird bei milderen Verläufen aber womöglich erst Jahre später diagnostiziert. Es kann sich um einen vorübergehenden PTH-Mangel handeln, der innerhalb von etwa 4 Wochen verschwindet, oder um einen permanenten Hypoparathyreoidismus. Seltener sind der autoimmune Hypoparathyreoidismus (z. B. PAS Typ 1, ▶ Kap. 44), erworbene (Bestrahlung) oder kongenitale Formen (Di-George-Syndrom).

Klinik

Durch die Hypokalzämie steigt die neuromuskuläre Erregbarkeit. Ein Gesamtkalzium < 1,8 mmol/l manifestiert sich durch Parästhesien (z. B. Kribbeln) im Bereich des Mundes, der Finger- und Zehenspitzen. Es kann zu einer Tetanie mit Verkrampfung der Mittelfuß- und Mittelhandmuskulatur (Pfötchenstellung der Hände) und einer Myopathie der proximalen Extremitäten kommen. Weiterhin können sogar fokale oder generalisierte (Grand-Mal-)Anfälle

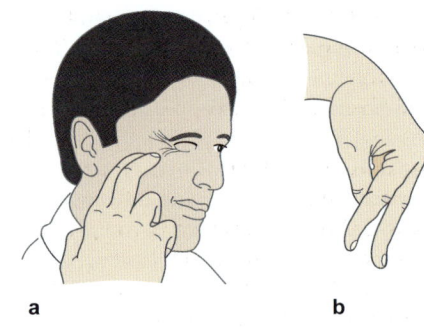

Abb. 27.1: a) Chvostek-Zeichen. b) Trousseau-Zeichen. [L231]

auftreten. Bedrohlich ist ein Laryngospasmus mit der Gefahr des Erstickens. Bei Beteiligung der glatten Muskulatur können Spasmen und Obstipation auftreten. Besteht die Hypokalzämie über längere Zeit, kommt es zu trockener und schuppiger Haut, brüchigen Nägeln und Haarausfall.
Bei der körperlichen Untersuchung sind typische Zeichen zu beobachten (▶ Abb. 27.1):
▶ Positives **Chvostek-Zeichen:** Durch Beklopfen des N. facialis vor dem äußeren Gehörgang lassen sich Muskelzuckungen auslösen.
▶ Positives **Trousseau-Zeichen:** Eine Blutdruckmanschette wird auf suprasystolischen Wert aufgeblasen. Nach 3–5 min tritt eine Pfötchenstellung ein.

Diagnostik und Differenzialdiagnose

> Kennzeichnend für einen Hypoparathyreoidismus ist die Kombination aus Hypokalzämie, Hyperphosphatämie und vermindertem, intaktem PTH bei normalem Kreatinin- und Albuminspiegel.

Die Kalzium und Phosphatausscheidung im Harn sind erniedrigt.
▶ Die **Hyperventilationstetanie** manifestiert sich durch ähnliche Symptome. Sie ist aber durch eine Normokalzämie charakterisiert und kann mit einer Blutgasanalyse (BGA) nachgewiesen werden.
▶ Bei dem seltenen angeborenen **Pseudohypoparathyreoidismus** liegt ein Defekt im Parathormonrezeptor oder in der Signaltransduktion vor, wodurch es zur Parathormonresistenz kommt. Typisch sind eine Hypokalzämie und Hyperphosphatämie wie beim Hypoparathyreoidismus bei jedoch erhöhter PTH-Konzentration.
▶ Ein **Magnesiummangel** hemmt die Bildung von aktivem Vitamin D_3 und führt zu einer PTH-Resistenz. Eine lange bestehende **Hypomagnesiämie** (z. B. durch Schleifendiuretika, chronischer Alkoholkonsum) kann deshalb zu einem Bild ähnlich dem Hypoparathyreoidismus führen. Eine Störung des Magnesiumhaushalts sollte daher ausgeschlossen bzw. behandelt werden.

Therapie und Prognose

Akute Hypokalzämie mit Tetanie: 1–2 g Kalziumglukonat werden langsam intravenös unter Monitorkontrolle verabreicht (Beachte: Ohne Vitamin D ist Kalzium p. o. wirkungslos)! Parenterale Kalziumgabe ist kontraindiziert bei Digitalisbehandlung. Das Ziel ist anfangs eine Beseitigung der Symptome und nicht unbedingt eine Normalisierung des Kalziumspiegels. Durch die erniedrigte Kalziumschwelle (da PTH ↓) kann sonst eine Calciurie mit Nephrokalzinose und Nephrolithiasis auftreten.

Hypoparathyreoidismus: Rekombinantes humanes Parathormon ist für die Therapie nicht zugelassen. Anfangs kann evtl. ein Therapieversuch mit Kalzium allein (1.000–2.000 mg/Tag) oder in Kombination mit niedrig dosiertem Vitamin D, das die Kalziumresorption gewährleistet, unternommen werden. Häufig sind jedoch hohe Dosen von Vitamin D_3 oder seiner aktiven Metaboliten notwendig (z. B. 20.000–100.000 IE/Tag Colecalciferol, 0,5–1,5 µg/Tag Calcitriol). Die Präparate unterscheiden sich in Wirkeintritt, Halbwertzeit und therapeutischer Breite (Risiko einer Hyperkalzämie). Die Wirkung setzt jedoch bei allen Substanzen erst verzögert ein!
Die Therapie sollte von einem erfahrenen Internisten durchgeführt werden. Ziel ist es, unter Beobachtung des Phosphatspiegels das Kalzium in den unteren Normbereich zu heben. Bei Hyperphosphatämie oder Hyperkalzämie droht eine Ausfällung mit Gefahr der Klappen- und Gefäßverkalkung oder Kataraktbildung. Anfangs sollte eine wöchentliche Kontrolle des Serumkalziums und der Kalziumausscheidung erfolgen, um die Gefahr einer Hyperkalzämie zu mindern. Anschließend wird die Dosis der Vitamin-D-Substitution reduziert. Thiazide haben ebenfalls einen kalziumretendierenden Effekt.
Bei einer erfolgreichen Therapie ist die Prognose gut. Als Spätkomplikation kann es durch Ausfällungen zur Katarakt, Nephrokalzinose oder Basalganglienverkalkung (Morbus Fahr) mit Dyskinesien kommen.

Sekundärer Hyperparathyreoidismus

Als sekundären Hyperparathyreoidismus (sHPT) bezeichnet man die reaktive Erhöhung der PTH-Sekretion, die durch Senkung des Serumkalziums hervorgerufen wird.

Formen und Klinik

Renaler sHPT: Bei chronischer Niereninsuffizienz kommt es zu einer verminderten Bildung von 1,25-$(OH)_2$-D_3. Die bei einer Niereninsuffizienz auftretende Phosphatretention führt zu einer Hemmung der 1α-Hydroxylase und damit zur Verstärkung dieses Effekts. Es überwiegen häufig die Symptome der Grunderkrankung. Die erhöhte PTH-Sekretion führt zu einer Vermehrung von Bindegewebe und Osteoklasten (Fibroosteoklasie). Durch die Hyperphosphatämie kann es zur Überschreitung des Löslichkeitsprodukts und evtl. zu extraossären Kalzifizierungen in Gefäßen, Herzklappen, Kornea und Gelenken kommen.

Renale Osteopathie: Unter diesem Begriff fasst man generalisierte Skelettveränderungen im Rahmen einer chronischen Niereninsuffizienz oder Dialyse zusammen. Nach dem Knochenumsatz unterscheidet man vereinfacht:
▶ High-Turnover-Osteopathie: mit sHPT und evtl. osteomalazischer Komponente (▶ Abb. 27.2)
▶ Low-Turnover-Osteopathie: adyname Knochenerkrankung mit relativ erniedrigtem PTH bei hoher Kalziumbeladung: Es zeigt sich eine reduzierte zelluläre Knochenaktivität mit vermindertem Remodeling

Beschwerden treten nur bei einem geringen Teil der Patienten auf. Typisch sind jedoch schlecht lokalisierbare Knochenschmerzen, inadäquate Frakturen und Muskelschwäche.

Tertiärer Hyperparathyreoidismus: Diese Form tritt vorwiegend bei lange bestehendem, renalem sHPT auf. Im Verlauf kommt es zu einer Hyperplasie der Nebenschilddrüsen mit einer erhöhten basalen PTH-Sekretion. Bei schwerer Niereninsuffizienz mit Kalziumretention oder nach Nierentransplantation und persistierendem Hyperparathyreoidismus kann dann das Bild des tertiären HPT entstehen. Dieser entspricht biochemisch weitgehend dem primären HPT mit Hyperkalzämie und erhöhtem intaktem PTH. Die Ursache ist jedoch keine autonome Sekretion, sondern ein Missverhältnis zwischen dem Bedarf und der stark erhöhten basalen PTH-Sekretion. Die Therapie besteht meist in einer subtotalen Entfernung der Nebenschilddrüsen.

Intestinaler sHPT: Eine Hypokalzämie kann direkt über eine verminderte Kalziumaufnahme oder indirekt über eine reduzierte Aufnahme von Vitamin D entstehen. Ursachen einer Malassimilation sind z. B. Laktoseintoleranz, Cholestase, Zöliakie oder Morbus Crohn. Neben den Beschwerden der Grunderkrankung kann es durch den gleichzeitigen Vitamin-D-Mangel zu Symptomen der Osteomalazie kommen. Die verminderte Kalziumaufnahme zeigt sich durch tetanische Symptome und Muskelschwäche der proximalen Extremitäten. Gleichzeitig ist häufig Phosphat im Serum erniedrigt.

Diagnostik

Kalzium kann durch die Gegenregulation auch im Normalbereich liegen, ist jedoch in Bezug auf das erhöhte intakte PTH inadäquat erniedrigt (▶ Abb. 26.2). Häufig ist die alkalische Phosphatase erhöht. Auf eine fortgeschrittene Niereninsuffizienz weist eine höhergradige Kreatininerhöhung bei einer Hyperphosphatämie hin. Spätzeichen des sHPT sind, ähnlich wie beim pHPT, eine subperiostale und subchondrale Knochenresorption im Röntgenbild. Diese betreffen vorwiegend die Finger und die Gelenke des Schulter- und Beckengürtels.

Therapie

Neben der Behandlung der Grunderkrankung müssen eine ausreichende Kalzium- und Vitamin-D-Versorgung erfolgen. Erster Schritt bei einem renalen sHPT ist die Senkung des Phosphatspiegels. Bei hoher Phosphatkonzentration sollte dies durch Sevelamer (Renagel®) oder Lanthancarbonat (Fosrenol®) erfolgen. Kalziumhaltige Phosphatbinder (z. B. Kalziumacetat) sollten erst nach ausreichender Senkung des Phosphatspiegels und Einhaltung einer phosphatarmen Diät eingesetzt werden, da es sonst zur Überschreitung des Löslichkeitsprodukts kommen kann.

Im zweiten Schritt sollte ggf. eine Senkung der erhöhten PTH-Spiegel durch Calcitriol bzw. andere Vitamin-D-Metabolite (z. B. Alfacalcidol) oder Calcimimetika (Cinacalcet, ▶ Kap. 26) erfolgen. Die PTH-Zielwerte richten sich nach der Nierenfunktion und sollen nicht zu einer Normalisierung der PTH-Konzentration führen, da es sonst zur adynamen renalen Osteopathie kommen kann.

Ist beim intestinalen sHPT die Behandlung der Grunderkrankung nicht möglich, so ist häufig eine langfristige Substitution von Kalzium und Vitamin D_3 notwendig. Bei niedrigem Vitamin-D-Spiegel wird Cholecalciferol initial höher dosiert. Kalziumzitrat hat z. B. den Vorteil einer besseren Resorption bei Achlorhydrie bzw. PPI-Therapie als Kalziumkarbonat.

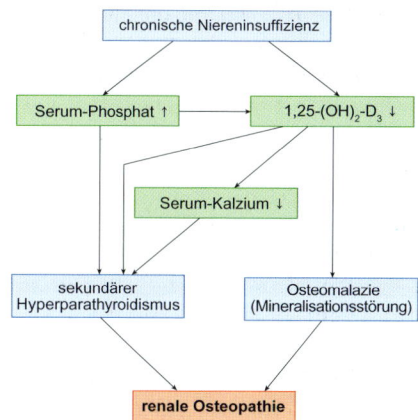

Abb. 27.2: Pathogenese der renalen Osteopathie. [L231]

ZUSAMMENFASSUNG

▶ Hypokalzämische Symptome werden beim Hypoparathyreoidismus, beim sekundären Hyperparathyreoidismus und bei Hyperventilation beobachtet.
▶ Klinik: Parästhesien, Tetanie, Muskelschwäche, nachweisbares Chvostek- und Trousseau-Zeichen, Gefahr des Laryngospasmus
▶ Hypoparathyreoidismus: Kalzium ↓, Phosphat ↑, PTH ↓.
▶ Therapie: Kalzium + Vitamin D (regelmäßige Kalziumkontrolle wegen Gefahr der Überdosierung!)
▶ Sekundärer Hyperparathyreoidismus: Häufige Ursachen sind Niereninsuffizienz und Malassimilation.

28 OSTEOMALAZIE UND RACHITIS

Unter **Rachitis** versteht man eine Desorganisation und eine gestörte Mineralisation der Epiphysenfuge vor Abschluss des Wachstums. Als **Osteomalazie** bezeichnet man eine verzögerte oder fehlende Mineralisation neu gebildeter Knochenmatrix im Rahmen des Knochenumbaus („Bone remodeling") bei Erwachsenen. Durch eine allgemeine Vitamin-D-Substitution bei Kleinkindern kommt die Rachitis in Europa heute praktisch nicht mehr vor. Ältere und besonders bettlägerige Personen leiden jedoch häufig an einem ernsthaften Vitamin-D-Mangel. Es stellt sich daher die Frage, ob nicht auch in diesen Fällen eine generelle Prävention sinnvoll wäre.

Ätiologie

Die gestörte Knochenmineralisierung entsteht durch eine verminderte Kalziumresorption bei einem Vitamin-D-Mangel (**kalzipenische Osteomalazie**) oder bei übermäßigem renalen Phosphatverlust (**phosphopenische Osteomalazie**). Auslösend für die Manifestation einer Osteomalazie ist häufig eine Kombination mehrerer Faktoren:

Mangel an UV-Licht: Er führt zu einer verminderten Vitamin-D_3-Synthese aus 7-Dehydrocholesterin. Betroffen sind v. a. ältere Personen und Frauen, die verhüllende Kleidung tragen. Häufig wird ein Vitamin-D-Mangel auch bei Einwanderern mit dunkler Hautfarbe in Ländern mit geringerer Sonneneinstrahlung beobachtet (Immigranten-Osteomalazie). In diesen Ländern kann es in den Wintermonaten aber auch häufig bei jungen Menschen mit heller Hautfarbe zu einer „Hypovitaminosis D" kommen.

Vitamin-D-Mangel: durch verminderte Zufuhr (Mangelernährung) oder unzureichende enterale Aufnahme (z. B. bei Zöliakie, Morbus Crohn, Maldigestion bei Pankreasinsuffizienz). Ebenso kann es durch einen Magen-Bypass oder weitere bariatrische Operationen zur Osteomalazie und anderen Mangelzuständen kommen.

Vitamin-D-Stoffwechsel-Störungen: Der Vitamin-D-Stoffwechsel kann durch Leberzirrhose oder durch Medikamente beeinträchtigt sein. Dazu gehören Cytochrom-P450-Induktoren, z. B. Antikonvulsiva (Phenytoin, Carbamazepin). Bei einem Vitamin-D-Mangel durch eine chronische Niereninsuffizienz kann es zu einer renalen Osteopathie kommen, die eine unterschiedlich ausgeprägte osteomalazische Komponente aufweist.

Phosphopenische Osteomalazie: Ein Phosphatverlust führt zur inadäquaten PTH-Erniedrigung. Dadurch ist auch die renale Vitamin-D-Synthese reduziert. Ursachen sind seltene hereditäre Störungen der renal-tubulären Phosphatreabsorption (Fanconi-Syndrom = Vitamin-D-resistente Rachitis mit Glukosurie, Phosphaturie und Aminoazidurie; renale tubuläre Azidose Typ 1) oder erworbene Störungen (Tubulopathie bei Nephritis). Ein renaler Phosphatverlust wird auch bei Tumoren beobachtet, die phosphaturische Faktoren sezernieren (onkogene Osteomalazie/Rachitis, z. B. bei mesenchymalen Tumoren).

> Die häufigsten Ursachen der Osteomalazie sind eine verminderte Sonnenexposition und Malassimilationsstörungen.

Klinik

Bei Erwachsenen: Es kommt es zu diffusen, langsam progredienten Skelettschmerzen, die v. a. die stärker belasteten Knochen wie die untere Extremität, Becken und Wirbelsäule betreffen. Inadäquate Frakturen findet man v. a. an der Oberschenkelinnenseite, am Schulterblatt und an anderen Stellen, wo es häufig zu Entmineralisierungen kommt (Looser-Umbauzonen, ▶ Abb. 28.1). Zeichen einer ausgeprägten Hypokalzämie sind die Neigung zur Tetanie und eine Muskelschwäche der proximalen Extremitäten. Zusammen mit Knochendeformierungen kann dies auch zu typischen Gangstörungen führen („Watschelgang").

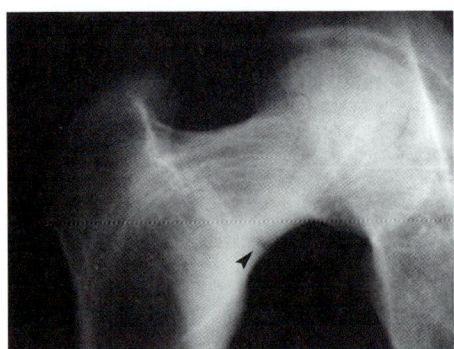

Abb. 28.1: Looser-Umbauzone am rechten Femurhals (Pfeilspitze). [F498]

Bei Kindern: Ein Kleinwuchs mit charakteristischen Knochendeformitäten fällt auf. Es kann zu einer verminderten Härte des Schädelknochens (Kraniotabes) und zu Auftreibungen der Wachstumsfugen an der Knorpel-Knochen-Grenze der Rippen kommen (rachitischer Rosenkranz).

Diagnostik

Anamnestisch sind Grunderkrankungen und Risikofaktoren zu erheben. Die Diagnose stützt sich zudem auf das klinische Beschwerdebild sowie typische Veränderungen im Röntgenbild und in der biochemischen Untersuchung.

Labor: Bei der **kalzipenischen Osteomalazie** liegt ein sHPT vor (Hypokalzämie bei erhöhter PTH-Konzentration, ▶ Kap. 27). Fast immer findet man eine Erhöhung der alkalischen Phosphatase (AP), die um ein Vielfaches über der Norm liegen kann. Die AP kann aber auch z. B. bei Cholestase erhöht sein (▶ Kap. 29). Zur Unterscheidung hilft eine Interpretation mit den Transaminasen und den weiteren Cholestaseparametern. Auch andere Parameter des Knochenumbaus, wie z. B. Osteocalcin, sind erhöht, 25-OH-Vitamin D_3 ist hingegen erniedrigt (▶ Tab. 28.1). Bei einer chronischen Niereninsuffizienz kann dieses auch im Normbereich liegen, jedoch ist dann der renale Metabolit $1,25(OH)_2$-D_3 vermindert. Kennzeichnend für die **phosphopenische Osteomalazie** ist ein erniedrigtes Serumphosphat bei erhöhter Phosphatclearance.

Röntgen: Charakteristisch für die Osteomalazie sind Looser-Umbauzonen (▶ Abb. 28.1). Es handelt sich dabei um bandförmige Aufhellungen, die quer zur Knochenlängsachse verlaufen und entmineralisierter Knochenmatrix entsprechen. Es zeigen sich eine verwaschene, unscharfe Spongiosazeichnung und eine erhöhte Strahlentransparenz. Auch Wirbelkörperdeformierungen ähnlich wie bei der Osteoporose kommen vor.

Im Zweifelsfall kann die Diagnose evtl. durch eine **Knochenbiopsie** gesichert wer-

Tab. 28.1: Differenzialdiagnosen bei Störungen des Knochenstoffwechsels. Bei der Osteoporose sind die Laborparameter meist unauffällig, eine Erhöhung der alkalischen Phosphatase weist dann auf Frakturen hin. Bei der postmenopausalen Osteoporose kann PTH auch leicht erhöht sein.

Differenzialdiagnose	Ca^{++}	PTH	Phosphat	AP	Zusätzlich
pHPT	↑	↑	↓	↑	
Renaler sHPT	↓	↑	↑	↑	Kreatinin
Intestinaler sHPT			↓		
Hypoparathyreoidismus	↓	↓	↑		
Osteomalazie	↓		↓ (oder normal)	↑	Vitamin D ↓, Röntgen
Osteoporose	Normal	Normal	Normal	Normal/↑	Röntgen, DXA

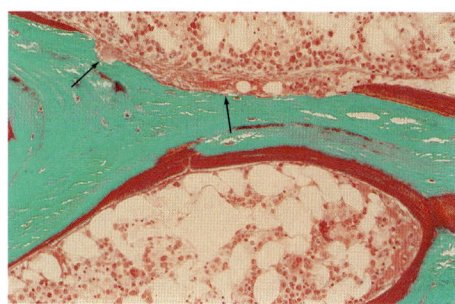

Abb. 28.2: Verbreiterte, nicht mineralisierte Osteoidsäume (rot). [R235]

den. In der **Histologie** findet man verbreiterte Osteoidsäume ohne Mineralisation (▶ Abb. 28.2).

Differenzialdiagnose
Zu Beginn muss nach der Ursache der Grunderkrankung gesucht werden. Der Nachweis von Malassimilationsstörungen erfolgt durch Endoskopie und Funktionstests.
▶ Differenzialdiagnostisch abzugrenzen ist die **renale Osteopathie,** bei der in der Frühphase des Nierenversagens das klinische Bild einer Osteomalazie auftreten kann. Im Gegensatz zur Osteomalazie ist für die Therapie eine Senkung des Phosphatspiegels entscheidend. Daher muss zur Diagnose der Osteomalazie eine Niereninsuffizienz ausgeschlossen werden.

▶ Sowohl die **Osteoporose** als auch die Osteomalazie zeigen in der Densitometrie eine verminderte Knochendichte. Auch Wirbeleinbrüche werden bei beiden Erkrankungen beobachtet. Eine Unterscheidung gelingt durch die Bestimmung der alkalischen Phosphatase. Bei Frakturen kann diese aber auch bei einer Osteoporose gering erhöht sein. Bei der Osteoporose kann es auch zusätzlich zu Mineralisationsstörungen im Sinne einer Osteomalazie kommen. Man spricht dann auch von einer „Poro-Malazie".
▶ Eine Erhöhung der Knochen-AP liegt auch z. B. bei primären oder sekundären Knochentumoren, beim Hyperparathyreoidismus oder Morbus Paget vor. Kennzeichnend für den Morbus Paget sind typische Osteolysen im Röntgen und ein erhöhter Knochenumbau in der Szintigrafie.

Therapie
So weit dies möglich ist, soll eine Behandlung der Grunderkrankung erfolgen. Zur Steigerung der Knochenmineralisation wird **Vitamin D$_3$** (Colecalciferol) verabreicht. Bei Malassimilation ist eine parenterale Applikation notwendig. Daneben ist auch auf eine ausreichende **Kalziumsubstitution** (ca. 500–1.000 mg/Tag) und Flüssigkeitszufuhr zu achten. Um eine Überdosierung zu vermeiden, sollten regelmäßig das Serumkalzium und die Kalziumausscheidung im 24-h-Urin bestimmt werden. **Calcitriol** (1,25-[OH]$_2$-D$_3$) oder Alfacalcidiol (1α-OH-D$_3$) werden nur bei Umwandlungsstörungen, wie z. B. bei chronischer Niereninsuffizienz, gegeben. Calcitriol ist ein teureres Präparat, das durch eine geringere therapeutische Breite häufiger zu Hyperkalzurie und Hyperkalzämie führt. Vorteile sind jedoch die kürzere Halbwertszeit und der schnellere Wirkeintritt, da für die volle Wirkung keine weiteren Hydroxylierungen notwendig sind.
Bei renalen tubulären Störungen besteht die Therapie bei ausreichender Nierenfunktion in einer Substitution von Phosphat, teilweise in Kombination mit Calcitriol.

Verlauf und Prognose
Mittels einer ausreichenden Substitution kann die Mineralisationsstörung beseitigt werden. Bestehende Knochendeformationen bleiben jedoch erhalten. Wenn die Behandlung der Grunderkrankung erfolgreich ist, kommt es meist zu einer Normalisierung des Knochenstoffwechsels. Das kann jedoch auch über mehrere Monate dauern. Bei persistierender Resorptionsstörung ist jedoch eine lebenslange parenterale Therapie notwendig.

ZUSAMMENFASSUNG

▶ Die Rachitis bei Kindern entspricht der Osteomalazie bei Erwachsenen. Es handelt sich dabei um eine Mineralisationsstörung des Knochens. Die häufigsten Ursachen sind verminderte Sonnenexposition und Malassimilationsstörungen.
▶ Klinik: Zu den Beschwerden gehören diffuse, langsam progrediente Knochenschmerzen, inadäquate Frakturen, Knochendeformierungen und Gangstörungen.
▶ Diagnose: Anamnese (Grunderkrankung), Klinik, sHPT, AP ↑, 25-OH-Vitamin D$_3$ ↓, evtl. Looser-Umbauzonen im Röntgenbild, ggf. Knochenbiopsie
▶ Therapie: Colecalciferol oder aktive Vitamin-D-Metaboliten (z. B. Calcitriol), ausreichende Kalziumversorgung (regelmäßige Kalziumkontrolle!)

29 OSTEOPOROSE

Bei der Osteoporose handelt es sich um einen erhöhten Verlust der mikroarchitektonischen Knochenstruktur, der mit einer verminderten Knochenfunktion und -dichte einhergeht (▶ Abb. 29.1). Dadurch ergibt sich ein erhöhtes Frakturrisiko. Im Gegensatz zur Osteomalazie (▶ Kap. 28) ist die Mineralisierung nicht gestört, sondern es besteht ein Missverhältnis zwischen Knochenab- und -anbau.

Als **primäre Osteoporose** bezeichnet man ätiologisch unklare Formen, bei denen es aber auch eindeutige Risikofaktoren, wie z. B. einen postmenopausalen Östrogenmangel, gibt. Die seltenere **sekundäre Osteoporose** tritt bei klar definierten Grunderkrankungen auf und betrifft auch häufiger jüngere Personen. Man unterscheidet weiter eine schwere (manifeste) Osteoporose, bei der bereits Frakturen vorliegen, von einer Osteoporose ohne Frakturen. Als **Osteopenie** bezeichnet man eine geringgradige Verminderung der Knochenmasse.

Epidemiologie
Die Osteoporose ist die häufigste generalisierte Skeletterkrankung. Betroffen sind überwiegend postmenopausale Frauen. Etwa 7 % der postmenopausalen Frauen über 55 Jahren sind betroffen. Bei den über 80-Jährigen beträgt die Prävalenz knapp 20 %. Aber nicht nur wegen der Therapiekosten, sondern v. a. durch die Folgekosten bei krankheitsbedingten Frakturen hat die Osteoporose eine hohe ökonomische Bedeutung. Nach einer Schenkelhalsfraktur erhöht sich die Morbidität signifikant, und die Patienten benötigen zunehmend Hilfe im Alltag.

Klassifikation
Primäre Osteoporose
Die primäre Osteoporose ist die mit Abstand häufigste Form. Dazu zählt man:

Postmenopausale Osteoporose (Typ I):
Ein postmenopausaler Östrogenmangel in Verbindung mit einer geringeren maximalen Knochendichte (Peak Bone Mass) bei Frauen zählt zu den auslösenden Faktoren. Daneben sind jedoch auch genetische Faktoren für die Manifestation ausschlaggebend. Betroffen ist vorwiegend die Spongiosa, weniger die Kompakta. Am häufigsten findet man Frakturen der Wirbelkörper.

Senile Osteoporose (Typ II):
Mit zunehmendem Alter nehmen die Fähigkeit der Knochenneubildung ab und die negative Knochenbilanz zu. Weitere mögliche Faktoren sind Bewegungsmangel, sowie ein Vitamin-D- und Kalziummangel. Es treten sowohl vertebrale als auch extravertebrale Frakturen auf.

Idiopathische juvenile Osteoporose:
Diese seltene Form der Osteoporose kann sich bereits im Kindesalter manifestieren.

Sekundäre Osteoporose
Mindestens 5–10 % der Fälle entstehen durch andere definierte Grunderkrankungen, wobei auch primäre und sekundäre Formen kombiniert auftreten können. Insbesondere bei Männern ist auf folgende Ursachen zu achten:

▶ **Endokrinopathien:** Hyperparathyreoidismus (primär oder sekundär), Osteomalazie, Hypogonadismus und Östrogenmangelzustände (Amenorrhö, Hyperprolaktinämie, späte Menarche und frühe Menopause, Nulliparität), Hyperkortisolismus, Wachstumshormonmangel, Hyperthyreose und auch Diabetes mellitus Typ 1

▶ **Iatrogen:** Dazu zählt die glukokortikoidinduzierte Osteoporose. Fischwirbelbildungen und Rippenfrakturen werden häufiger bei dieser sekundären Form beobachtet. Situationen, bei denen hohe Dosen von Steroiden angewendet werden, sind z. B. rheumatische Erkrankungen, Autoimmunerkrankungen, lymphatische Neoplasien, Asthma bronchiale oder nach Transplantationen. Eine Osteoporose kann dabei auch durch die Grunderkrankung verstärkt werden (z. B. Morbus Crohn, rheumatoide Arthritis). Kortikosteroide führen über verschiedene Mechanismen zu einem erhöhten Knochenabbau und vermindertem -aufbau. Die Abnahme der Knochendichte ist dabei in den ersten 3–6 Monaten besonders ausgeprägt. Das Frakturrisiko kann jedoch im Verlauf von einem Jahr nach Absetzen der Therapie reversibel sein. Auch bei der Therapie mit Heparin (seltener bei NMH) oder GnRH-Analoga (z. B. bei Prostatakarzinom) kann es zur Osteoporose kommen.

▶ **Immobilisation**

▶ **Schwangerschaft:** erhöhter Kalziumbedarf durch Mineralisation des fetalen Skeletts

▶ **Gastroenterologische Erkrankungen:** Zöliakie, Morbus Crohn, Magenresektion, chronische Pankreatitis und andere gastrointestinale Erkrankungen können zur Osteoporose führen. Es kann dabei auch ein kombinierter Vitamin-D-Mangel vorliegen. Man spricht dann von einer „Poro-Malazie". Außerdem wird bei der Langzeitbehandlung mit Protonenpumpenhemmern durch Säurehemmung die Kalziumresorption reduziert.

▶ **Neoplasien:** Plasmozytom, (systemische) Mastozytose, Non-Hodgkin-Lymphome oder diffuser neoplastischer Knochenmarksbefall

▶ **Hereditäre Bindegewebserkrankungen:** Osteogenesis imperfecta, Marfan-Syndrom, Ehlers-Danlos-Syndrom, Homozystinurie

▶ **Hyperkalzurie:** Eine Hyperkalzurie unbekannter Ätiologie wird besonders bei Männern im Zusammenhang mit Osteoporose gefunden.

Verlauf
Die höchste Knochendichte (Peak Bone Mass) wird zwischen dem 20. und 30. Lebensjahr erreicht und fällt danach um ca. 0,5 % pro Jahr ab. Sie ist abhängig von Geschlecht, Rasse, genetischem Potenzial und anderen Einflüssen, z. B. der Kalziumaufnahme oder körperlicher Aktivität. Nach der Menopause kommt es zu einem High Turnover, einem Verlust an trabekulärer Knochendichte von 3 % und mehr pro Jahr. Diese Phase geht nach etwa 10 Jahren in einen langsameren Knochenverlust (Low Turnover) über, der altersassoziiert ist (▶ Abb. 29.2). Abhängig von der Höhe der Peak Bone Mass und dem Ausmaß der negativen Knochenbilanz wird die Frakturrisikoschwelle zu einem früheren oder späteren Zeitpunkt erreicht. Dann steigt das Risiko von **inadäquaten Frakturen,** also von Knochenbrüchen ohne entsprechendes Trauma. Mit abnehmender Knochenmineraldichte findet sich ein exponenzieller Anstieg des Frakturrisikos. Außerdem sorgt eine Übermineralisation bei verminderter Knochenmatrix im Alter für eine erhöhte Sprödigkeit und Brüchigkeit.

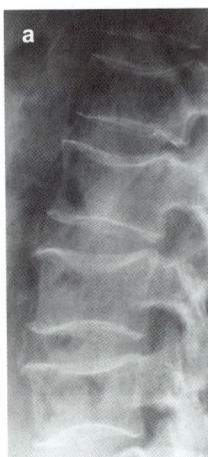
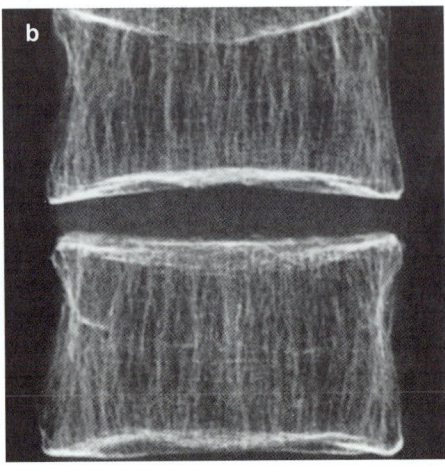

Abb. 29.1: Osteoporose. [E986]
a) Erhöhte Strahlentransparenz und Fischwirbelbildung.
b) Vertikalisierung der Trabekelstruktur.

Nebenschilddrüse und Knochenstoffwechsel

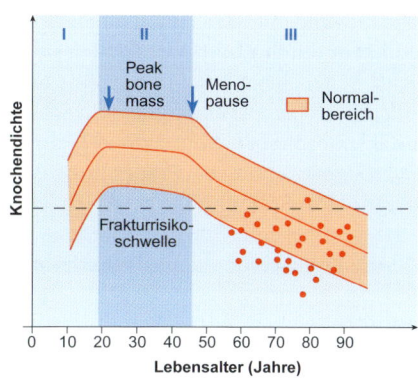

Abb. 29.2: Verlauf der Knochendichte bei Frauen. Die Peak Bone Mass wird im frühen Erwachsenenalter erreicht. Danach kommt es zu einem kontinuierlichen Abfall, der nach der Menopause initial beschleunigt ist (High Turnover). Es folgt dann ein langsamerer, altersassoziierter Knochenverlust (Low Turnover). • = Personen mit osteoporotischer Fraktur. [L106]

> Obwohl es zu einem generalisierten Abbau von Knochensubstanz kommt, sind typische, stark belastete Stellen betroffen.

Risikofaktoren

Durch Erhebung der Risikofaktoren und der Knochendichtemessung kann das Frakturrisiko abgeschätzt werden. Dabei wird z. B. mithilfe des international angewendeten FRAX-Scores (WHO Fracture Risk Assessment Tool) das 10-Jahres-Risiko für eine relevante osteoporotische Fraktur bzw. Hüftfraktur berechnet. Hierbei werden folgende Risikofaktoren berücksichtigt:
- Alter
- (Weibliches) Geschlecht
- Größe und Gewicht
- Vorausgegangene Frakturen im Erwachsenenalter
- Hüftfrakturen bei den Eltern
- Aktueller Raucherstatus
- Glukokortikoidbehandlung (auch früher)
- Rheumatoide Arthritis
- Sekundäre Osteoporose
- Alkohol (≥ 3 Alkoholeinheiten/Tag)
- Knochendichte des Femurhalses mittels DXA.

Nicht berücksichtigt wird hingegen das Sturzrisiko als knochenunabhängiger Faktor. Das Frakturrisiko steigt mit der Zahl der Stürze. Ursachen einer erhöhten Sturzneigung bei älteren Menschen sind z. B. eine reduzierte motorische Leistung, verminderte Reaktion, Psychopharmaka, Blutdruckschwankungen, Sehschwäche und Stolperfallen im Haushalt. Auch Dauer, Dosis oder ob aktuell eine Behandlung mit Kortikosteroiden erfolgt, werden nicht berücksichtigt. Daneben haben auch Lebensstilfaktoren, wie Bewegungsmangel, kalziumarme Ernährung, Vitamin D-Mangel, z. B. durch geringe Sonnenexposition, negativen Einfluss auf das Osteoporoserisiko.

Der FRAX-Score ist ein Algorithmus, basierend auf einer weltweiten Datenbank. Zur Risikoberechung werden die nationalen Referenzdaten verwendet, z. B. für Deutschland. Nicht geklärt ist zudem, welche Referenzdaten bei Migranten angewendet werden sollen.

Klinik

Eines der wichtigsten Symptome der Osteoporose ist die Fraktur ohne adäquates Trauma. Diese kann schmerzhaft oder schmerzlos verlaufen, führt aber fast immer zu Funktionseinschränkungen. Bei den Knochenbrüchen unterscheidet man vertebrale (Wirbelkörperfrakturen) von nichtvertebralen Frakturen (typischerweise Schenkelhalsfraktur, distale Radiusfraktur). Während extravertebrale Frakturen in der Regel traumatisch bedingt sind, treten vertebrale Frakturen auch spontan auf. Besondere Bedeutung hat die Schenkelhalsfraktur, da die 1-Jahres-Mortalitätsrate bei ca. 10 % liegt und sie mit hohem therapeutischem Aufwand verbunden ist.

Weitere häufige Symptome der Osteoporose sind Rückenschmerzen, Rundrücken und Größenverlust (> 4 cm). Durch die Größenabnahme können schräg übereinander angeordnete Hautfalten am Rücken auftreten (Tannenbaumphänomen). Bei ausgeprägtem Größenverlust kann es zu einem ausladenden Abdomen und zum direkten und schmerzhaften Kontakt zwischen Rippen und Beckenkamm kommen (Rib kissing Spine). Der chronische Schmerz bei der Osteoporose wird auch durch Fehlbelastung und Muskelverspannungen verstärkt und ist typischerweise belastungsabhängig. Patienten beschreiben die Schmerzen häufig als bohrend und schneidend.

Diagnostik und Verlaufskontrolle

Die Diagnose der primären Osteoporose erfolgt durch Ausschluss anderer Erkrankungen, die ebenfalls mit einer verminderten Knochendichte einhergehen. Dabei ist v. a. an sekundäre Ursachen einer Osteoporose zu denken. Die Diagnose dient dem Nachweis vorliegender Frakturen, der Abschätzung des künftigen Frakturrisikos und der Abgrenzung zu anderen Knochenerkrankungen. Neben der **Anamnese** mit Erhebung von Risikofaktoren sowie der **körperlichen Untersuchung** werden Verfahren zur Bestimmung von Knochenmineralgehalt und biochemischen Parametern durchgeführt.
Beim **Röntgen** kann eine Verminderung

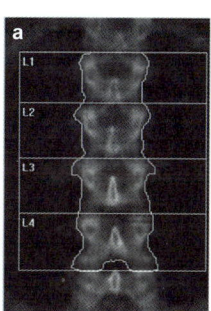 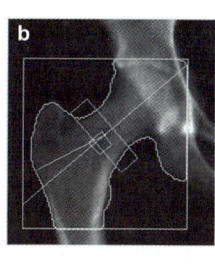

Abb. 29.3: Die Bestimmung der Knochendichte mit der DXA erfolgt an der Lendenwirbelsäule (a) und am Schenkelhals einer Seite (b). [O891]

der Knochendichte erst ab einem Verlust von etwa 30 % erfasst werden, es ist jedoch eine einfache Methode zum Nachweis von Frakturen. Charakteristisch für vertebrale Frakturen durch Osteoporose ist eine Abnahme der Höhe der Wirbelvorderkante (Keilwirbel) oder der Wirbelmitte (Fischwirbel, da der Zwischenwirbelraum die Form eines Fisches hat).

Knochenmineraldichte

Die Knochenmineraldichte („Bone mineral density" = BMD) ist ein guter diagnostischer Richtwert für die Festigkeit des Knochens. Allerdings ist für die Funktionalität des Knochens auch das Remodeling mit einem Zusammenspiel von ausreichender Osteoidsynthese und Mineralisation notwendig. Therapeutische Methoden werden daher selten durch die Knochendichte, sondern anhand der Frakturhäufigkeit evaluiert, die mehr über die Funktion des Knochens aussagt. Zur Knochendichtemessung gibt es zwei quantitative densitometrische Verfahren:

DXA (Dual-X-Ray-Absorptiometrie, ▶ Abb. 29.3)
Die DXA (sprich *Dexa*) ist die am häufigsten angewendete densitometrische Untersuchung zur Bestimmung der Knochendichte, die in [g/cm^2] angegeben wird. Die DXA ist durch zahlreiche epidemiologische Studien am besten validiert und kann auch sehr gut reproduziert werden, was für die Verlaufskontrolle bedeutend ist. Die Messung erfolgt an der Wirbelsäule und am Schenkelhals einer Seite. Falsch hohe Werte erhält man jedoch durch Aortenkalzifikationen oder Arthrosen, die bei älteren Patienten häufig vorkommen. Die DXA ist als Screeningmethode nicht geeignet, sondern sollte nur bei Patienten mit erhöhtem Risiko durchgeführt werden.

QCT (quantitative Computertomografie):
Die qCT erlaubt eine Bestimmung der Knochenvolumenmineraldichte [g/m^3]. Die Vorteile sind eine überlagerungsfreie Bestimmung der Knochendichte und eine getrennte Beurteilbarkeit von Kompakta und Spongiosa.

29 OSTEOPOROSE

Zur Beurteilung wird die Knochenmineraldichte in Bezug zum mittleren Normwert eines knochengesunden Kollektivs junger Erwachsener des gleichen Geschlechts gesetzt. Die Anzahl der Standardabweichungen davon wird als **T-Score** angegeben. Dieser Wert ist für die Beurteilung des Frakturrisikos und die Therapie ausschlaggebend. Von einer Osteoporose spricht man, wenn bei mindestens einem Wirbel ein T-Score < −2,5 vorliegt (▶ Tab. 29.1). Geringere Bedeutung hat heute der Z-Score, der sich auf ein alters- und geschlechtsgleiches Kollektiv bezieht.

Labordiagnostik

Biochemische Veränderungen fehlen bei der Osteoporose weitgehend. Die Labordiagnostik hilft jedoch bei der Abgrenzung zu anderen Knochenerkrankungen. Dazu werden meist Kalzium (mit Albumin!), Phosphat, Differenzialblutbild, CRP, BSG, alkalische Phosphatase, γ-GT, Kreatinin und TSH bestimmt. Daneben sollten die Kalziumausscheidung im Harn ermittelt und eine Serumelektrophorese durchgeführt werden (▶ Tab. 29.2).
Eine erweiterte Diagnostik umfasst die Abklärung Vitamin D-Mangels, Hyperparathyreoidismus, Hypogonadismus oder Hyperkortisolismus werden.

Marker des Knochenumbaus sind nicht für die Diagnostik, mitunter aber für die Therapiekontrolle hilfreich. Deren Bestimmung ist z. T. speziellen Zentren vorbehalten.

Anbaumarker: Dazu gehören:
▶ **Alkalische Phosphatase** (▶ Kap. 25): Neben dem Isoenzym des Knochens (knochenspezifische AP) existieren auch noch eine Isoform der Leber (zeigt Cholestase an), der Plazenta und des Dünndarms. Bei der Osteoporose ist die alkalische Phosphatase meist nur im Rahmen von Frakturen erhöht.
▶ **Osteocalcin:** sehr spezifischer Marker, der ausschließlich von Osteoblasten synthetisiert wird. Dieses Protein ist sehr instabil. Daher muss die Probe sofort eingefroren werden.

Marker des Knochenabbaus: Sie müssen bei einer erfolgreichen Therapie abfallen:
▶ **Cross-Links** (freies Desoxypyridinolin): sehr spezifischer Parameter, entsteht durch Abbau von reifem Kollagen
▶ Cross-linked N-telepeptides (**NTX**) = aminoterminales Kollagen-Typ-I-Telopeptid

Zur Differenzierung zwischen Low- und High-Turnover-Osteoporose sollte eine kombinierte Bestimmung eines Anbau- und eines Abbauparameters erfolgen.

Prävention

Die Vorbeugung der Osteoporose beginnt bereits in der Jugend und beinhaltet eine ausreichende Kalziumzufuhr, Sonnenexposition und körperliche Aktivität. Nur so kann gewährleistet werden, dass die individuell mögliche maximale Knochendichte erreicht wird.
Zur Prophylaxe einer glukokortikoidinduzierten Osteoporose werden Kalzium und Vitamin D_3 als Basistherapie empfohlen. Bei Patienten, die eine Therapie mit ≥ 7,5 mg Prednisolon-Äquivalenten über 3 Monate oder länger erhalten sollen, sollte eine Basisuntersuchung mit Knochendichtemessung und Labor durchgeführt werden. Hier wird auch z. B. bei einem T-Score < 1,5 eine medikamentöse Therapie empfohlen. Zugelassen sind Bisphosphonate für maximal 3 Jahre (unter Kontrazeption bei Frauen) sowie Teriparatid. Das Frakturrisiko zeigt sich jedoch auch schon bei einer längeren Therapie mit > 2,5 mg Prednisolon-Äquivalent erhöht.

Therapie

Nach Möglichkeit sollte bei sekundären Formen eine kausale Behandlung, z. B. durch Dosisreduktion der Glukokortikoide, erfolgen. Bei jedem Patienten ist eine ausreichende Kalziumzufuhr mit der Nahrung zu gewährleisten. Dazu eignen sich Milch und fettarme Milchprodukte. Regelmäßige körperliche Aktivität ist eine Voraussetzung für den Erhalt der Knochenstruktur und führt zudem durch erhöhte Geschicklichkeit zu einer Reduktion des Sturzrisikos.

Basistherapie

Eine Substitution von **Kalzium** (500–1.000 mg/Tag) und **Vitamin D** (400–800 IE/Tag) sorgt für eine ausreichende Versorgung, die sonst v. a. bei älteren Menschen nicht gewährleistet ist. Kalziumzitrat wird bei Achlorhydrie, z. B. im Rahmen einer PPI-Therapie, vermutlich besser resorbiert als Kalziumkarbonat. Verbessert wird die Kalziumresorption auch durch Einnahme mit den Mahlzeiten.

Spezifische medikamentöse Therapie

Neben der Knochendichtemessung ist zur Indikationsstellung für eine spezifische medikamentöse Therapie eine Frakturrisikoabschätzung sinnvoll. Die Methoden unterscheiden sich dabei u. a. durch Gewichtungen der Risikofaktoren. Weiterhin nicht endgültig geklärt ist, ob hier die Verwendung des FRAX-Scores oder die der Leitlinien des Dachverbands für Osteologie (DVO) von 2009 eine genauere Risikostratifizierung ergeben.
Auch für die Therapiedauer v. a. bei Bisphosphonaten gibt es keine Leitlinien.

Knochenresorptionshemmende Substanzen:

▶ Die wirksamsten Substanzen sind **Bisphosphonate**. Sie werden in den Knochen eingebaut und hemmen die Osteoklastenaktivität. Ihre terminale Halbwertszeit beträgt so mehrere Jahre. Sie führen nicht nur zu einer erhöhten Knochendichte, sondern senken auch das Risiko vertebraler und extravertebraler Frakturen. Nachgewiesen ist die Wirkung z. B. für Alendronat (Fosamax®) und Risedronat (Actonel®), die heute nur mehr einmal pro Woche eingenommen wer-

Tab. 29.1: Klassifikation nach WHO.

Knochendichte	Bewertung
T-Score > −1	Normale Knochendichte
T-Score −1 bis −2,5	Osteopenie
T-Score < −2,5 ohne Frakturen	Osteoporose
T-Score < −2,5 mit einer oder mehreren Frakturen	Schwere (manifeste) Osteoporose

Tab. 29.2: Osteologisches Basislabor mit Differenzialdiagnosen.

Laborparameter	Hinweis auf
Kalzium	↑ Prim. Hyperparathyreoidismus oder andere Ursache einer Hyperkalzämie ↓ Sek. Hyperparathyreoidismus oder andere Ursache einer Hypokalzämie
Phosphat	Sekundärer Hyperparathyreoidismus, Malabsorption
Alkalische Phospatase	Osteomalazie
Gamma-GT	Differenzierung einer hepatischen AP-Erhöhung, Alkoholkrankheit
CRP, BSG	Entzündliche, rheumatologische oder neoplastische Osteopathien
Kreatinin	Niereninsuffizienz
TSH	Schilddrüsenfunktionsstörungen
Serumelektrophorese	Multiples Myelom

den. Die Präparate werden im Allgemeinen gut vertragen. Die häufigsten Nebenwirkungen sind Schleimhautläsionen mit Gefahr von Ösophagusulzerationen. Daher sollte durch ausreichend Flüssigkeit bei der Einnahme und dem Vermeiden anschließender Bettruhe die Magenpassage gewährleistet werden. Zudem wird ein erhöhtes Risiko für Vorhofflimmern vermutet. Gefürchtet ist das Auftreten einer Kieferosteonekrose, die jedoch weit häufiger bei hochdosierter Therapie im Rahmen einer Tumorbehandlung beobachtet wird. Entsprechende prophylaktische Maßnahmen (Zahnsanierung vor Therapiebeginn, Mundhygiene u. a.) sollten dennoch berücksichtigt werden. Kontraindikationen sind schwere Niereninsuffizienz, gastrointestinale Entzündungen, Hypokalzämie, Schwangerschaft und Stillzeit.

▶ **Raloxifen** (z. B. Evista®) gehört zur Klasse der **selektiven Östrogen-Rezeptor-Modulatoren** (SERM) und ist für die postmenopausale Osteoporose zugelassen. Die Wirkung auf den Knochen und den Lipidstoffwechsel entspricht der von Östrogenen, auf die Mamma und den Uterus wirkt es hingegen antiöstrogen. Es konnte eine Reduktion vertebraler Frakturen nachgewiesen werden, während Schenkelhalsfrakturen nicht signifikant vermindert werden. Als Nebenwirkungen können klimakterische Beschwerden und Thrombosen auftreten. Das Mammakarzinomrisiko wird hingegen gesenkt.

▶ Obwohl der postmenopausale High-Turnover bei Frauen durch ein Östrogendefizit bedingt ist, sind **Östrogene** heute nicht mehr Medikamente der ersten Wahl. Für einen ausreichenden Schutz ist eine langjährige Therapie notwendig. Nach einer Therapiedauer von 5 Jahren beobachtet man jedoch einen signifikanten Anstieg des Mammakarzinomrisikos. In der Women's Health Initiative-(WHI-)Study wurde auch gezeigt, dass unter einer Östrogen-Gestagen-Therapie Ereignisse wie Insult, Myokardinfarkt und Lungenembolie häufiger auftreten. Bei nicht hysterektomierten Patientinnen ist zusätzlich ein Gestagen zu verabreichen, um die proliferatorische Wirkung der Östrogene auf den Uterus zu hemmen (▶ Kap. 41).

▶ **Denosumab** (Prolia®) ist ein humaner monoklonaler Antikörper, der mit hoher Affinität und Spezifität an RANKL bindet und so über einen zentralen Mechanismus des Knochenmetabolismus zur Hemmung von Proliferation, Funktion und Überleben der Osteoklasten führt (▶ Kap. 25). Es kommt zu einer Reduktion von vertebralen und extravertebralen Frakturen. Denosumab wird alle 6 Monate s. c. verabreicht. Im Gegensatz zu Bisphosphonaten kommt es zu keiner direkten Interaktion mit Knochengewebe. Studiendaten zeigen innerhalb von 5 Jahren eine fortgesetzte Zunahme der Knochendichte, während sich diese bei Bisphonaten abflacht. Der Effekt von Denosumab auf die Knochendichte ist bei Therapieende hingegen reversibel. Für Aussagen über das Nebenwirkungsprofil fehlen Langzeitdaten. Mögliche Nebenwirkungen sind Hypokalzämie, Infektionen (v. a. Hautinfektionen) und selten auch Kieferosteonekrosen. Unklar ist auch die Beeinflussung des Heilungsprozesses nach Knochenfrakturen.

▶ **Calcitonin** wird heute nur noch ergänzend angewendet (▶ Kap. 25).

▶ **Strontiumranelat** (Protelos®) kann als Reservepräparat eingesetzt werden. Durch einen noch unbekannten Mechanismus kommt es zur Osteoklastenhemmung (resorptionshemmend) und in geringerem Ausmaß vermutlich auch zur Osteoblastenstimulierung (osteoanabol). Das Risiko vertebraler und extravertebraler Frakturen wird signifikant gesenkt.

Substanzen, welche die Knochenbildung stimulieren:

▶ Diese neuere und auch mit Abstand teurere Therapie führt zu einer Stimulation des Knochenaufbaus, während durch Bisphosphonate vorwiegend die Resorption verhindert wird. Bei einmal täglicher subkutaner Injektion des Parathormon-Fragments **Teriparatid** (Forsteo®) konnte neben einer Reduktion des Frakturrisikos auch eine deutliche Knochenzunahme gezeigt werden. Die Therapie ist auf komplizierte Verlaufsformen und eine max. Dauer von 24 Monaten beschränkt.

Im Tierversuch kam es zum Auftreten von Osteosarkomen bei Ratten. Aufgrund des potenziellen kanzerogenen Risikos ist es bei anderen Knochenerkrankungen und -tumoren kontraindiziert.

ZUSAMMENFASSUNG

▶ Osteoporose: generalisierte Knochenerkrankung mit Verlust der mikroarchitektonischen Knochenstruktur und erhöhtem Frakturrisiko
▶ Klinik: schmerzlose oder schmerzhafte Frakturen (Wirbelkörper, Schenkelhals, distaler Radius), Rückenschmerzen, Größenverlust und Rundrücken
▶ Diagnose: verminderte Knochenmineraldichte bei weitgehend fehlenden biochemischen Veränderungen; Diagnose nach Ausschluss sekundärer Formen!
▶ Therapie: Basistherapie (Kalzium und Vitamin D), Bisphosphonate, Raloxifen u. a.

30 PHYSIOLOGIE

Die Nebenniere (Glandula suprarenalis) sitzt dem Nierenpol auf und besteht aus zwei entwicklungsgeschichtlich unterschiedlichen Komponenten: der Nebennierenrinde (NNR), die sich aus dem Mesoderm entwickelt und Steroidhormone bildet, und einem kleineren, ektodermalen Anteil, dem Nebennierenmark (NNM), das zu den sympathischen Paraganglien gehört (▶ Kap. 35).

Nebennierenrinde

Histologisch kann man drei Schichten der NNR unterscheiden:
▶ **Äußere Zone** (Zona glomerulosa): Synthese von Mineralokortikoiden (v. a. Aldosteron)
▶ **Mittlere Zone** (Zona fasciculata): Synthese von Glukokortikoiden (v. a. Kortisol)
▶ **Innere Zone** (Zona reticularis): Synthese von Androgenen (v. a. Dehydroepiandosteron [DHEA] und DHEA-Sulfat), aber auch von Glukokortikoiden

Das hypophysäre Hormon ACTH stimuliert die Freisetzung der Glukokortikoide und der Androgene, in geringem Ausmaß auch die der Mineralokortikoide. Die Aldosteronsekretion wird jedoch vorwiegend durch Angiotensin II (AT II) stimuliert.
Bei den Erkrankungen der NNR unterscheidet man eine **Insuffizienz** (▶ Kap. 34) von einer **Überfunktion**, die wiederum nach den vorwiegend gebildeten Hormonen eingeteilt wird:
▶ Kortisol: Cushing-Syndrom (▶ Kap. 31)
▶ Aldosteron: Hyperaldosteronismus (Conn-Syndrom, ▶ Kap. 32)
▶ Androgene: Hyperandrogenämie (▶ Kap. 33)

Steroidsynthese

Der geschwindigkeitsbestimmende Schritt für die Synthese aller Steroide ist die enzymatische Umwandlung der Ausgangssubstanz Cholesterin zu Pregnenolon (▶ Abb. 30.1). ACTH induziert u. a. die Bildung dieses Enzyms. Der weitere Syntheseweg der Steroide wird durch die Enzymexpression in den Zellen bestimmt. Ausgehend von Pregnenolon entstehen in der NNR durch eine Reihe enzymatischer Schritte **Mineralokortikoide, Glukokortikoide** und **Androgene.** Die Steroidsynthese in Ovar und Testis läuft analog ab. Durch eine unterschiedliche Rezeptorexpression für die übergeordneten Hormone (z. B. ACTH, FSH, LH) und eine andere Enzymausstattung der Zellen kommt es jedoch im Ovar vorwiegend zu einer Progesteron- und Östradiolsekretion, während in den Hoden Testosteron den Hauptanteil ausmacht. Angeborene Enzymdefekte führen zu einer vermehrten Synthese anderer Steroide, deren Syntheseweg nicht betroffen ist. Dies ist beim adrenogenitalen Syndrom zu berücksichtigen, bei dem am häufigsten ein Defekt der 21-Hydroxylase vorliegt (▶ Kap. 33).

Transport

Zur verbesserten Löslichkeit werden Steroidhormone im Blut reversibel an Transportproteine gebunden, wobei nur der freie Anteil wirksam ist. Kortisol wird vorwiegend an CBG (kortisolbindendes Globulin) gebunden. In Entzündungsgebieten ist die Bindungsaffinität von CBG vermindert. Dies führt zu einer Erhöhung der freien Kortisolkonzentration. Testosteron wird überwiegend werden an sexualhormonbindendes Globulin (SHBG), während Dehydroepiandrosteron-Sulfat (DHEAS) und Androstendion vorwiegend an Albumin gebunden werden.

Metabolismus

Der Abbau der Steroide erfolgt vorwiegend durch Konjugation mit Glukuronsäure oder Schwefelsäure in der Leber und anschließende renale Elimination.

NNR-Hormone

Glukokortikoide

Kortisol ist das wichtigste Glukokortikoid und erfüllt lebensnotwendige Funktionen im Organismus. Pro Tag synthetisieren Erwachsene etwa eine Menge von 10–25 mg. Die Konzentration im Blut folgt dabei einem typischen zirkadianen Rhythmus, mit einem Maximum in den frühen Morgenstunden und einem Absinken im Verlauf des Tages (▶ Abb. 30.2). Bei Menschen mit einem verschobenen Tagesablauf (Nachtarbeiter) erfolgt eine Anpassung an den veränderten Rhythmus. Stress ist der wichtigste Stimulus der Kortisolfreisetzung. Bei Ereignissen wie Traumen, Sepsis oder Operationen ist die Kortisolkonzentration um ein Vielfaches erhöht, und der Tag-Nacht-Rhythmus ist aufgehoben. Glukokortikoide fördern dann die Aufrechterhaltung des Gefäßtonus und eine erhöhte Bereitstellung von Energie, die zur Bewältigung der Stresssituation benötigt wird. Weitere Effekte sind in ▶ Tabelle 30.1 dargestellt.

Ähnlich wie bei den Schilddrüsenhormonen entstehen bestimmte Glukokortikoidwirkungen durch ein erhöhtes Ansprechen von Geweben auf Katecholamine (permissive Wirkung). So wird die Wirkung auf das Herz-Kreislauf-System vorwiegend durch eine erhöhte Katecholaminsensitivität vermittelt. Ebenso zeigt Kortisol, in Abwesenheit von Katecholaminen, kaum eine lipolytische Wirkung, verstärkt jedoch deren Effekte auf das Fettgewebe.

Glukokortikoidtherapie

Glukokortikoide haben aufgrund ihrer zahlreichen Wirkungen ein breites Anwendungsgebiet. Zum Einsatz kommen sie u. a. bei rheumatischen Erkrankungen, Allergien, physikalisch verursachten Erkrankungen (Höhenlungenödem), Autoimmunerkrankungen, zur Immunsuppression, zur Lungenreifung vor einer drohenden Früh-

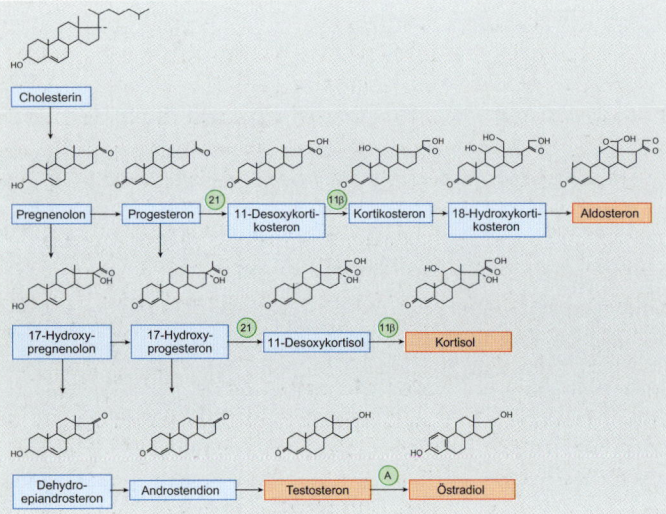

Abb. 30.1: Abhängig von der Enzymexpression werden in der NNR, den Testes und den Ovarien unterschiedliche Steroide gebildet. Oben: Mineralokortikoide; Mitte: Glukokortikoide; Unten: Sexualhormone. Die Umwandlung der Androgene in Östrogene erfolgt durch die Aromatase (A).
21 = 21-Hydroxylase, 11β = 11β-Hydroxylase, nicht zu verwechseln mit der 11β-Hydroxysteroid-Dehydrogenase (s. Text). [L106]

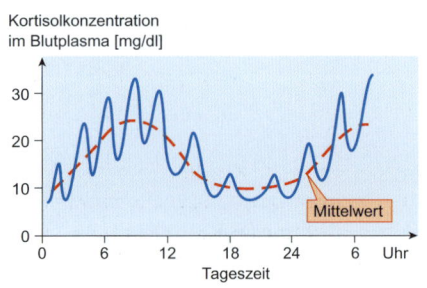

Abb. 30.2: Zirkadianer Rhythmus der Kortisolsekretion. [L106]

Tab. 30.1: Wirkungen von Glukokortikoiden.

Stoffwechsel	▶ Fördert den Abbau von Proteinen (z. B. im Muskel) und den Aufbau der daraus entstehenden Aminosäuren zu Glukose (Glukoneogenese) ▶ Verminderte periphere Glukoseaufnahme und gestörte Glukosetoleranz (diabetogen) ▶ Lipolyse (Freisetzung von freien Fettsäuren)
Muskel- und Bindegewebe	▶ Antiproliferative Wirkung auf Fibroblasten (Hemmung der Nukleinsäure- und Proteinsynthese): Hautatrophie, verzögerte Wundheilung ▶ Gefäßfragilität (Blutungen)
Herz-Kreislauf	▶ Erhöhtes HMV und erhöhter peripherer Widerstand
Knochen	▶ Inhibition und Apoptose von Osteoblasten ▶ Hemmt OPG-Synthese → Stimulation der Osteoklastenproliferation ▶ Reduzierte Östrogen- und Androgensekretion
Mineralokortikoide Wirkung	▶ Niere u. a. Organe: Natrium- und Flüssigkeitsretention, Kaliumsekretion
Antiinflammatorische und immunsuppressive Wirkung	▶ Hemmung der Phospholipase A_2 (durch Lipocortin) und dadurch Hemmung der Prostaglandin- und Leukotriensynthese ▶ Verminderte Lymphozytenzahl, verminderte Synthese von Interleukinen, TNF-α und GM-CSF (Glukokortikoide verhindern so eine überschießende Immunantwort) ▶ Granulozyten (HWZ und Turnover), Eosinophile ↓
ZNS	▶ Veränderungen der Psyche und im EEG

Tab. 30.2: Äquivalentdosen gängiger Kortikosteroide nach der Fünfer-Regel. Es handelt sich um annähernde Werte, die nur als Merkhilfe dienen sollen.

Äquivalente Dosis	Substanz	Relative glukokortikoide Potenz (RGP)	Relative mineralokortikoide Potenz (RMP)
25 mg	Hydrokortison (= Kortisol)	1	1
5 mg	Prednisolon (z. B. Decortin® H)	5	0,5
1 mg	Dexamethason (z. B. Fortecortin®)	25 (5 × 5)	0

geburt und natürlich zur Substitution bei Kortisolmangel. Bei der Entwicklung synthetischer Substanzen galt es, zunächst die mineralokortikoide Wirkung zu reduzieren und die glukokortikoide Potenz und die Wirkdauer zu erhöhen (▶ Tab. 30.2).
▶ Inhalative Glukokortikoide (z. B. bei Asthma bronchiale) haben den Vorteil eines hohen First-Pass-Effektes. Das heißt, dass ein großer Anteil bei der ersten Leberpassage abgebaut wird. Außerdem zeichnen sie sich durch eine hohe Rezeptoraffinität aus. Somit sind die systemisch wirksamen Konzentrationen relativ gering.
▶ Bei der dermalen Anwendung ist zu berücksichtigen, dass die Resorption an verschiedenen Hautstellen unterschiedlich ist (Richtwert ist der Resorptionsindex). Besonders hoch ist der resorbierte Anteil dabei im Genitalbereich und im Gesicht.

Bei der Glukokortikoidtherapie sind einige Punkte zu beachten. Die **pharmakodynamische Therapie** (▶ Kap. 5) ist nur eine symptomatische, keine kausale Therapie! Mit der Höhe der Dosierung und der Länge der Behandlungsdauer steigt auch die Wahrscheinlichkeit von Nebenwirkungen, die den Symptomen des endogenen Cushing-Syndroms entsprechen.
Bei einer einmaligen hochdosierten Glukokortikoidgabe sind hingegen keine Nebenwirkungen zu erwarten. Hohe Steroiddosen sind bei akuten Erkrankungen notwendig. Nach Eintritt einer klinischen Besserung sollte dann eine stufenweise Dosisreduktion erfolgen. Bei einer Dauertherapie sollte versucht werden, die Dosis unter 7,5 mg/Tag für Prednisolon anzusetzen (Cushing-Schwellendosis), was etwa der physiologischen Synthesemenge eines Erwachsenen entspricht. Jedoch auch bei geringeren Mengen über längere Zeit kommt es regelmäßig zu Nebenwirkungen.
Bei längerer und höher dosierter Therapie kommt es durch einen negativen Feedback-Mechanismus zur reduzierten ACTH-Sekretion und damit zur NNR-Atrophie. Die Patienten müssen daher auf die Gefahr einer NNR-Insuffizienz bei selbstständigem, abruptem Absetzen aufmerksam gemacht werden. Ebenso ist bei Beendigung der Therapie, die über mehr als 3 Wochen dauert, auf ein langsames Ausschleichen zu achten. Es kann sonst zu einem Kortikoidentzugssyndrom mit Myalgien, Müdigkeit und einem Wiederauftreten der Grunderkrankung kommen.
Während die Dosis bei der **Substitutionstherapie** physiologisch angepasst werden sollte (▶ Kap. 34), wird bei der pharmakodynamischen Therapie die gesamte Dosis einmal morgens zwischen 6 und 8 Uhr verabreicht. Es soll so die Entstehung einer NNR-Atrophie vermindert werden. Der Großteil der körpereigenen Kortikosteroide ist dann bereits sezerniert, und der ACTH-Rückkopplungsmechanismus spricht geringer auf exogene Steroide an. Noch besser eignet sich eine Einnahme, die nur alle 2 Tage erfolgt (alternierende Gabe). Bei schwereren Erkrankungen ist dies jedoch nicht immer ausreichend.
Bei einer längeren Anwendung kommt es häufig zu Nebenwirkungen wie Magenulzera (v. a. in Kombination mit NSAR), Osteoporose, Infektionen, Katarakt, Glaukom und psychischen Veränderung. Liegen diese Erkrankungen vor Beginn einer Therapie vor, so sollten andere Möglichkeiten erwogen werden.
Im Behandlungsverlauf kann es bei systemischer Therapie auch zur Entwicklung einer (partiellen) Kortikosteroidresistenz mit nachlassender Therapiewirkung kommen. Dabei sind die unerwünschten Wirkungen jedoch meist nicht vermindert.

> Osteoporoseprophylaxe bei Glukokortikoidtherapie:
> Substitution von **Kalzium** und **Vitamin D₃**, + evtl. Bisphosphonate.

Wissenschaftler suchen weiter nach neuen Substanzen mit einem geringeren Nebenwirkungsspektrum. Dies sollte durch Präparate mit rein transrepressorischer Aktivität gelingen (▶ Kap. 1). Man vermutet, dass ein Großteil der endokrinen und metabolischen Wirkungen durch Transaktivierung entsteht, während die antiinflammatorische Wirkung eher durch Transrepression vermittelt wird. Zumindest in der Grundlagenforschung an genetisch veränderten Mäusen zeigte sich jedoch, dass auch für die antiphlogistische Kortisolwirkung eine Rezeptordimerisierung und Transaktivierung entscheidend sind. Compound A ist z. B. ein Glukokortikoidrezeptor-Modulator mit ausschließlich transrepressorischer Aktivität und vermutlich fehlender Glukokortikoidresistenz.

Mineralokortikoide
Das Steroid mit der größten mineralokortikoiden Wirkung ist **Aldosteron.** Dessen Freisetzung wird vorwiegend durch Angiotensin II (AT II) und Hyperkaliämie stimu-

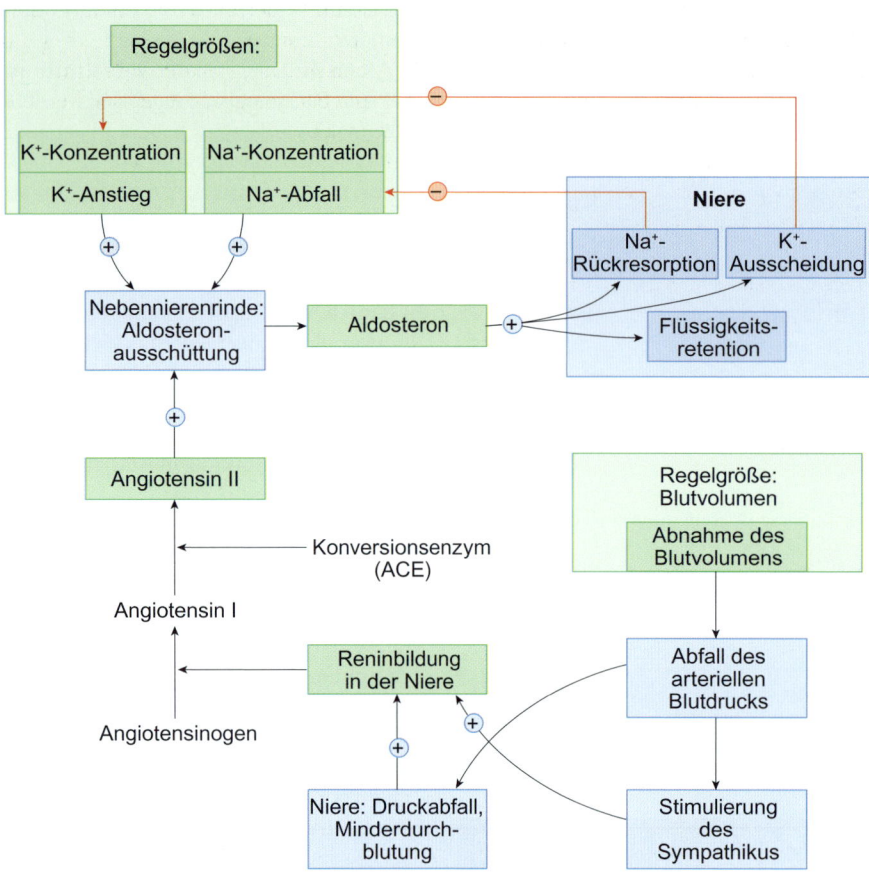

Abb. 30.3: Regulation des Renin-Angiotensin-Aldosteron-Systems (RAAS). [L106]

liert und durch ANP (atriales natriuretisches Peptid) gehemmt (▶ Abb. 30.3). Aldosteron bewirkt eine vermehrte Natriumretention und eine erhöhte Kaliumsekretion in der Niere, aber auch in anderen Organen (Kolon, Speicheldrüsen, Schweißdrüsen, Gallenblase). Kortisol hat etwa die gleiche Affinität zum Mineralokortikoidrezeptor (MR) wie Aldosteron. Obwohl es in etwa 100- bis 1.000-fach höherer Konzentration als Aldosteron vorliegt, ist dessen Wirkung dennoch gering. Verantwortlich dafür ist die Expression der 11β-Hydroxysteroid-Dehydrogenase in den Mineralokortikoid-Zielzellen, die Kortisol in Kortison umwandelt, welches nicht an den MR binden kann.

Renin-Angiotensin-Aldosteron-Systems (RAAS)

Aldosteron ist ein wichtiger Bestandteil des Renin-Angiotensin-Aldosteron-Systems. Renin wird bei vermindertem renalen Perfusionsdruck oder durch adrenerge Stimulation aus den granulierten Zellen des Vas afferens freigesetzt. Es spaltet dann von Angiotensinogen Angiotensin I ab. Dieses wird durch das Angiotensin-converting-Enzym (ACE) zu dem viel wirksameren **Angiotensin II** (AT II) aktiviert.

Angiotensin II
- stimuliert die Aldosteronausschüttung aus der Nebenniere,
- vermittelt eine Vasokonstriktion,
- bewirkt im Hypothalamus eine erhöhte ADH-Sekretion und eine gesteigerte Salz- und Wasseraufnahme.

Das RAAS bewirkt somit über die Regulation des Gefäßtonus und der Natriumausscheidung sowie der Flüssigkeits- und Salzzufuhr eine Steuerung des effektiven zirkulierenden Volumens. Durch die physiologischen Regulationsmechanismen wird ein dynamisches Gleichgewicht hergestellt:

> Hypovolämie und Hypotonie → Renin ↑ → AT II ↑ → erhöhtes zirkulierendes Volumen und Vasokonstriktion (RR ↑) → negative Rückkopplung → Normalisierung der Reninsekretion

Daneben gibt es auch in bestimmten Organen (Niere, Nebenniere, Herz, Uterus, Plazenta, Gefäße, ZNS) ein **lokales Renin-Angiotensin-Aldosteron-System.** Die Funktion des dort gebildeten AT II ist noch nicht vollkommen geklärt. Vermutet wird ein Einfluss auf das Wachstum und die Funktion bestimmter Gewebe.

Androgene
In der Zona reticularis werden die Androgene **Dehydroepiandrosteron** (DHEA) und **DHEA-Sulfat** (DHEAS) synthetisiert, in geringeren Mengen auch Androstendion und Testosteron. DHEA-Sulfat ist das Steroidhormon mit der höchsten Serumkonzentration. Es liegt aufgrund der längeren Halbwertszeit in etwa 1.000fach höherer Menge vor als DHEA und zeigt kaum zirkadiane Konzentrationsschwankungen, weshalb es als diagnostischer Parameter geeigneter ist. DHEA und DHEAS besitzen selbst nur eine geringe androgene Wirkung. Sie dienen jedoch als Ausgangssubstanz für die Umwandlung in andere Androgene und Östrogene. Die Umwandlung in das potente Testosteron und Dihydrotestosteron erfolgt dabei teilweise erst in der Zielzelle. Die periphere Aromatisierung von Androgenen zu Östrogenen erfolgt weitgehend im Fettgewebe. Die Aromatase wird jedoch auch im Gehirn oder Knochen und anderen Organen exprimiert.

Durch eine Substitution mit DHEA bei Patienten mit NNR-Insuffizienz soll deren Wohlbefinden gesteigert werden. Zwischen dem 20. und 30. Lebensjahr erreicht die Sekretion von DHEA ein Maximum und fällt im Verlauf des weiteren Lebens stetig ab. Es wurde daher vermutet, dass Dehydroepiandrosteron bei Älteren als „Anti-Aging-Pille" Energie und Sexualität steigert. Eine solche Wirkung konnte jedoch bei gesunden, älteren Personen nicht nachgewiesen werden.

Diagnostik
Für die Diagnostik von Nebennierenerkrankungen muss auf Elektrolytabweichungen (Kalium, Natrium, pH) geachtet werden. Die Bestimmung der basalen Hormonkonzentrationen hat nur eine eingeschränkte Bedeutung. Höhere Aussagekraft kann hingegen durch eine kombinierte Interpretation mit adrenotropen Hormonen (ACTH, Renin) erreicht werden. Ferner werden verschiedene dynamische Funktionstests eingesetzt.

Adrenales Inzidentalom

Als adrenales Inzidentalom bezeichnet man eine Raumforderung der Nebenniere mit einem Durchmesser > 1 cm, die zufällig durch bildgebende Verfahren entdeckt wird. Bei Obduktionen werden in etwa 2 % Nebennierentumoren gefunden. Bei CT-Untersuchungen betrug die Häufigkeit unter 1 %, mit höher auflösenden Verfahren können auch bei bis zu 4 % der Patienten Inzidentalome gefunden.

Es sollte in weiterer Folge evaluiert werden, ob sich um maligne bzw. funktionelle Tumoren handelt.
In 60 % der Fälle handelt es sich um hormonell inaktive Adenome oder Hyperplasien und in etwa 30 % um hormonell aktive Tumoren (Cushing-Adenome, Phäochromozytom, Conn-Adenome).
2–5 % der Tumoren sind maligne. Diese sind meist größer als 4 cm. Tumoren über 6 cm sind sehr karzinomverdächtig, während Raumforderungen mit einem Durchmesser < 3 cm wahrscheinlich gutartig sind. Daneben sind auch häufig Metastasen zu finden z. B. eines Bronchuskarzinoms oder Mammakarzinoms.

▶ Die Nebenniere besteht aus der Nebennierenrinde (NNR), die Steroidhormone bildet, und dem Nebennierenmark (NNM), das katecholaminproduzierende Neurone enthält.
▶ Die NNR besteht aus drei Schichten, in denen Glukokortikoide, Mineralokortikoide und Androgene gebildet werden:
  – Kortisol wird unter Stress freigesetzt und bewirkt eine Bereitstellung von Energie und eine Aufrechterhaltung des Gefäßtonus. Daneben haben Glukokortikoide auch zahlreiche Effekte auf den Stoffwechsel.
  Die therapeutische Anwendung von synthetischen Glukokortikoiden beruht vorwiegend auf deren antiinflammatorischen und immunsuppressiven Wirkungen.
  – Aldosteron ist das potenteste Mineralokortikoid und ein Bestandteil des RAAS. Es bewirkt eine Natriumrückresorption und eine Kaliumsekretion.
  – Die vorwiegend gebildeten Androgene sind DHEAS und DHEA.
  Sie haben nur eine geringe androgene Wirkung, können peripher aber z. B. in das potentere Testosteron umgewandelt werden.
▶ Im Blut werden die Steroidhormone an Transportproteine gebunden. Dabei gilt nur der freie Anteil als wirksam.
▶ Als Inzidentalom bezeichnet man einen in der Bildgebung zufällig gefundenen Nebennierentumor.

ZUSAMMENFASSUNG

31 CUSHING-SYNDROM

Als Cushing-Syndrom bezeichnet man einen Komplex aus klinischen Zeichen und Symptomen, die durch einen chronischen Hyperkortisolismus entstehen.

Ätiologie

Die mit Abstand häufigste Ursache ist das **exogene Cushing-Syndrom** bei Langzeittherapie mit Glukokortikoiden. Dem **endogenen Cushing-Syndrom** mit einer Inzidenz von ca. 1 : 100.000 pro Jahr können verschiedene Ursachen zugrunde liegen (► Abb. 31.1):

1. **ACTH-abhängig:**
- **ACTH-produzierendes Hypophysenadenom** (Morbus Cushing oder zentrales Cushing-Syndrom, ca. 70 %) (► Kap. 15)
- **Ektope (paraneoplastische) ACTH-Sekretion (selten ektope CRH-Sekretion, ca. 10–15 %):** z. B. durch kleinzelliges Bronchuskarzinom oder andere neuroendokrine Tumoren

2. **ACTH-unabhängig:**
- **Nebennierentumor:** Adenom oder Karzinom (ca. 10 %)
- **Selten bilaterale makronoduläre Hyperplasie oder bilaterale mikronoduläre Hyperplasie**

Daneben wird nun auch das subklinische Cushing-Syndrom als eigenständige Form beschrieben. Man versteht darunter einen biochemisch nachweisbaren Hyperkortisolismus ohne die spezifischen klinischen Zeichen eines Cushing-Syndroms. Leicht ausgeprägte Symptome können jedoch auftreten. Häufig werden diese bei der funktionellen Abklärung von Patienten mit Inzidentalomen der Nebenniere entdeckt und machen dabei bis zu 30 % aus.

Klinik

Häufige Symptome und Zeichen des Cushing-Syndroms sind:
- Stammfettsucht, Vollmondgesicht (Plethora), Büffelnacken (► Abb. 31.2)
- Muskelatrophie und Muskelschwäche
- Erschöpfbarkeit und Schwäche
- Arterielle Hypertonie
- Haut: Hautatrophie mit Striae rubrae distensae und Hautblutungen
- Frauen: Zyklusunregelmäßigkeiten, Hirsutismus und Akne (durch die Androgensekretion)
- Osteoporose
- Gestörte Glukosetoleranz
- Kognitives Defizit, Persönlichkeitsveränderungen
- Infekte (v. a. der Haut)
- Wachstumsstillstand bei Kindern
- Neigung zu Magenulzera bei der Einnahme von NSAR!

Bei Kindern sind Wachstumsstörungen hinweisend! Die Ursache der typischen Fettverteilung ist bislang unklar. Sehr spezifisch sind Fettablagerungen im Nacken, zwischen den Schulterblättern, supraklavikulär und in der Bauchregion, während die Extremitäten durch die Muskelatrophie schlank erscheinen. Charakteristisch sind auch breite (> 0,5 cm) rote Striae im Bereich des Abdomens, die durch das Reißen von Kollagenfasern entstehen. Die Haut erscheint atroph und kann infolge einer erhöhten Gefäßbrüchigkeit Blutungen aufweisen. Gehäuft werden auch Thromboembolien beobachtet. Eine Katarakt oder ein Glaukom sind hingegen selten und kommen häufiger bei einem exogenen Cushing-Syndrom vor. Regelmäßig finden sich weitere (biochemische) Befunde wie eine Hypokaliämie, Granulozytose, Eosinopenie oder eine diabetische Stoffwechsellage.

Diagnostik

Die Verdachtsdiagnose wird häufig gestellt, der tatsächliche Nachweis eines Cushing-Syndroms gestaltet sich mitunter schwierig. Beim endogenen Cushing-Syndrom ist der zirkadiane Rhythmus der Kortisolsekretion aufgehoben. Eine Bestimmung des Kortisoltagesprofils ist jedoch sehr aufwendig. Eine basale Kortisolbestimmung alleine ist hingegen nicht aussagekräftig. Die Diagnostik folgt einem Stufenschema (► Abb. 31.3):

Labordiagnostik:
- Zum Ausschluss (nicht aber zum Nachweis) eines Cushing-Syndroms wird der **Dexamethasonkurztest** empfohlen. 1 mg Dexamethason um 23 Uhr führen bei Gesunden zu einer Suppression der Kortisolkonzentration am nächsten Morgen. Durch Dexamethason kommt es dabei zu keiner Kreuzreaktion bei der Kortisolbestimmung.
- Zusammen mit der Bestimmung des **freien Kortisols im 24-h-Urin** kann in den meisten Fällen schon die Diagnose gestellt oder ausgeschlossen werden. Es ist wichtig, dem Patienten den Ablauf genau zu erklären, da es sonst leicht zu einer falschen Durchführung kommen kann! Alternativ kann auch eine mitternächtliche Kortisolbestimmung im Serum oder Speichel durchgeführt werden
- Zur weiteren Differenzierung erfolgt eine **ACTH-Bestimmung.** Eine supprimierte ACTH-Konzentration spricht für ein **ACTH-unabhängiges Cushing-Syndrom.** Es folgt eine Lokalisationsdiagnostik mittels CT bzw. MRT zum Nachweis einer Nebennierenraumforderung.
- Bei erhöhter ACTH-Konzentration wird von einem **ACTH-abhängigen Cushing-Syndrom** ausgegangen. Ein Morbus Cushing kann radiologisch jedoch nur in ca. 80 % nachgewiesen werden, sodass vor einer MRT-Untersuchung die Diagnose biochemisch bestätigt werden und zwischen hypophysärer und ektoper ACTH-Sekretion unterschieden werden soll. Hierzu dienen der

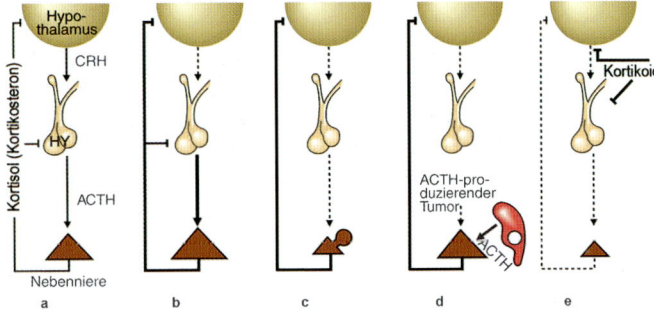

Abb. 31.1: Häufige Ursachen des Cushing-Syndroms und deren Auswirkungen auf die Nebennieren:
a) normale Regulation,
b) Morbus Cushing,
c) Nebennierentumor,
d) paraneoplastische ACTH-Sekretion,
e) exogene Steroidzufuhr. [O522]

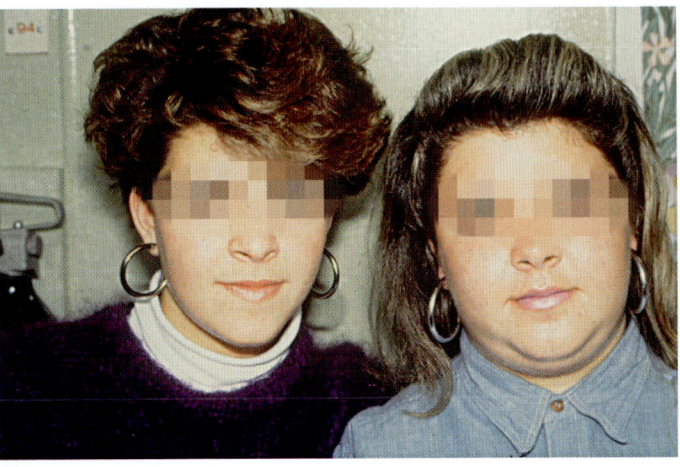

Abb. 31.2: Patientin mit Cushing-Syndrom und ihre Zwillingsschwester. [E936]

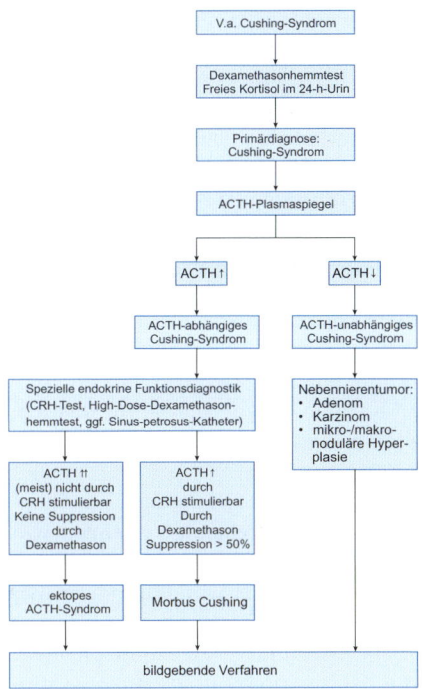

Abb. 31.3: Diagnostik des Cushing-Syndroms. [L231]

CRH-Test mit anschließender ACTH-Bestimmung und der **hochdosierte Dexamethasonhemmtest** (Liddle-Test). Letzterer wird ähnlich dem Kurztest durchgeführt, jedoch mit einer Dexamethasongabe von 8 mg täglich über 2 Tage. Dabei werden täglich die morgendliche Kortisolkonzentration im Serum und die 24-h-Ausscheidung von Kortisol bestimmt. Bei einem ACTH-produzierenden Mikroadenom können durch CRH die ACTH-Sekretion stimuliert und im hochdosierten Dexamethasonhemmtest die Kortisolkonzentration um mind. 50 % zum Ausgangswert supprimiert werden. Kann bei diskordanten biochemischen Befunden ein zentrales Cushing-Syndrom in der Bildgebung nicht nachgewiesen werden, wird zur weiteren Abklärung ein Sinus-petrosus-Sampling empfohlen (▶ Kap. 15).

▶ Bei einem **ektopen Cushing-Syndrom** ist die ACTH-Konzentration oft massiv erhöht und selten durch CRH stimulierbar. Ebenso ist die Kortisolkonzentration durch Dexmethason in der Regel nicht ausreichend supprimierbar.

Zu einem Hyperkortisolismus kann es auch bei schwerer Depression oder Alkoholismus kommen. Die Kortisolsekretion ist dabei jedoch geringer. Eine sorgfältige Anamnese und pathologische Leberwerte bei Alkoholikern sind für die Diagnose wegweisend.

Therapie

Morbus Cushing: Es sollte, wenn möglich, eine transsphenoidale Adenomektomie erfolgen, die in über 90 % erfolgreich ist. Eine postoperative passagere Unterfunktion, die über mehrere Monate andauern kann, erweist sich als prognostisch günstig. Im Fall eines Rezidivs oder bei Kontraindikationen für eine Operation kann auch eine Bestrahlung angewendet werden. Bei ausbleibendem Erfolg kann ein Behandlungsversuch z. B. mit Pasireotid (s. u.) oder auch eine beidseitige Adrenalektomie (Entfernung der Nebennieren) erwogen werden. Nach bilateraler Adrenalektomie müssen jedoch lebenslang Glukokortikoide substituiert werden und in 20 % kann es zur Bildung eines invasiv wachsenden Hypophysentumors kommen (Nelson-Tumor).

Nebennierentumor: Es sollte eine Adrenalektomie erfolgen. Durch Suppression der anderen Nebenniere besteht nach der Operation eine vorübergehende, substitutionspflichtige NNR-Insuffizienz. Bei der seltenen mikronodulären Hyperplasie sind beide Nebennieren betroffen und sollten daher entfernt werden.

Nebennereninzidentalom bei subklinischem Cushing-Syndrom: Die Behandlung ist umstritten. Hier besteht eine unzureichende Datenlage, ob und wann am ehesten von einer Operation profitiert wird. Es ist jedoch auf jeden Fall eine Reduktion der weiteren kardiovaskulären Risikofaktoren anzustreben.

Ektope ACTH-Sekretion: Es ist nach dem hormonproduzierenden Tumor zu suchen. Eine medikamentöse Therapie mit Mitotane kommt bei inoperablen Karzinomen oder ektoper ACTH-Sekretion infrage. Mitotane führt neben einer Enzyminhibition der Kortisolsynthese auch zu einer selektiven Zerstörung der Zonae fasciculata und glomerulosa. Weitere Enzyminhibitoren wie Ketoconazol (ein Antimykotikum), Metyrapon oder Etomidat (Injektionsnarkotikum) können bei Therapieversagen von Mitotane gegeben werden. Diese Substanzen haben beträchtliche Nebenwirkungen, können bei Malignomen aber die Prognose und auch die Lebensqualität verbessern. Vielversprechend scheint das Somatostatin-Analogon **Pasireotid** (Signifor®), das als Orphan Drug 2012 zugelassen wurde. Bei zweimal täglicher s. c. Injektion konnte eine zum Teil deutliche Abnahme der Kortisol- und ACTH-Konzentrationen beobachtet werden. Auch unter dieser Therapie kann es jedoch zur NNR-Insuffizienz kommen.

Prognose

Bei klinischen Zeichen eines Hyperkortisolismus und biochemischem Nachweis eines Cushing-Syndrom, ist eine Therapie auf jeden Fall indiziert. Die Hauptkomplikationen sind kardiovaskuläre Erkrankungen oder schwere Infektionen. Unbehandelt kann es durch die Abwehrschwäche in Kombination mit einer diabetischen Stoffwechsellage zu lebensgefährlichen Pneumonien oder einer Urosepsis kommen. Eine weitere Komplikation ist die Steroidosteoporose mit inadäquaten Frakturen.

ZUSAMMENFASSUNG

▶ Ätiologie: exogene Steroidzufuhr, ACTH-produzierendes Hypophysenadenom, Nebennierentumoren und ektope ACTH-Sekretion

▶ Klinik: Vollmondgesicht, stammbetonte Adipositas, diabetische Stoffwechsellage, arterielle Hypertonie, Hypogonadismus, Osteoporose und breite Striae

▶ Diagnostik: fehlende Kortisolsuppression nach Dexamethason, erhöhte Kortisolkonzentration im 24-h-Urin; weiterführend: ACTH-Bestimmung, CRH-Test und hoch dosierter Dexamethasonhemmtest in Kombination mit Bildgebung

▶ Therapie: Bei hormonproduzierenden Tumoren wird eine chirurgische Entfernung angestrebt.

32 HYPERALDOSTERONISMUS

Das klinisch bedeutsamste Mineralokortikoid ist Aldosteron. Desoxykortikosteron (DOC) hat nur etwa 5 % der Wirkung von Aldosteron.

Primärer Hyperaldosteronismus (Conn-Syndrom)

Der primäre Hyperaldosteronismus wird mittlerweile als häufigste Ursache einer sekundären Hypertonie angesehen. Der Erkrankungsgipfel liegt zwischen dem 30. und 50. Lebensjahr. Etwa 5–10 % der Hypertoniker weisen die biochemischen Charakteristika eines Conn-Syndroms auf. Andererseits scheint bei einem Inzidentalom der Nebenniere ohne begleitenden arteriellen Hypertonus nur in seltenen Fällen ein primärer Hyperaldosteronismus zu bestehen. Aufgrund der therapeutischen Konsequenzen müssen dabei verschiedene Ursachen unterschieden werden:
▶ **Aldosteron-produzierendes Adenom (APA),** meist einseitig, ca. ⅓ der Fälle (weitgehend AT-II-unabhängige Sekretion)
▶ **Idiopathischer Hyperaldosteronismus (IHA),** meist **beidseitige Hyperplasie** der Zona glomerulosa, ca. ⅔ der Fälle (meist empfindlich auf exogenes und endogenes AT II = reninresponsiv)
▶ Seltene Ursachen sind ein Karzinom der NNR oder ein glukokortikoidsupprimierbarer Hyperaldosteronismus.

Durch die erhöhte Aldosteronfreisetzung kommt es zu einer Suppression der Reninsekretion.

> Primärer Hyperaldosteronismus: Reninsuppression!
> Sekundärer Hyperaldosteronismus: erhöhte Plasmareninaktivität!

Klinik

Das Leitsymptom ist eine hypokaliämische Hypertonie mit teilweise hohen diastolischen Werten. Die arterielle Hypertonie ist typischerweise schwer einstellbar, sodass die Patienten häufig drei oder mehr Antihypertensiva einnehmen. Vor allem bei der bilateralen Hyperplasie ist jedoch ein großer Teil der Patienten normokaliämisch und entwickelt nur eine milde arterielle Hypertonie. Teilweise sind die Patienten völlig asymptomatisch oder haben nur gering ausgeprägte Symptome, wie z. B. Kopfschmerzen, Müdigkeit und Muskelschwäche. Es können auch weitere Symptome einer Hypokaliämie (Obstipation, Polyurie) und einer metabolischen Alkalose (Parästhesien, ▶ Kap. 7) auftreten. Verstärkt wird die Hypokaliämie durch Kochsalzzufuhr, da bei einem erhöhten Natriumangebot im Sammelrohr die Kaliumsekretion gesteigert ist. Die erhöhte Aldosteronsekretion führt zu einem neuen Volumengleichgewicht auf einem höheren Niveau. Es kommt dabei durch die Natriumretention zur Volumenerhöhung und zum Blutdruckanstieg. Nach einigen Wochen tritt das „Aldosteron-Escape-Phänomen" ein, mit Erhöhung des peripheren Widerstands und einer „Druckdiurese", durch die auch Natrium vermehrt ausgeschieden wird. Das zurückgehaltene Volumen führt jedoch in der Regel zu keinen Ödemen.

> Primärer Hyperaldosteronismus: häufig Hypertonie und Hypokaliämie (K⁺ ↓)!

Diagnostik

Die Diagnose wird oft im Rahmen einer Hypertonieabklärung gestellt. Die Diagnostik ist jedoch noch immer wenig standardisiert. Ein Screening wird bei Patienten mit schwerer oder therapierefraktärer arterieller Hypertonie bzw. bei Hypertonie mit einem adrenalen Inzidentalom, mit Hypokaliämie oder mit positiver Familienanamnese empfohlen.
Als akzeptierte Methode gilt eine ambulante morgendliche Bestimmung von **Aldosteronkonzentration** und **Reninkonzentration** nach ca. 5–10 min Sitzen. Zuvor sollte eine Hypokaliämie ausgeglichen werden und es sollte keine Kochsalzbeschränkung geben.
Die Bestimmung der Plasmareninaktivität (ng/ml/h) ist aufwändiger. Aufgrund der besseren Vergleichbarkeit zwischen verschiedenen Labors und besserer Reproduzierbarkeit hat sich daher zunehmend die Bestimmung der Reninkonzentration durchgesetzt.

> Ein Verhältnis von Aldosteronkonzentration zu Reninkonzentration (μU/ml) < 20 gilt als normal.

Eine Interferenz ergibt sich bei der Bestimmung v. a. mit Spironolacton (Aldosteronantagonist, falsch-niedrig) und anderen kaliumsparenden Diuretika aber auch mit Drospirenon (z. B. im oralen Kontrazeptivum Yasmin®), sodass diese 4 Wochen zuvor abgesetzt werden sollen. Bei einem nicht wegweisenden Ergebnis sollte eine Wiederholung wenn möglich nach zweiwöchigem Absetzen von Betablockern und Medikamenten mit Einfluss auf das RAAS erfolgen. Diese können durch periphere α-Blocker oder Verapamil ersetzt werden.

Bei pathologischem Suchtest muss durch einen Bestätigungstest die Diagnose gesichert werden. Dies erfolgt z. B. mit dem **Kochsalzbelastungstest** (und seltener mit dem aufwendigeren Fludrocortison-Hemmtest, der als Goldstandard gilt):
▶ Nach Infusion von 2 l isotoner Kochsalzlösung über 4 h unter Bettruhe sinkt beim Conn-Syndrom die Aldosteronkonzentration nicht adäquat ab. 2–4 Wochen zuvor sollten Medikamente, die Einfluss auf das RAAS haben, z. B. Spironolacton und andere Diuretika, ACE-Hemmer, Betablocker und Kalziumantagonisten vom Dihydropyridintyp abgesetzt werden.

Zur Differenzierung der möglichen Ursachen dienen **bildgebende Verfahren** wie CT und MRT in Kombination mit dem **Orthostasetest.** Dieser wird folgendermaßen durchgeführt:
▶ Beim IHA findet man ein Ansprechen auf AT II (reninresponsiv, s. o.). Eine Stimulation des RAAS durch 2 h Orthostase (und evtl. furosemidinduzierte Diurese) nach mehrstündigem Liegen führt somit zu einem Anstieg der Aldosteronkonzentration.
▶ Beim APA ist die Aldosteronsekretion hingegen häufig ACTH-abhängig und folgt dann dem zirkadianen Rhythmus der Kortisolkonzentration. Unter Orthostase kann es so zu einem paradoxen Abfall des Serumaldosterons kommen. Ein Aldosteronanstieg kann jedoch auch bei einem APA in bis zu 40 % vorkommen und zu einem falsch-negativem Ergebnis führen. Falsch negative Ergebnisse kommen hingegen beim IHA praktisch nicht vor. Es sollte zudem Kortisol mitbestimmt werden, um einen ACTH-induzierten akuten Aldosteronanstieg auszuschließen.

Bei diskordanten Befunden wird eine **Katheterisierung der Nebennierenvenen** mit seitengetrennter Aldosteron- und Kortisolbestimmung zur Unterscheidung zwischen einseitigem Adenom und beidseitiger Hyperplasie durchgeführt.

Differenzialdiagnose

Differenzialdiagnostisch müssen andere Ursachen einer hypokaliämischen Hypertonie abgegrenzt werden. Dazu gehören die verschiedenen Ursachen des sekundären Hyperaldosteronismus sowie seltene genetische Enzymdefekte (z. B. Liddle-Syndrom).

Therapie

NNR-Adenom: Sofern keine Kontraindikationen bestehen, wird eine chirurgische Entfernung empfohlen, wenn möglich durch Laparoskopie. Um einen postoperativen Hypoaldosteronismus durch Atrophie der anderen Nebenniere zu vermeiden, wird mit Spironolacton vorbehandelt. Wenn die Operation früh erfolgt, kommt es häufig zu einer Normalisierung der Hypertonie und Hypokaliämie.

Idiopathische Hyperplasie: Bei dieser hat eine Adrenalektomie keinen Einfluss auf die arterielle Hypertonie und ist nur sehr selten bei symptomatischer Hypokaliämie indiziert. Zur Therapie werden Spironolacton und andere kaliumsparende Diuretika (Amilorid, Triamteren) eingesetzt. Der neuere Mineralokortikoidrezeptor-Antagonist Eplerenon (Inspra®) hat geringere antiandrogene Nebenwirkungen als Spironolacton bei höheren Behandlungskosten. Außerdem sollen eine kochsalzarme Diät eingehalten und wenn nötig der Blutdruck durch weitere Antihypertensiva behandelt werden.

Sekundärer Hyperaldosteronismus

Von dem primären Hyperaldosteronismus ist der häufigere sekundäre Hyperaldosteronismus abzugrenzen. Durch verschiedene Ursachen, die nicht primär die Nebennieren betreffen (▶ Tab. 32.1) kommt es zu einer physiologischen Gegenregulation mit einer vermehrten Reninsekretion und weiterer Aktivierung des RAAS. Im Gegensatz zum Conn-Syndrom ist die Reninsekretion beim sekundären Hyperaldosteronismus also nicht supprimiert, sondern erhöht. In weiterer Folge ist auch die Aldosteronkonzentration erhöht.

Der sekundäre Hyperaldosteronismus tritt oft in Verbindung mit einer malignen Hypertonie oder auf der Basis einer Ödemerkrankung auf. Sind eine Hypovolämie oder Ödeme die Ursache, so besteht häufig keine gleichzeitige arterielle Hypertonie.

Tab. 32.1: Ursachen des sekundären Hyperaldosteronismus.

Hypovolämie	▶ **Diuretika,** Diarrhö, Blutverlust
Ödemerkrankungen	▶ Nephrotisches Syndrom ▶ Herzinsuffizienz (verstärkt durch Furosemid und Thiazide) ▶ Leberinsuffizienz (Aszites und verminderte Aldosteroninaktivierung) ▶ Schwangerschaft
Renale Ursachen	▶ Renovaskuläre Hypertonie: reduzierter Nierenperfusionsdruck (z. B. durch Nierenarterienstenose) ▶ Renoparenchymatöse Hypertonie: verminderte Nierendurchblutung (z. B. bei arteriolärer Nephrosklerose) ▶ Reninbildender Tumor (selten)
Genetische Ursachen	▶ Bartter-Syndrom (Defekt in Transportkanälen der Henle-Schleife) ▶ Gitelman-Syndrom (renaler Salzverlust)

ZUSAMMENFASSUNG

- ▶ Ätiologie: idiopathischer Hyperaldosteronismus oder Aldosteron-produzierendes Adenom
- ▶ Die Patienten entwickeln eine arterielle Hypertonie, evtl. in Kombination mit einer hypokaliämischen Alkalose.
- ▶ Diagnostik: Screening durch Aldosteron-Renin-Ratio (ARR > 20, abhängig vom Labor), Bestätigung durch Kochsalzbelastungstest.
- ▶ Häufiger ist der sekundäre Hyperaldosteronismus. Basierend auf einer extraadrenalen Erkrankung kommt es durch RAAS-Aktivierung zu einer erhöhten Aldosteronsekretion.

33 ADRENALE HYPERANDROGENÄMIE

Das wichtigsten Androgene der NNR sind DHEA, DHEAS und Androstendion. Die adrenalen Androgene haben selbst nur geringe androgene Wirkungen, sie können jedoch zum potenteren Testosteron und auch zu Östradiol umgewandelt werden. Für eine adrenale Hyperandrogenämie spricht eine Erhöhung von DHEAS und/oder Andostendion bei erhöhtem Testosteron.

Ätiologie
Ursachen einer vermehrten Androgensekretion der Nebenniere sind:
- **Adrenogenitales Syndrom (AGS):** Darunter fasst man verschiedene autosomal-rezessiv vererbte Enzymdefekte der Steroidsynthese der NNR zusammen. Durch den Enzymdefekt kommt es zu einer verminderten Kortisol- und Aldosteronsekretion und einem konsekutiven ACTH-Anstieg. In der Folge werden vermehrt Steroide gebildet (vorwiegend Androgene), deren Synthese durch den Enzymdefekt nicht betroffen ist (▶ Abb. 33.1). Außerdem führt ACTH zu einer NNR-Hyperplasie, der das Syndrom seine englische Bezeichnung „congenital adrenal hyperplasia" verdankt.
- **Androgenproduzierende NNR-Tumoren:** Karzinome, seltener Adenome
- **Cushing-Syndrom**

Formen des AGS
In 90–95 % der Fälle liegt ein **21-Hydroxylase-Defekt** zugrunde. Dabei werden wiederum mehrere Formen unterschieden:
- **Klassische Form mit Salzverlustsyndrom** und komplettem Enzymverlust, eine lebensbedrohliche Salzverlustkrise tritt typischerweise zwischen der 2. und 3. Lebenswoche auf; Inzidenz 1 : 20.000
- Klassische Form **ohne Salzverlustsyndrom, einfach virilisierende Form** („classic simple virilizing"), minimale Enzymaktivität vorhanden (ca. 1%); Inzidenz 1 : 60.000
- Nichtklassische **Late-Onset-Form:** Manifestation in der Regel kurz vor oder während der Pubertät, verschiedene Mutationen mit partieller Einschränkung der Enzymaktivität (20–50 %); Inzidenz 1 : 1.000
- Asymptomatische („cryptic") Form: Genträger mit hormonellen Veränderungen, jedoch ohne klinische Symptome

Viel seltener treten andere Enzymdefekte, z. B. ein **11β-Hydroxylase-Defekt,** auf. Zusätzlich zur Androgenüberproduktion kommt es dabei zur Hypertonie durch die mineralokortikoide Wirkung des verstärkt gebildeten Desoxykortikosterons.

Androgenbildende Tumoren
NNR-Tumoren mit alleiniger Androgensynthese sind selten. Für einen Tumor sprechen ein Auftreten nach dem 20. Lebensjahr, eine rasche Progredienz und stark erhöhte Androgenkonzentrationen.

Klinik
Bei **Mädchen** mit einem **AGS** liegt bei der Geburt eine Virilisierung mit Klitorishypertrophie vor. Das innere Genitale ist jedoch immer weiblich (Pseudohermaphroditismus femininus). **Knaben** sind bei der Geburt hingegen unauffällig. Wird die Krankheit nicht erkannt, so entwickelt sich bei beiden Geschlechtern eine zunehmende Pseudopubertas praecox (▶ Kap. 37). Dabei kommt es zu einem vorzeitigen Auftreten der Sekundärbehaarung, einer Penis- bzw. Klitorishypertrophie und beschleunigtem Längenwachstum, während die Hoden klein sind und die Fertilität ausbleibt. Als Kinder sind Betroffene im Vergleich zu Gleichaltrigen größer. Ohne Therapie tritt jedoch ein vorzeitiger Epiphysenschluss ein, weshalb sie als Erwachsene kleinwüchsig sind. Die hohe Androgenkonzentration bewirkt durch negative Rückkopplung eine Suppression der Hypothalamus-Hypophysen-Gonaden-Achse mit einem hypogonadotropen Hypogonadismus. Bei Mädchen bleibt dann die Menarche aus (primäre Amenorrhö).
Im Erwachsenenalter führt eine Hyperandrogenämie bei **Männern** zu keinen Änderungen des äußeren Erscheinungsbildes. Es kommt jedoch durch den hypogonadotropen Hypogonadismus zu einem Ausbleiben der Spermatogenese und zur Hodenatrophie. Bei **Frauen** führt der Androgenüberschuss zu Hirsutismus (s. u.). Als Virilisierung bezeichnet man das zusätzliche Auftreten von androgenetischem Haarausfall, tiefer Stimme, der Entwicklung einer männlichen Körperform, Klitorishypertrophie und Brustdrüsenatrophie bei übermäßig hohen Androgenkonzentrationen. Bei der androgenetische Alopezie der Frau ist v. a. ein diffuser Haarausfall am Scheitel bei erhaltenem frontalem Haaransatz zu finden, seltener beobachtet man haarlose Areale temporal, wie sie häufig bei Männern auftreten.

Bei einer späten Manifestation eines 21-Hydroxylase-Mangels (**Late-Onset-AGS**) treten bei beiden Geschlechtern in der Pubertät oder bei Frauen auch im Erwachsenenalter zunehmend Symptome der Hyperandrogenämie auf. Bei Frauen kann es zu einem Bild ähnlich dem PCOS mit Zyklusstörungen und Infertilität kommen (▶ Kap. 40).

Salzverlustkrise
Typischerweise kommt es zwischen der 2. und 3. Lebenswoche zu einer lebensbedrohlichen Krise als Folge der verminderten Glukokortikoid- und Mineralokortikoidsekretion. Betroffen sind häufiger Knaben, da sie bei der Geburt unauffällig sind. Die charakteristischen Symptome sind Trinkschwäche, Erbrechen und Dehydratation, die evtl. zum Kreislaufkollaps führen. Es kommt zur Hyponatriämie, einer hyperkaliämischen Azidose und Hypoglykämie.

Hirsutismus
Eine Behaarung mit männlichen Verteilungsmuster bei Frauen ist Ausdruck einer Hyperandrogenämie oder einer gesteigerten Androgensensitivität in der Haut (idiopathischer Hirsutismus). Die Hypertrichose dagegen ist eine vermehrte Körperbehaarung ohne männliches Verteilungsmuster (▶ Abb. 33.2). Zur einfachen Differenzierung zwischen Hirsutismus und Hypertrichose ist auf androgensensitive Regionen zu achten. Dazu gehören Oberlippe, Kinn, Brust, Bauch, Rücken, Lenden, Oberarme und Oberschenkel.

Diagnostik
Die Diagnostik bei Verdacht auf eine Hyperandrogenämie umfasst die Bestimmung von DHEAS, Androstendion, Testosteron und SHBG. Für eine adrenale Hyperandrogenämie spricht eine Erhöhung von DHEAS.

Adrenogenitales Syndrom
Beweisend für einen **21-Hydroxylase-Defekt** ist eine starke Erhöhung von 17-Hydroxyprogesteron (17-OH-P, ▶ Abb. 30.1), das durch den Enzymdefekt nicht zu Kortisol umgewandelt werden kann. 17-OH-P wird

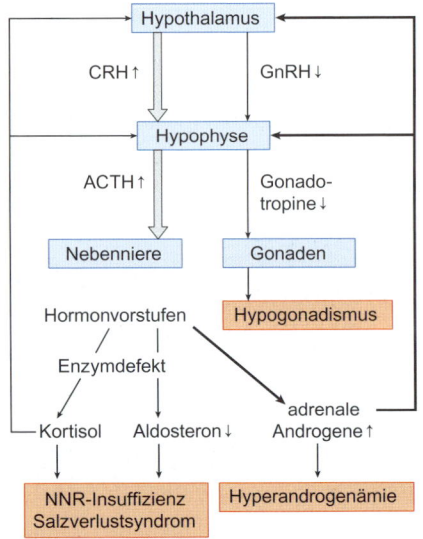

Abb. 33.1: Die Hyperandrogenämie führt beim AGS zu einer LH-/FSH-Suppression und einem hypogonadotropen Hypogonadismus. [L231, M607]

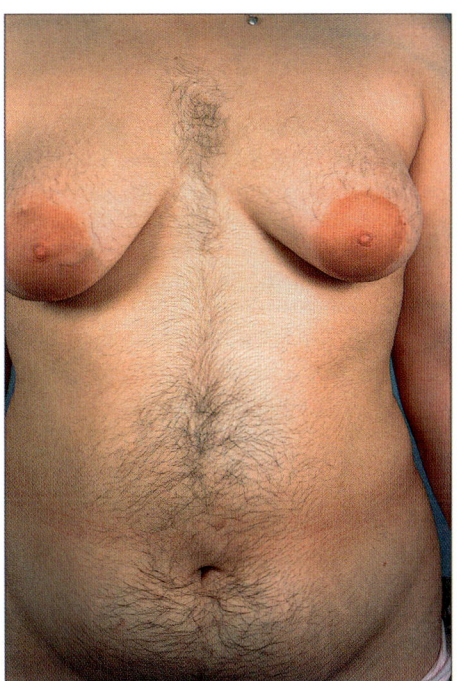

Abb. 33.2: Hirsutismus bei einer jungen Frau mit PCO-Syndrom. [E492]

im Rahmen des Neugeborenenscreenings bestimmt. Kortisol ist erniedrigt, ACTH erhöht, und durch den Hypoaldosteronismus liegen eine Hyponatriämie und eine Hyperkaliämie vor.

Nachdem bei einem Kind ein AGS diagnostiziert wurde, kann bei einer weiteren Schwangerschaft eine **pränatale Diagnostik** (z. B. Chorionzottenbiopsie) durchgeführt werden. Diese sollte spezialisierten Zentren vorbehalten sein und wird weiterhin als experimentelles Verfahren angesehen. Schwieriger ist der Nachweis eines **Late-Onset-AGS** mit 21-Hydroxylase-Mangel, der beim Neugeborenscreening nicht erfasst wird. Hinweisend sind eine erhöhte basale Konzentration von 17-Hydroxyprogesteron und ein deutlicher Anstieg nach Stimulation durch ACTH (Synacthen®). Bei Frauen erfolgt die Durchführung in der frühfollikulären Phase. Differenzialdiagnostisch sind u. a. ein PCOS bzw. ein Cushing-Syndrom abzugrenzen.

Androgenbildender Tumor

Liegt eine starke Androgenerhöhung vor (Tumorbereich: Testosteron > 1,5 ng/ml oder DHEAS > 7,0 µg/ml), besteht der Verdacht auf einen selteneren androgenbildenden Tumor der Nebenniere oder der Gonaden. Es erfolgt eine weitere Abklärung durch bildgebende Verfahren. In unklaren Fällen kann zur Unterscheidung zwischen einer autonomen Androgensynthese durch einen Tumor oder einer funktionellen Hyperandrogenämie (AGS, Cushing-Syndrom, PCOS) ein Suppressionstest ähnlich dem hochdosierten Dexamethasonhemmtest (▶ Kap. 31) mit einer Bestimmung der Androgene durchgeführt werden. Beim AGS oder funktioneller Hyperandrogenämie kommt es zu einer Suppression, während bei Tumoren nur eine inkomplette Suppression von > 50 % erreicht wird.

> Bei exzessiver Androgenerhöhung → Tumorverdacht!

Therapie

Die Behandlung des **AGS** besteht in einer lebenslangen Glukokortikoidsubstitution zur Suppression der hohen ACTH-Konzentrationen. Die Therapie sollte durch Spezialisten überwacht werden, um Wachstum, Knochenreifung, Pubertätsentwicklung und in weiterer Folge die Erwachsenengröße zu optimieren bzw. um ein iatrogenes Cushing-Syndrom zu vermeiden.

Die Dosis sollte dabei über den ganzen Tag verteilt oder bei lang wirksamen Glukokortikoiden (z. B. Dexamethason) abends verabreicht werden, um den morgendlichen ACTH-Anstieg zu unterdrücken. Kinder erhalten eine geringere Dosis, die im Laufe des Wachstums regelmäßig erhöht werden muss. Ein Monitoring kann über 17-OH-P-Bestimmung erfolgen. Die Dosis muss außerdem bei allen Stresssituationen angepasst werden. Zudem sollten die Patienten einen Notfallausweis und ein injizierbares Glukokortikoid bei sich tragen.

Bei einem Salzverlustsyndrom sind zusätzlich Mineralokortikoide (Fludrokortison, Astonin H®) notwendig. Aber auch bei der einfach virilisierenden Form kann durch Fludrokortison eine niedrigere Kortikosteroiddosis ermöglicht werden.

Bei der **Late-Onset-Form** liegt hingegen kein Glukokortikoidmangel vor. Besteht kein Kinderwunsch kann zur Zyklusregularisierung ein orales Kontrazeptivum mit antiandrogener Komponente verwendet werden. Bei Frauen mit Kinderwunsch kann zur Ovulationseinleitung sowie bei Männern mit Oligospermie ein Glukokortikoidtherapie in niedriger Dosierung gegeben werden.

Androgenbildende **NNR-Tumoren** sollten aufgrund der Karzinomgefahr operativ behandelt werden.

Ein **Hirsutismus** kann mechanisch (Rasur, Epilation, Elektrolyse) oder medikamentös (z. B. orale Kontrazeptiva) behandelt werden (▶ Kap. 40).

Adrenogenitales Syndrom
- Autosomal-rezessiv vererbte Enzymdefekte mit vermehrter Androgensynthese und verminderter Kortisol- und Aldosteronsekretion; häufigste Form: 21-Hydroxylase-Defekt mit Erhöhung von 17-Hydroxyprogesteron.
  - Mädchen: Virilisierung mit Klitorishypertrophie
  - Jungen: bei der Geburt unauffällig, Gefahr des Salzverlustsyndroms! Ohne Therapie spätere Entwicklung einer Pseudopubertas praecox
  - Frauen: Leitsymptom Hirsutismus. Männer: keine Veränderung der äußeren Erscheinung.
- Therapie: medikamentös

Androgenbildende NNR-Tumoren:
- exzessive Androgenerhöhung
- Therapie: Operation

Differenzialdiagnosen
- Polyzystisches Ovar-Syndrom, Cushing-Syndrom, idiopathischer Hirsutismus

ZUSAMMENFASSUNG

34 NEBENNIERENRINDENINSUFFIZIENZ

Als Nebennierenrindeninsuffizienz werden die verminderte oder fehlende Sekretion von Kortisol, Aldosteron und adrenalen Androgenen sowie die resultierenden Krankheitsbilder bezeichnet. Man unterscheidet eine **primäre Form** mit akuter oder chronischer Destruktion der NNR von einer **sekundären Form** bei Hypopituitarismus (infolge Ausfalls der ACTH-Produktion) oder durch exogene Steroide. Die Prävalenz der primären NNR-Insuffizienz beträgt etwa 4–14 : 100.000.

Ätiologie
Primäre NNR-Insuffizienz (Morbus Addison)
- **Autoimmunadrenalitis (ca. 80 %):** NNR-Zerstörung durch Autoimmunprozess mit Autoantikörpern gegen NNR-Antigene (isoliertes Auftreten oder in Kombination mit anderen Autoimmunerkrankungen beim polyglandulären Autoimmunsyndrom, ▶ Kap. 44)
- **Infektionen** mit Destruktion der Nebenniere: nekrotisierende CMV-Adrenalitis bei AIDS-Patienten; Tuberkulose, die in westlichen Ländern geringe Bedeutung hat, in Entwicklungsländern jedoch zu den häufigsten Ursache einer NNR-Insuffizienz gehört!
- **Metastasen:** bei Bronchialkarzinomen, Melanomen, Nierenzellkarzinomen. Nur ein Teil der Patienten entwickelt eine therapiebedürftige NNR-Insuffizienz.
- **Waterhouse-Friderichsen-Syndrom:** seltene hämorrhagische Destruktion der Nebennieren mit akuter Insuffizienz durch Sepsis, v. a. bei Kindern (klassisch durch Meningokokkensepsis, aber z. B. auch durch Pseudomonas)
- **Adrenoleukodystrophie** (X-chromosomale Vererbung, ausschließlich männliche Patienten)
- Seltene **genetische Enzymdefekte** der Nebennierenrinde

Sekundäre NNR-Insuffizienz
- **Hypopituitarismus:** Meist liegt keine isolierte ACTH-Unterfunktion vor. Daher sollte eine Diagnostik der Hypophysenvorderlappenfunktion durchgeführt werden.
- **Iatrogen:** Suppression der Hypothalamus-Hypophysen-Achse durch exogene Steroide mit NNR-Atrophie durch verminderten ACTH-Stimulus

> Primäre NNR-Insuffizienz: ACTH ↑, Sekundäre NNR-Insuffizienz: ACTH ↓

Klinik
Die Symptomatik ist abhängig vom Verlauf und Ausmaß der NNR-Insuffizienz. Die Krankheit schreitet oft langsam voran. Klinische Zeichen treten erst ab einer Zerstörung von 90 % der Nebenniere auf. Im Rahmen eines akuten Stresszustands kann es zur Dekompensation einer chronischen Insuffizienz kommen (**Addison-Krise**, s. u.). Die Diagnostik bei der **primären NNR-Insuffizienz** gestaltet sich häufig schwierig, da die Symptome sehr unspezifisch sind. Die vier folgenden Zeichen kommen jedoch häufig vor:
- Schwäche und rasche Ermüdbarkeit
- Dehydratation und Gewichtsverlust
- Arterielle Hypotonie
- Hyperpigmentierung

Daneben kommt es auch oft zu gastrointestinalen Beschwerden (Appetitlosigkeit, Übelkeit, Erbrechen und Oberbauchschmerzen) und gelegentlich zu Hypoglykämien. Ein sehr spezifisches Zeichen ist hingegen die Hyperpigmentierung. Sie entsteht durch eine hypothalamisch-hypophysäre Gegenregulation mit vermehrter Sekretion von ACTH, aus dem das Peptid α-MSH abgespalten werden kann (▶ Kap. 14). α-MSH stimuliert wie β- und γ-MSH die Melaninbildung in den Melanozyten. Die verstärkte Pigmentierung ist v. a. an den Handlinien (▶ Abb. 34.1), der Schleimhaut, den Areolae mammae, den Fingerknöcheln und an Narbengewebe zu beobachten. Durch den Androgenmangel kommt es bei Frauen zu einer verminderten Schambehaarung, Muskelschwund und Libidoverlust. Bei Männern ergeben sich, solange die Testosteronproduktion in den Hoden normal ist, keine solchen Symptome.

Die **sekundäre NNR-Insuffizienz** entspricht weitgehend dem Bild der primären Form, jedoch ohne Hypotonie und Zeichen von Elektrolytstörungen, da die Regulation über das RAAS meist noch erhalten ist. Auch die Hyperpigmentierung fehlt, da die ACTH-Sekretion vermindert ist. Wegen der blassen und pigmentlosen Haut spricht man auch von einem „weißen Addison".

Diagnostik
Manchmal kann es notwendig sein, Untersuchungen zu wiederholen, um eine NNR-Insuffizienz nachzuweisen. Durch den Aldosteronausfall kommt es zu einer verminderten Na^+-Rückresorption und erhöhten K^+-Retention. Hinweisend ist daher die Kombination von **Hyponatriämie und Hyperkaliämie.** Außerdem kann es zu Hyperkalzämie, Lymphozytose und Eosinophilie kommen.

> NNR-Insuffizienz: K^+ ↑, (Na^+ ↓) → Na^+/K^+ < 30

Durch Bestimmung der morgendlichen **basalen Kortisolkonzentration** kann die Diagnose manchmal schon gestellt oder ausgeschlossen werden. Meist kann die Diagnose jedoch erst durch einen ACTH-Stimulationstest (Synacthen®-Test) bestätigt werden. Bei einer NNR-Insuffizienz ist die Kortisolsekretion 60 min nach ACTH-Gabe nicht ausreichend stimulierbar (< 18–20 μg/dl).

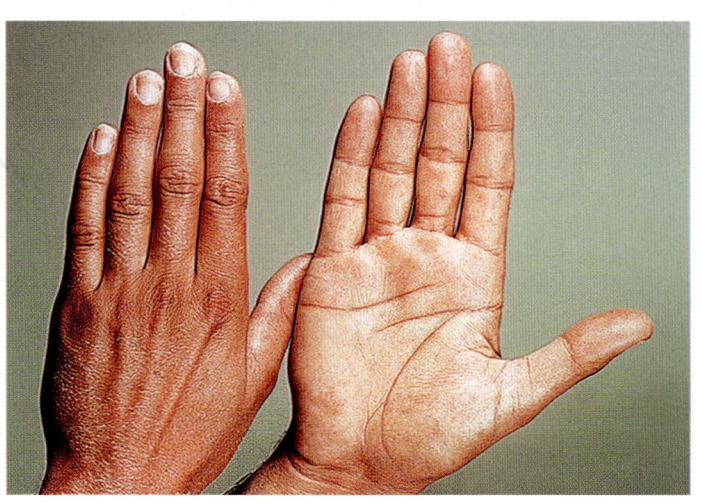

Abb. 34.1: Handlinien bei Morbus Addison. [M468]

Dies gilt auch für eine länger bestehende sekundäre NNR-Insuffizienz, bei der es zur NNR-Atrophie gekommen ist. Zur Differenzierung zwischen primärer und sekundärer Form dient die Bestimmung von ACTH. Die Blutprobe zur ACTH-Bestimmung muss nach Abnahme sofort gekühlt werden! Bei der primären NNR-Insuffizienz liegt aufgrund des intakten Rückkopplungsmechanismus eine erhöhte ACTH-Konzentration vor. Aldosteron ist häufig erniedrigt und Renin erhöht.
Zur Diagnose einer Autoimmunadrenalitis ist der Nachweis von **Antikörpern gegen 21-Hydroxylase** und andere NNR-Antigene wegweisend. Zur weiteren Abklärung einer Nebennierenpathologie kommen **bildgebende Verfahren** zum Einsatz.
Bei einer hypophysären Störung ist ACTH erniedrigt und steigt auch nach Stimulation durch CRH nicht an.
Außerdem ist bei unklarer Genese auch an die Möglichkeit einer Adrenoleukodystrophie zu denken. Es handelt sich dabei um eine seltene X-chromosomal vererbte Erkrankung, die durch Demyelinisierungen des ZNS bei Kindern zu fortschreitenden neurologischen Ausfällen führt. Daneben gibt es jedoch die häufigere Form der Adrenomyeloneuropathie, die sich erst zwischen dem 20.–40. Lebensjahr mit begleitender NNR-Insuffizienz bei Männern manifestiert oder auch eine Sonderformen bei Knaben im Kindergartenalter mit alleiniger NNR-Insuffizienz. Diagnostisch hilfreich ist dabei der Nachweis von **überlangkettigen Fettsäuren im Serum**.

Differenzialdiagnose
Ausgeschlossen werden müssen andere Erkrankung mit Schwäche und Gewichtsverlust (z. B. konsumierende Tumorerkrankungen, Anorexia nervosa) oder gastrointestinalen Beschwerden (Malabsorptionssyndrom, chronische Magen-Darm-Erkrankungen). Bei Kleinkindern ist außerdem an ein adrenogenitales Syndrom zu denken. Häufig kommt es auch zu einer NNR-Insuffizienz im Rahmen einer intensivpfichtigen Sepsis.

Therapie
Am Anfang der Behandlung steht eine Aufklärung über die Krankheit. Die Patienten müssen eine lebenslange **Glukokortikoidsubstitution** durchführen. Diese erfolgt z. B. durch Hydrokortison (15–25 mg/Tag), wobei im Sinne einer physiologischen Anpassung bei einem normalen Tagesablauf z. B ⅔ der Dosis morgens und ⅓ am frühen Nachmittag gegeben werden. Grundsätzlich können auch andere Steroide verwendet werden. Die Anpassung der Dosis sollte sich v. a. nach dem Befinden des Patienten richten, wobei die niedrigste Dosis zu wählen ist, die Symptome einer NNR-Insuffizienz verhindert, ohne dass Zeichen einer Überfunktion auftreten.
Erhöht werden muss die Dosis auf jeden Fall in Stresssituationen (febrile Erkrankungen, Infekte, psychischer Stress), vor Operationen, in der Schwangerschaft (erhöhte Kapazität der Bindungsproteine) oder bei der Geburt. Dabei kann eine Steigerung auf das 2- bis 3-Fache der Ausgangsdosis nötig sein. Die Anpassung soll durch die Patienten selbstständig durchgeführt werden, was eine Schulung erfordert. Eine besondere Gefahr besteht bei gastrointestinalen Infekten mit Erbrechen und Diarrhö, bei denen die Steroide nicht mehr ausreichend über den Darm aufgenommen werden. Die Substitution sollte dann parenteral oder als Suppositorium (Zäpfchen) erfolgen. Trotz der mineralokortikoiden Wirkung von Hydrokortison wird das Allgemeinbefinden der Patienten durch ein zusätzliches **Mineralokortikoid** (Fludrokortison 0,05–0,2 mg/Tag, Astonin H®) verbessert. Die Dosisanpassung richtet sich nach klinischen Beschwerden (orthostatische Dysregulation, Ödeme) in Kombination mit Blutdruckmessung (z. B. sitzend und stehend) sowie einer Bestimmung der Elektrolyt- und Reninkonzentration.
Außerdem kann durch Substitution des **androgenen Steroids** Dehydroepiandrosteron (DHEA, in Deutschland nicht zugelassen) die Lebensqualität bei Frauen deutlich verbessert werden. Als Therapiemonitoring eignen sich Testosteron und DHEAS.
Bei einer richtig angepassten Dosierung ergeben sich keine Einschränkungen im Alltag. Die Patienten müssen jedoch immer einen Notfallausweis und ein injizierbares Kortikosteroid bei sich tragen.

Addison-Krise
Belastungen (Stress, Infekte, Operationen, Unfall, Überanstrengung) können zur akuten Dekompensation einer chronischen Insuffizienz führen. Eine besondere Gefahr besteht dabei bei einer latenten, bisher nicht erkannten Unterfunktion. Eine akute Insuffizienz kann auch durch Zerstörung der Nebennieren durch eine Meningokokkensepsis (Waterhouse-Friderichsen-Syndrom) entstehen. Die häufigste Ursache ist aber das plötzliche Absetzen einer Langzeittherapie mit Glukokortikoiden.

Klinik
Eventuell bestehende Symptome der NNR-Insuffizienz werden verstärkt. Außerdem kommt es häufig zu einer Exsikkose mit Lethargie bis zum hypovolämischen Kreislaufkollaps. Daneben treten oft massives Erbrechen, Diarrhö, schwere Bauchschmerzen und Muskelschwäche auf. Es kann zu einer schweren Hypotonie, Hypoglykämie, Hyponatriämie und Hyperkaliämie kommen. Natrium ist hingegen durch die Exsikkose nicht immer erniedrigt. Anfangs berichten die Patienten über eine unerklärliche Unruhe, die in Reizbarkeit und Verwirrtheit übergeht. Die Temperatur ist anfangs mitunter erniedrigt und steigt später an (Exsikkose-Fieber). Beim akuten Absetzen einer Steroid-Langzeittherapie kann es zu klinischen Zeichen der primären NNR-Insuffizienz kommen, jedoch ohne Symptome des Aldosteronmangels (häufig keine Hypotonie, keine Hyperkaliämie). Hinweisend ist auch ein eher cushingoides Erscheinungsbild. Differenzialdiagnosen zeigt ▶ Tabelle 34.1.

Tab. 34.1: Differenzialdiagnosen der Addison-Krise.

Addison-Krise	Hypotonie, Erbrechen, Durchfall, Exsikkose, Muskelschwäche, Hypoglykämie, ausgeprägte Hyperkaliämie, Hyperpigmentierung
Myxödemkoma	Hypothermie, Bradykardie und Hypotonie, Hypoventilation, keine Hypoglykämie!
Hypophysäres Koma (sek. NNR-Insuffizienz und sek. Hypothyreose)	Blasse Haut, fehlende Sekundärbehaarung, Hypotonie und Bradykardie, Hypothermie, Hypoglykämie
Thyreotoxische Krise	Tachykardie, Hyperthermie, Schwitzen, Exsikkose, profuse Durchfälle
Hypoglykämie	Heißhunger, Schwitzen, Aggressivität, Unruhe, Zittern
Diabetisches Koma	Polyurie, (Erbrechen), Exsikkose, Somnolenz und Apathie
Hyperkalzämiesyndrom	Polyurie, Erbrechen, Exsikkose, psychiatrische Störungen
Akute gastrointestinale Erkrankungen	Bauchschmerzen
Myokardinfarkt, Sepsis	Hypotonie und Schock

34 NEBENNIERENRINDENINSUFFIZIENZ

Therapie
Bei Hinweisen auf eine Addison-Krise sollte die Behandlung nicht durch Funktionstests verzögert werden, sondern sofort nach einer Blutabnahme zur Kortisol- und ACTH-Bestimmung eingeleitet werden:
▶ Ausgleich des Volumendefizits durch 0,9-prozentige **NaCl-** und 5-prozentige **Glukoseinfusion** in 2–4 h

▶ **100 mg Hydrokortison** als Kurzinfusion und anschließende kontinuierliche Gabe

Die Volumengabe richtet nach dem Ausmaß der Dehydratation. Eine ausgeprägte Hyponatriämie ist nur langsam auszugleichen. Kaliumhaltige Lösungen sollen nicht verabreicht werden!

Eine zusätzliche Mineralokortikoidgabe ist anfangs nicht nötig, da Hydrokortison in hohen Dosen eine ausreichende mineralokortikoide Wirkung aufweist. Bei allen Patienten muss nach der auslösenden Ursache gesucht und ggf. eine kausale Therapie begonnen werden.

ZUSAMMENFASSUNG

- ▶ Ursachen (prim. NNR-Insuffizienz): Autoimmunadrenalitis, Infektionen, Metastasen
- ▶ Klinik (sehr unspezifische Symptome!): Müdigkeit, Gewichtsverlust, Dehydratation, Hypotonie, gastrointestinale Beschwerden, Hypoglykämien und Hyperpigmentierung
- ▶ Diagnostik (prim. NNR-Insuffizienz): hohes ACTH und fehlender Kortisolanstieg im Synacthen®-Test, Antikörper gegen 21-Hyxdroxylase
- ▶ Therapie: physiologisch angepasste Glukokortikoidsubstitution
- ▶ Addison-Krise: akute lebensbedrohliche NNR-Insuffizienz (häufig nach Absetzen einer Steroidtherapie) mit Hypotonie, Exsikkose, gastrointestinalen Beschwerden und Muskelschwäche

35 PHÄOCHROMOZYTOM

Das Phäochromozytom ist ein katecholaminproduzierender Tumor, der von chromaffinen Zellen ausgeht. Er entsteht meist im Nebennierenmark (NNM) und ist in ca. 85 % der Fälle benigne. 15 % sind extraadrenal in sympathischen Ganglien lokalisiert (Paragangliom) und befinden sich häufig im Bereich des abdominalen oder thorakalen Grenzstrangs. Das Malignitätsrisiko bei Paragangliomen ist höher (ca. 30 %) als bei adrenalen Phäochromozytomen.
Nur Tumoren des Nebennierenmarks können Adrenalin zusammen mit Noradrenalin synthetisieren. Paragangliome bilden hingegen kein Adrenalin, sondern nur Noradrenalin und/oder Dopamin.

Die Erkrankung hat eine Inzidenz von knapp 1 : 100.000/Jahr. Sie macht nur ca. 0,2 % aller Hypertonien aus, ist aber ohne Diagnose und Therapie lebensbedrohlich. Ein Teil davon tritt im Rahmen von genetischen Syndromen auf (z. B. MEN Typ 2 mit medullärem Schilddrüsenkarzinom oder bei Phakomatosen).

10 % der Phäochromozytome treten bilateral auf, diese sind häufiger bei MEN Typ 2.

Physiologie des Nebennierenmarks

Das Nebennierenmark (NNM) besteht aus chromaffinen Zellen, die sich entwicklungsgeschichtlich vom Neuralrohr ableiten. Es entspricht einem sympathischen Ganglion und stellt somit ein Effektorsystem des Sympathikus dar. Die Zellen synthetisieren aus Tyrosin die Katecholamine **Noradrenalin** und **Adrenalin** (▶ Abb. 35.1).
Diese sind wichtige Neurotransmitter im ZNS. Noradrenalin ist zusammen mit anderen Kotransmittern auch der Überträgerstoff der postganglionär-sympathischen Neurone. Adrenalin wird überwiegend im NNM synthetisiert, während der Noradrenalinanteil dort nur etwa 20 % beträgt. Die Transmitter werden dann von den chromaffinen Zellen direkt in das Blut abgegeben, wo sie an Albumin gebunden sind.

Die Wirkung von Noradrenalin und Adrenalin an den Zielzellen wird über verschiedene Adrenozeptoren vermittelt. Man unterscheidet α- und β-Adrenozeptoren mit weiteren Untergruppen. Adrenalin wirkt an allen Unterformen, Noradrenalin zeigt hingegen kaum Wirkung an den β_2-Rezeptoren, die eine Vasodilatation in der Skelettmuskulatur vermitteln. Die Inaktivierung von Katecholaminen aus präganglionären Axonen erfolgt durch Wiederaufnahme in die freisetzenden Neurone selbst. Zirkulierende Katecholamine (v. a. Adrenalin) werden in der Leber zu Metanephrin und Normetanephrin abgebaut. Der enzymatische Abbau erfolgt sowohl in Neuronen als auch in der Leber durch die Monoaminooxidase (MAO) und die Katecholamin-O-Methyltransferase (COMT). Ausgewählte Wirkungen der Katecholamine sind in ▶ Tabelle 35.1 angeführt.

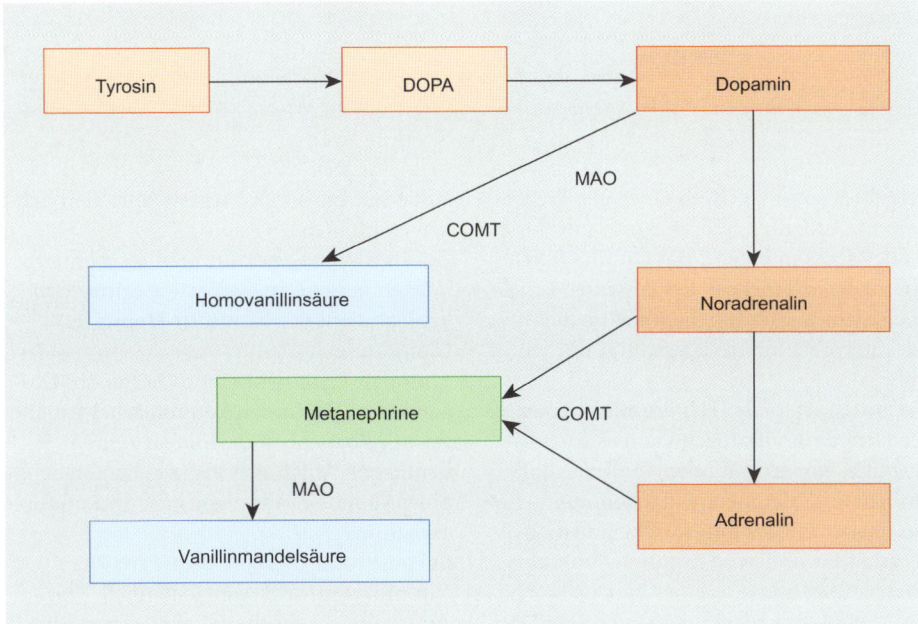

Abb. 35.1: Synthese der Katecholamine: Ausgehend von Tyrosin entstehen Noradrenalin und Adrenalin. Der Abbau erfolgt durch die MAO (Monoaminooxidase) und die COMT (Katecholamin-O-Methyltransferase). [L157]

Klinik

> Das klassische Symptom eines Phäochromozytoms ist eine paroxysmale arterielle Hypertonie mit kurzzeitigen Blutdruckanstiegen.

Eine **persistierende arterielle Hypertonie** ist bei ca. 50 % der Erwachsenen und etwa 90 % der Kinder vorhanden. Die übrigen Patienten haben eine **paroxysmale Hypertonie** oder sind sogar normotensiv. Neben dem Bluthochdruck sind eine Symptomentrias mit Kopfschmerzen, Schwitzen und Tachykardie sehr spezifisch für das Phäochromozytom. Relativ unspezifische Symptome sind Blässe, Zittern, Nervosität, Gewichtsverlust oder orthostatische Hypotonie (bei vermindertem Plasmavolumen). Die patho-

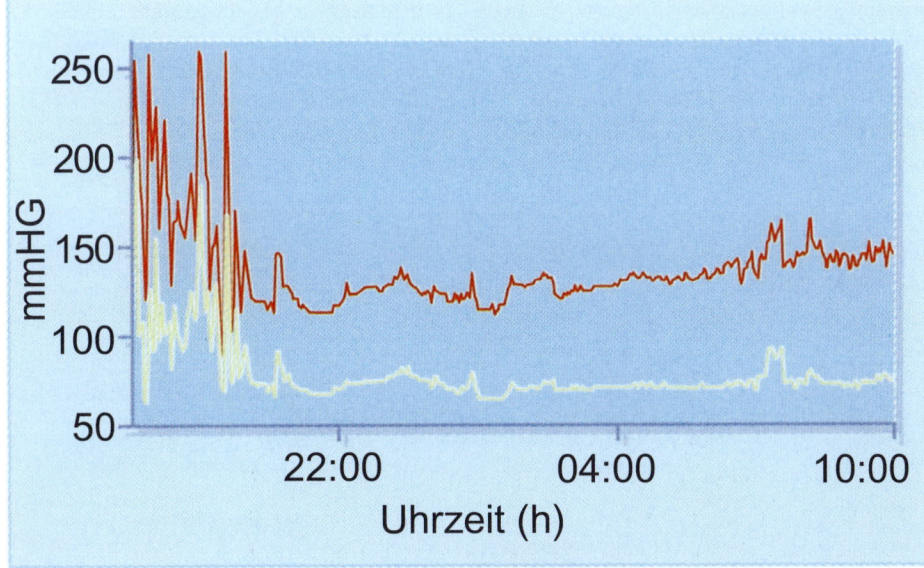

Abb. 35.2: Paroxysmale Blutdruckanstiege bei einem Patienten mit Phäochromozytom bis zur Kontrolle um 21:00 Uhr (rot: systolischer, weiß: diastolischer Blutdruck). [E985]

35 PHÄOCHROMOZYTOM

Tab. 35.1: Übersicht über ausgewählte Effekte der Katecholamine.

Organ/Organsystem	Rezeptor	Wirkung
Herz	β_1	Erhöhung der Herzfrequenz, der Leitungsgeschwindigkeit, der Kontraktilität und auch der Erschlaffungsgeschwindigkeit, gesteigerte Automatie (Arrhythmien!)
	α_1	Zunahme der Myokardkontraktilität
Kreislauf	α_1	Vasokonstriktion (v. a. Haut, Lunge, Niere, Darm, Geschlechtsorgane)
	β_2	Vasodilatation (in der Skelettmuskulatur; nicht durch NA!)
Leber	α_1, β_2	Glykogenolyse
Fettgewebe	β	Lipolyse
Kalium	β_2	Hypokaliämie (Verschiebung des Kaliums in die Skelettmuskulatur durch Aktivierung der Na^+/K^+-ATPase)
Endokrine Wirkung		Steigert Sekretion von Glukagon, ACTH, GH, Renin
		Hemmt Sekretion von Insulin, Histamin
Gastrointestinaltrakt		Abnahme der Motilität, Kontraktion der Sphinkteren
Auge		Pupillenerweiterung, Lidhebung

logische Katecholaminsekretion kann auch zu einer gestörten Glukosetoleranz führen. Anfallsartige Blutdruckkrisen entstehen durch periodische Katecholaminfreisetzung und können spontan oder bei Verschiebungen des Bauchinhalts (z. B. bei körperlicher Anstrengung, Defäkation) auftreten (▶ Abb. 35.2). Die Dauer kann von wenigen Sekunden bis zu einer oder mehreren Stunden variieren. Zwischen den Intervallen können dabei auch bis zu mehreren Wochen liegen.

Diagnostik
Für ein Phäochromozytom sprechen die **klinischen Symptome** und eine deutliche Erhöhung der **Metanephrine und Katecholamine im 24-h-Urin.** Für die Bestimmung von Gesamtmetanephrinen mit Katecholaminen werden Sensitivität und Spezifität mit jeweils 98 % angegeben. Hier sei noch einmal auf die Bedeutung einer genauen Erklärung für den Patienten hingewiesen, um eine falsche Durchführung zu vermeiden. Der Harn muss angesäuert werden, da es sonst zu falsch niedrigen Werten kommt. Außerdem gibt es einige interferierende Medikamente (z. B. TCA u. a. Psychopharmaka, α-Blocker). Ein Absetzen ist jedoch nicht immer möglich, sodass dies bei der Interpretation berücksichtigt werden muss.

Bei Stress, arterieller Hypertonie oder anderen Grunderkrankungen kann es auch zu erhöhten Konzentrationen von Katecholaminen und Metanephrinen kommen – für ein Phäochromozytom spricht eine mehr als zwei- bis dreifache Erhöhung über den oberen Grenzwert.

Bei Malignomverdacht wird auch eine Dopaminbestimmung empfohlen. Maligne Tumoren sind jedoch histologisch und biochemisch nicht eindeutig von benignen Tumoren zu unterscheiden. Das einzige verlässliche Malignitätskriterium ist die Lokalinvasion oder Metastasierung, die sich auch erst Jahre nach einer Resektion manifestieren kann.

Die Bestimmung der **Metanephrine im Plasma** wird aufgrund der geringeren Spezifität nur bei hoher Vortestwahrscheinlichkeit empfohlen (▶ Kap. 4).

Zur Bestätigung bei nur mäßig erhöhten Werten oder geringer Vortestwahrscheinlichkeit dient der **Clonidin-Hemmtest.** Clonidin setzt über α_2-Autorezeptoren den zentralen Sympathikotonus herab. Im Gegensatz zu Gesunden kommt es bei Patienten mit Phäochromozytom zu keinem deutlichen Abfall von Plasmanormetanephrin (oder Noradrenalin) nach Clonidineinnahme.

Bei positivem Clonidintest ist ein Phäochromozytom sehr wahrscheinlich. Erst dann sollte eine weitere **Lokalisationsdiagnostik** durch (Endo-)Sonografie, CT oder MRT erfolgen. In Kombination werden funktionelle Verfahren wie die MIBG-Szintigrafie/SPECT oder die DOPA-PET angewendet.

Ist die Diagnose gesichert, muss immer auch an ein mögliches Auftreten im Rahmen einer MEN Typ 2 gedacht werden und eine genetische Diagnostik angeboten werden (▶ Kap. 43).

Differenzialdiagnose

Anfallsartige Blutdruckkrisen können auch beim akuten Absetzen von Betablockern (Rebound-Phänomen) oder bei Panikattacken auftreten. Ursachen für Blutdruckkrisen anderer Genese sind eine fortgeschrittene Niereninsuffizienz oder sekundäre Hypertonieformen. Eine Hyperthyreose geht ebenfalls mit Tachykardie und Gewichtsabnahme einher. Weiters ist auch an einen Kokain- oder Amphetaminmissbrauch zu denken.

Therapie

Zur Behandlung sollte eine **operative Entfernung** des Tumors erfolgen. Präoperativ wird **Phenoxybenzamin** verwendet, das die α-Adrenozeptoren irreversibel blockiert. Die Dosis wird über mehrere Tage gesteigert, bis der Blutdruck unter Kontrolle ist. Durch Betablocker kann die Herzfrequenz gesenkt werden. Sie dürfen jedoch erst nach ausreichender α-Rezeptor-Blockade gegeben werden, da es sonst zu einem paradoxen Blutdruckanstieg kommen kann (über Blockade der $β_2$-vermittelten Vasodilatation in der Skelettmuskulatur). Durch die chronische Gefäßkonstriktion kann das zirkulierende Volumen erheblich vermindert sein, weshalb präoperativ auf eine **ausreichende Volumensubstitution** geachtet werden muss.

Der Eingriff sollte in spezialisierten Zentren durchgeführt werden. Einseitige Tumoren werden, wenn möglich, durch eine (retroperitoneale) Adrenalektomie entfernt. Bei Malignitätsverdacht oder großen Tumoren erfolgt häufig eine Laparatomie von ventral. Bei bilateralen Phäochromozytomen kommen eine totale oder eine subtotale bilaterale Adrenalektomie infrage. Letztere führt deutlich seltener zu einer substititionspflichtigen NNR-Insuffizienz.

Eine besondere Gefahr besteht bei der Anästhesieeinleitung, der Intubation und der Manipulation am Tumor. Nach Entfernung des Tumors kann es zu einem akuten Blutdruckabfall oder zu Hypoglykämien kommen.

Bei Inoperabilität, nicht resezierbaren Tumoren oder nicht gelungener Lokalisation mit bildgebenden Verfahren kann eine langfristige **medikamentöse Adrenozeptorblockade** erwogen werden. Zusätzlich kann bei exzessiver Katecholaminsynthese diese durch Metyrosin gehemmt werden. Beim Vorliegen von Metastasen ist der Therapieerfolg mit radioaktivem ^{131}I-MIBG oder einer kombinierten Chemotherapie hingegen begrenzt.

Prognose

Im Rahmen der hypertensiven Krisen kann es zu einem Lungenödem, Hirnblutungen, Myokardinfarkt oder Herzrhythmusstörungen kommen.

Nach operativer Entfernung eines benignen Phäochromozytoms ist die Prognose günstig. Mehr als Hälfte der Patienten werden normotensiv. Bei den übrigen Patienten wird eine essenzielle Hypertonie oder eine Fixierung des Blutdrucks durch die langfristige Katecholaminwirkung angenommen. Es kommt jedoch in ca. 15 % zu Rezidiven, wobei es sich in einer Untersuchung bei etwa der Hälfte um Malignome handelte.

Das 5-Jahresüberleben bei einem Malignom beträgt hingegen unter 50 %. Aufgrund der eingeschränkten Malignitätskriterien sind daher auch nach Adrenalektomie benigner Tumoren regelmäßige Nachkontrollen angezeigt.

Die Lebensqualität wird bei einseitiger Adrenalektomie nicht beeinträchtigt. Bei totaler Entfernung beider Nebennieren ist hingegen eine Substitution der NNR-Funktion erforderlich.

ZUSAMMENFASSUNG

- Die chromaffinen Zellen des Nebennierenmarks entsprechen postganglionären Nervenzellen und synthetisieren Katecholamine (vorwiegend Adrenalin).
- Klinik des Phäochromozytoms: Hypertonie mit Kopfschmerz, Schwitzen und Tachykardie
- Diagnostik: Fraktionierte Katecholamine und Metanephrine im 24-h-Urin, Clonidin-Hemmtest, bildgebende Verfahren
- Therapie: Adrenalektomie unter Vorbehandlung mit Phenoxybenzamin und ausreichender Volumensubstitution!

36 ENTWICKLUNG UND PHYSIOLOGIE DER TESTES

Für das bessere Verständnis von Störungen der Gonaden soll darauf hingewiesen werden, dass **Testosteron** in Abhängigkeit vom Alter unterschiedliche Effekte hat (▶ Tab. 36.1):
▶ In der **Embryonalzeit** ist Testosteron bestimmend für die sexuelle Differenzierung.
▶ In der **Pubertät** kommt es durch Testosteron zur Virilisierung.
▶ Beim **Erwachsenen** ist Testosteron verantwortlich für die Erhaltung der männlichen Erscheinungsform und der Sexualfunktion und hat weitere anabole (aufbauende) Effekte.

Entwicklung

Die geschlechtsspezifische Entwicklung der Gonaden beginnt erst in der 7. Woche. Bis dahin sind die Gonaden und die beiden Keimleiter (Müller-Gang und Wolff-Gang) bei beiden Geschlechtern gleich angelegt. Das spätere Geschlecht ist jedoch bereits zum Zeitpunkt der Befruchtung genetisch determiniert (46,XX = weiblich; 46,XY = männlich).
In Abwesenheit weiterer Faktoren ist die Grundprogrammierung der embryonalen Entwicklung zum weiblichen Geschlecht festgelegt (▶ Kap. 38), ein Fehlen des Y-Chromosoms führt also zur Entwicklung der Ovarien aus der Gonadenanlage. Das Ovar selbst hat im Gegensatz zu den Hoden keinen Einfluss auf die weitere Geschlechtsentwicklung. So werden auch bei Fehlen der Ovarien oder Hoden aus dem Müller-Gang Eileiter, Uterus und Vagina gebildet. Der Wolff-Gang bildet sich hingegen fast vollständig zurück.
Erst durch das **SRY-Protein** („sex-determining region of Y"), das am Y-Chromosom kodiert wird, wird die Entwicklung der indifferenten Gonaden zu Hoden induziert. Dabei kommt es zur Differenzierung der Sertoli-Zellen. Für die weitere Entwicklung zum männlichen Geschlecht sind drei Hormone verantwortlich: Anti-Müller-Hormon, Testosteron und dessen Metabolit Dihydrotestosteron: Sertoli-Zellen führen über die Bildung von **Anti-Müller-Hormon** zu einer Rückbildung des Müller-Ganges. Gegen Ende der 8. Woche treten auch testosteronproduzierende Leydig-Zellen auf. Testosteron induziert die Entwicklung von Nebenhoden, Ductus deferens und Samenblase aus dem Wolff-Gang. Durch die 5α-Reduktase wird **Testosteron** in den Zielzellen auch zu **Dihydrotestosteron** (DHT) umgewandelt. DHT führt zu einer Differenzierung der äußeren männlichen Geschlechtsorgane.
Bis zum 7. Monat bleiben die Hoden in der Bauchhöhle. Hormonelle Faktoren (u. a. Androgene) beeinflussen schließlich den Durchtritt durch den Leistenkanal. Ihre endgültige Lage im Skrotum erreichen die Hoden etwa zur Geburt, wobei jedoch große individuelle Schwankungen vorliegen können. Störungen der Hodendeszension (Maldescensus testis) können zu Funktionsstörungen führen.

Pubertät

Nach der Geburt ruht die weitere sexuelle Entwicklung bis zum Beginn der Pubertät. Die exakten Mechanismen für die Initiation sind noch unbekannt. Eine wichtige Funktion könnte Leptin haben, da leptindefiziente Personen nicht in die Pubertät eintreten können. Es wird angenommen, dass durch Leptin, das in Fettzellen gebildet wird, dem Hypothalamus das Erreichen einer ausreichenden Körpermasse für den Beginn der Pubertät gemeldet wird.

Die Pubertät beginnt mit der pulsatilen hypothalamischen Sekretion von **GnRH,** die anfangs nur nachts erfolgt. An der Hypophyse führt GnRH dann zur Bildung und Sekretion der **Gonadotropine** LH und FSH. Die pulsatile Sekretion erfolgt beim Mann in Episoden von 90–120 min und ist die Voraussetzung für die Funktionalität der Hypothalamus-Hypophysen-Gonaden-Achse. Die Menge an freigesetztem LH und FSH wird durch die Amplitude und die Frequenz der GnRH-Pulse bestimmt und durch weitere Faktoren (Androgene, Östrogene, Neurotransmitter, Inhibin) moduliert.
Zu Beginn der Pubertät kommt es zu einem Wachstum der Hoden. Wenig später treten eine Sekundärbehaarung im Genitalbereich und ein Wachstum des Penis auf. Es kommt zu einem allgemeinen Körperwachstum mit einem charakteristischen Wachstumsschub. Unter dem Einfluss der Androgene tritt eine Vergrößerung des Kehlkopfes mit Verlängerung der Stimmbänder auf, die sich in der Übergangsphase als Stimmbruch bemerkbar macht.

Testes

Die Hoden haben zwei wesentliche Funktionen:

Spermatogenese (exokrine Funktion): Die Hoden bestehen aus den stark geschlängelten Hodenkanälchen (Tubuli seminiferi), in denen die Spermatogenese erfolgt. Diese unterliegt dem Einfluss durch FSH und Testosteron und setzt mit der Pubertät ein. Ausgehend von den Spermatogonien entstehen durch mitotische und meiotische Zellteilungen Spermatozyten und später Spermatiden, die nur noch einen haploiden Chromosomensatz haben. Es folgt die Spermiogenese, die Endreifung der Spermatiden zu den begeißelten Spermien (Spermatozoen). Diese gelangen dann in den Nebenhoden, wo sie bis zur Ejakulation bleiben. Die gesamte Dauer der Spermato- und der Spermiogenese bis zu den reifen Spermien beträgt etwa 72 Tage. Eine zentrale Rolle bei der Spermatogenese spielen die **Sertoli-Zellen.** Sie haben die Funktion von „Ammenzellen" und bilden durch Tight Junctions die „Blut-Hoden-Schranke" aus. Luminal davon befinden sich Spermatozyten und alle höheren Entwicklungsstufen. Diese sind von einer Flüssigkeit umgeben, deren Zusammensetzung durch die Sertoli-Zellen bestimmt wird. Außerdem bilden Sertoli-Zellen das Peptidhormon Inhibin, das eine selektive Hemmung der hypophysären FSH-Freisetzung bewirkt (▶ Abb. 36.1).
Androgenproduktion (endokrine Funktion): Zwischen den Tubuli seminiferi lie-

Tab. 36.1: Wirkungen von Testosteron.

Psychotrope Wirkung	Allgemeines Wohlbefinden, Antrieb und Stimmungslage (bei Androgenmangel: Depression, Antriebslosigkeit und verminderte Leistungsfähigkeit)
Spermatogenese	Zusammen mit FSH
Libido und Potenz	Steigerung der Libido (bei Mangel Libidoverlust, durch anabole Androgene sowohl gesteigerte als auch verminderte Libido möglich)
Behaarung	Sekundärbehaarung (Umwandlung zu DHT)
Muskulatur	Steigerung der Muskelmasse (eiweißanabol)
Kehlkopf und Stimmbänder	Vergrößerung des Kehlkopfes, Verlängerung der Stimmbänder, im Übergang: Stimmbruch
Haut	Stimulation der Talgdrüsenaktivität (Seborrhö und Akne)
Knochen	Knochenreifung und -mineralisation
Lipidstoffwechsel	LDL und TG ↑, HDL ↓, erhöhtes Atheroskleroserisiko bei Männern!
Knochenmark	Stimuliert Erythropoiese → Hb und Hkt ↑ (bei Männern höher)
Leber	Beeinflusst die Aktivität verschiedener Enzyme

Gonaden – Mann

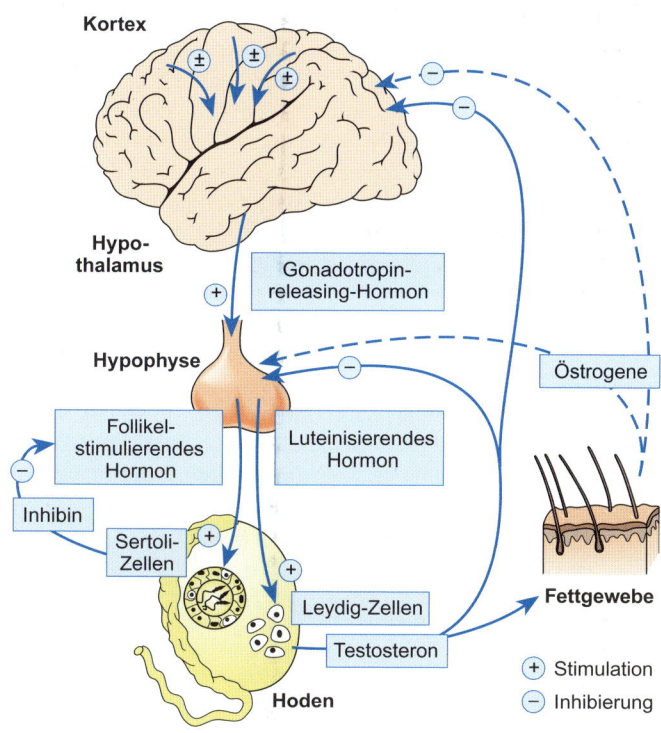

Abb. 36.1: Regulation der Hodenfunktion. [L106]

gen die testosteronproduzierenden **Leydig-Zwischenzellen**. Die Testosteronsynthese unterliegt der Regulation durch LH.

Testosteron

Synthese und Wirkung

Bei Erwachsenen werden täglich etwa 5–10 mg Testosteron synthetisiert. Die Testosteronkonzentration folgt einem zirkadianen Rhythmus mit einem morgendlichen Maximum und einem Minimum am späten Nachmittag (▶ Abb. 36.2).
Die wichtigsten Testosteronwirkungen sind in ▶ Tabelle 36.1 angeführt. Neben Testosteron werden im Hoden auch andere Androgene, sowie eine geringe Menge Östradiol synthetisiert. Beim Mann wird **Östradiol** (ca. 50 µg/Tag) jedoch vorwiegend extraglandulär durch die Aromatase aus Testosteron gebildet. Die Aromatase wird am stärksten im Fettgewebe exprimiert. Bei Adipositas oder einem verminderten Östrogenabbau durch Leberfunktionsstörungen

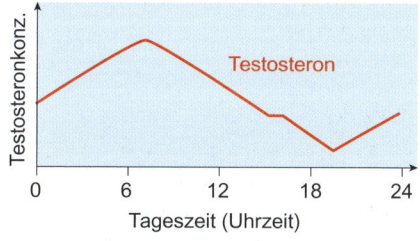

Abb. 36.2: Sekretionsmuster von Testosteron. [L106]

(z. B. Leberzirrhose) kann so ein Anstieg der Östrogenkonzentration resultieren.
Der Metabolit **Dihydrotestosteron** (DHT) entsteht vorwiegend in Zielgeweben, in denen die 5α-Reduktase exprimiert wird. DHT bindet ebenfalls an den Androgenrezeptor, hat jedoch eine höhere Affinität und dissoziiert langsamer vom Rezeptor ab. DHT ist somit 10-mal potenter als Testosteron und ist damit das biologisch wirksamste Androgen. Die Hauptwirkung von DHT besteht vermutlich in einer Verstärkung des Androgensignals. Beim Menschen ist DHT für die normale männliche Gonadenentwicklung notwendig und vermittelt zahlreiche weitere Androgeneffekte auf Differenzierung und Wachstum.
Bestimmte Gewebe (z. B. Prostata, Achsel oder Schambereich), die die 5α-Reduktase verstärkt exprimieren, reagieren besonders sensitiv auf Androgene. Im Bereich des Gesichts ist der 5α-Reduktase-Expression hingegen geringer. Der Bartwuchs wird deshalb erst bei höheren Testosteronkonzentrationen stimuliert. Bei der androgenetischen Alopezie kommt es vermutlich durch erhöhte 5α-Reduktaseaktivität zu einer lokalen Steigerung der DHT-Konzentrationen mit einer starken Verkürzung der Wachstumsphase bei verlängerter Ruhephase. Testosteron bewirkt außerdem eine Knochenreifung, -mineralisation und ein Längenwachstum. Auch bei Knaben ist zum Schluss der Epiphysenfuge die Aromatisierung von Testosteron zu Östradiol notwendig. So kommt es bei Männern mit einem genetischen Aromatase- oder Östrogenrezeptordefekt zu einem verzögerten Epiphysenschluss und schwerer Osteoporose. Aromatasehemmer können ebenso eine Verzögerung des Epiphysenfugenschlusses bewirken.

Transport

Im Serum wird Testosteron – wie Östradiol – an sexualhormonbindendes Globulin (SHBG) und Albumin gebunden. Nur 1–2 % des Testosterons sind ungebunden. Die Produktion von SHBG in der Leber wird durch Östrogene oder Hyperthyreose stimuliert und durch Androgene, eine Hypothyreose oder Adipositas vermindert. Auch ein nephrotisches Syndrom oder Glukokortikoide können die Konzentration vermindern. Neben der reinen Transportfunktion hat SHBG u. a. auch Einfluss auf die Regulation der Androgenwirkung.

Abbau

Der Abbau der Androgene erfolgt durch Biotransformation mit einer Konjugation an Glukuron- oder Schwefelsäure v. a. in der Leber und dem Ausscheiden mit dem Urin. Trotz Plasmabindung erfolgt die Metabolisierung in der Leber sehr rasch. Testosteron hat daher im Blut eine Halbwertszeit von ca. 10 min.

▶ Die Pubertät wird durch die pulsatile GnRH-Sekretion eingeleitet. Zu Beginn kommt es zum Hodenwachstum, später auch zur Sekundärbehaarung.
▶ In den Hoden finden die Spermatogenese und die Androgensynthese statt.
▶ Testosteron hat verschiedene Effekte auf die Psyche und den Stoffwechsel. Es führt zu einer männlichen Sekundärbehaarung und Körperform und stimuliert die Erythropoiese.
▶ Veränderungen der SHBG-Produktion haben Einfluss auf den freien Testosteronanteil.

ZUSAMMENFASSUNG

37 MÄNNLICHER HYPOGONADISMUS

Störungen von Wachstum und Reifung bei Jungen und Mädchen können verschiedene Ursachen und Ausprägungen haben. Eine Übersicht der Begriffe findet sich in ▶ Tabelle 37.1.

Klassifikation

Als Hypogonadismus bezeichnet man eine Unterfunktion der Keimdrüsen, also der Hoden bzw. der Ovarien. Beim Mann kann der Hypogonadismus die Androgenproduktion und/oder die Spermatogenese (▶ Kap. 36) betreffen. Eine normale Testosteronsekretion ist essenziell für die Spermatogenese. Ein Androgenmangel geht daher fast immer mit einer gestörten Spermatogenese einher, während eine Infertilität auch isoliert auftreten kann. Bei einer Störung der Hodenfunktion kommt es zu einem reaktiven Anstieg der Gonadotropine (**hypergonadotroper Hypogonadismus**). Eine Störung auf Ebene der Hypophyse und/oder des Hypothalamus geht hingegen mit einem Abfall der Gonadotropine einher (**hypogonadotroper Hypogonadismus**). Man kann die Formen des Hypogonadismus auch nach **angeborenen** oder **erworbenen** Störungen einteilen.

Ätiologie

Es gibt zahlreiche Ursachen für einen männlichen Hypogonadismus. Am häufigsten liegt ein idiopathischer hypogonadotroper Hypogonadismus, eine konstitutionelle Entwicklungsverzögerung, ein Hypopituitarismus oder ein Klinefelter-Syndrom (47,XXY) vor (▶ Tab. 37.2 und unter „Ausgewählte Krankheitsbilder", s. u.).

Klinik

Durch den Hypogonadismus kommt es zur Infertilität mit oder ohne Zeichen des Androgenmangels. Die Ausprägung der klinischen Zeichen ist dabei abhängig vom Ausmaß und Zeitpunkt des Auftretens des Androgenmangels:

In der Fetalzeit: Es manifestiert sich ein Testosteronmangel durch Störung der sexuellen Differenzierung. Es kann zu einer Intersexualität mit unterschiedlicher Ausprägung kommen (Pseudohermaphroditismus masculinus). Ein Androgenmangel in der späteren Fetalentwicklung führt zu Lageanomalien der Hoden (Hodenhochstand und Kryptorchismus) und zu einem Mikropenis.

Vor der Pubertät: Bei Auftreten des Androgendefizits kommt es zu einer verzögerten oder fehlenden Pubertätsentwicklung. Die Virilisierung bleibt aus, und es tritt das Bild des Eunuchoidismus auf. Der Epiphysenfugenschluss ist verzögert, und es kommt zu einem verstärkten Längenwachstum. Des Weiteren tritt ein weiblicher Behaarungstyp mit horizontaler Schamhaargrenze auf. Die Körperbehaarung und der Bartwuchs sind vermindert oder fehlend. Stimmbruch, Pubertätsakne und das typische pubertäre Wachstum von Hoden und Penis bleiben aus. Die Muskulatur ist unterentwickelt. Kommt es einmal zur Entwicklung von eunuchoiden Körperproportionen, sind diese irreversibel.

Bei Erwachsenen: Ein Hypogonadismus hat keinen Einfluss auf die Körperproportionen, die Penisgröße oder die Stimmlage. Der Androgenmangel äußert sich dabei vorwiegend durch Potenzmangel, Libidoverlust, Leistungsschwäche und Müdigkeit. Es kommt auch häufig zu einer Abnahme der Körperbehaarung und der Rasurfrequenz. Weitere Symptome sind Infertilität und erektile Dysfunktion. Eine Abnahme der Leistungsfähigkeit ist einerseits durch den fehlenden Stimulus auf die Blutbildung mit einer normozytären normochromen Anämie, andererseits durch eine Abnahme an Muskelmasse bedingt. Die Hodengröße kann normal oder teilweise deutlich vermindert sein. Bei einem lange bestehenden Hypogonadismus kommt es zu einer dünnen, blassen Haut mit einer feinen Fältelung, v. a. im Bereich um die Augen. Bei Männern kann es durch den Testosteronmangel auch zu Gynäkomastie (s. u.) und Osteoporose kommen.

Tab. 37.1: Begriffserklärungen von Entwicklungsstörungen.

Pubertas praecox	Verfrühte Pubertätsentwicklung mit harmonischem Ablauf durch GnRH-abhängige (zentrale) Sexualhormonsekretion (meist idiopathisch oder seltener durch ZNS-Erkrankungen)
Pseudopubertas praecox	Verfrühte Pubertätsentwicklung mit unharmonischem Ablauf durch GnRH-unabhängige Sexualhormonsekretion (z. B. AGS, ovarielle Tumoren)
Pubertas tarda	Langfristiges Ausbleiben der Pubertätsentwicklung
Pseudohermaphroditismus femininus	Virilisierung bei einem weiblichen Karyotyp (46,XX)
Pseudohermaphroditismus masculinus	Männlicher Karyotyp (46,XY) mit weiblicher Erscheinung durch unvollständige oder fehlende Virilisierung (z. B. Androgenresistenz oder Defekte der Androgenbildung)
Hermaphroditismus verus	Gleichzeitig Testes- und Ovarialgewebe vorhanden (sehr selten); Karyotyp: 46,XX; 46,XY oder seltener Mosaikmuster: 46,XX/46,XY)

Tab. 37.2: Übersicht über verschiedene Ursachen des Hypogonadismus beim Mann (die häufigsten sind fett hervorgehoben).

Hypothalamus	**Idiopathischer hypogonadotroper Hypogonadismus (IHH)** Kallmann-Syndrom (Sonderform des IHH, zusätzl. Anosmie/Hyposmie für aromatische Geruchsstoffe)
	Pasqualini-Syndrom (LH-Mangel bei reduzierter GnRH-Sekretion)
	Konstitutionelle Entwicklungsverzögerung (KEV)
	Funktionelle GnRH-Sekretionsstörung (schwere Erkrankungen, Untergewicht, Übergewicht, Stress, psychische Probleme)
	Prader-Labhart-Willi-Syndrom (gestörte GnRH-Sekretion)
Hypophyse	Hyperprolaktinämie
	Hypopituitarismus
Testes	**Klinefelter-Syndrom** (47,XXY)
	Orchitis (Mumps, HIV- und andere Infektionen, Medikamente, Bestrahlung, Chemotherapie, Trauma, Operation)
	Synthesedefekte, bilaterale Anorchie (Fehlen der Hoden)
	Parenchymverlust: Lageanomalien, Hodentumoren
	Allgemeinerkrankungen (Leberzirrhose, chronische Niereninsuffizienz, Diabetes mellitus, Schilddrüsenfunktionsstörungen, Morbus Addison, Vit.-B_{12}-Mangel)
	Zystische Fibrose (Hypoplasie von Ductus deferens und Nebenhoden)
	Varikozele (variköse Veränderungen des Plexus pampiniformis)
Androgenzielorgane	Androgenresistenz, Reifenstein-Syndrom, 5α-Reduktase-Mangel
Sonstiges	Hypogonadismus im Alter (Andropause) Anabolikamissbrauch

Gynäkomastie

Diese tastbare Vergrößerung des Drüsenkörpers der Brust beim Mann (▶ Abb. 37.1) sollte von einer Fettgewebsvermehrung (Lipomastie) ohne tastbaren Drüsenkörper unterschieden werden. Eine Gynäkomastie tritt physiologisch bei Neugeborenen, in der Pubertät und im Alter auf und ist abzugrenzen von pathologischen Formen, die durch einen Androgenmangel entstehen. Jedoch kommt es nicht bei jeder Form des Hypogonadismus zu einer Gynäkomastie. Typisch ist eine Gynäkomastie bei einem Klinefelter-Syndrom, einer Androgenresistenz oder östrogenbildenden Tumoren.

Diagnostik

Bei der **Anamnese** ist nach der Libido und der allgemeinen Leistungsfähigkeit sowie nach einer Abnahme der Rasurfrequenz zu fragen. Daneben sind Lageanomalien der Hoden (Pendelhoden, Gleithoden, Kryptorchismus) bzw. das Vorliegen von Risikofaktoren für eine Zerstörung von Hodengewebe zu erheben (z. B. Mumpsinfektion, Strahlenbehandlung, Chemotherapie, Drogen, Medikamente, Alkohol, Diabetes mellitus und andere Erkrankungen). Bei der **körperlichen Untersuchung** sollte besonders auf die Behaarung, Körperproportionen, Muskelmasse, Fettverteilung, Gynäkomastie und die äußeren Geschlechtsorgane (Hoden- und Penisgröße) geachtet werden. Bei Kindern und Jugendlichen hat auch die Bestimmung des Knochenalters und der Vergleich der Körpergröße im Somatogramm eine hohe Aussagekraft.
Im Anschluss sollte immer auch eine **Hodensonografie** mit Volumenbestimmung durchgeführt werden. Die weitere **biochemische Basisdiagnostik** umfasst eine morgendliche Bestimmung von Gesamttestosteron, SHBG und freiem Testosteron. Freies oder bioverfügbares (= freies und an Albumin gebundenes) Testosteron sind aufwändig zu bestimmen und werden daher meist näherungsweise berechnet. Bei einem bestätigten Testosteronmangel hilft die Bestimmung von LH und FSH zur Unterscheidung zwischen hypo- (LH niedrig) oder hypergonadotropen (LH hoch) Formen. Bei Verdacht auf eine Infertilität sollte ein **Spermiogramm** (mit Zahl, Beweglichkeit, Morphologie) erstellt werden.
Für die weitere Abklärung dienen **bildgebende Verfahren** (MRT der Sella), **Hormonbestimmungen** und **dynamische Funktionstests** (Prolaktin, GnRH-Test, hCG-Test), sowie **genetische Untersuchungen** (z. B. Karyogramm bei Klinefelter-Syndrom). Ein GnRH-Test dient zur Differenzierung zwischen hypophysären und hypothalamischen Störungen. Zur Unterscheidung zwischen Anorchie und Kryptorchismus wird eine Testosteronbestimmung nach einem hCG-Stimulus (= LH-Aktivität, hCG-Test) durchgeführt. Das Ergebnis ist bei Anorchie negativ, während bei Lageanomalien ein Testosteronanstieg nachweisbar ist. In Kombination sind weitere Befunde zu beurteilen wie HDL-Cholesterin, Hämoglobin, Hämatokrit, PSA (!) und die Knochendichte.

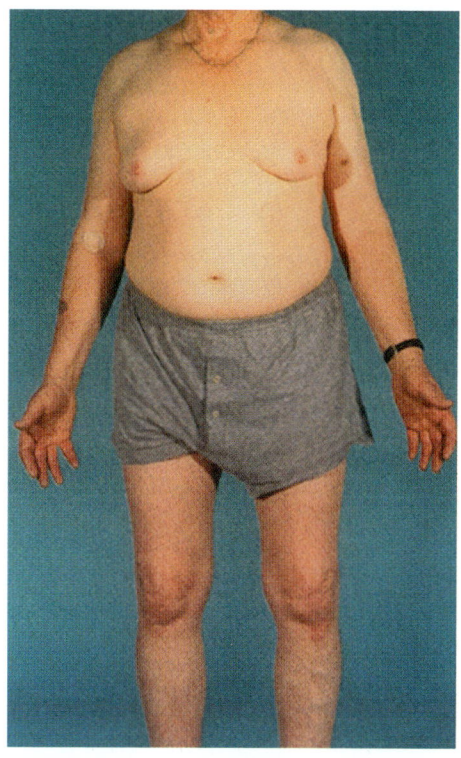

Abb. 37.1: Gynäkomastie bei einem Patienten mit Reifenstein-Syndrom. Man beachte auch die helle und unbehaarte Haut. [E985]

Therapie
Androgensubstitution

Eine Testosteronsubstitution sollte nur bei Männern mit Hypogonadismus durchgeführt werden, der durch klinische Zeichen und Symptome und einen Androgenmangel charakterisiert ist. Die Testosteronsubstitution muss dabei an die altersentsprechenden Konzentrationen angepasst werden. Verwendet werden Testosteron oder Steroide, die ebenfalls zu Östradiol aromatisiert bzw. zu DHT reduziert werden können. Nur dadurch ist eine möglichst physiologische Wirkung gewährleistet. Bei oraler Gabe wird Testosteron durch den First-Pass-Metabolismus vollständig abgebaut. Für die Substitution stehen mehrere Möglichkeiten zur Verfügung:

Oral: Testosteronundecanoat – durch Veresterung wird es nach der Resorption in Chylomikronen eingebaut und gelangt über die Lymphbahn in das Blut. Es umgeht so den First-Pass-Effekt. Nachteile sind schwankende Resorptionsunterschiede und eine geringe Bioverfügbarkeit. Ein neueres mukoadhärentes Testosteron kann bukkal oder sublingual resorbiert werden, die Einnahme erfolgt jedoch mehrmals täglich.

Intramuskulär: Testosteronenantat – eine 250-mg-Injektion erfolgt alle 2–3 Wochen. Die Testosteronkonzentration im Blut unterliegt jedoch Schwankungen, die zu Stimmungswechsel gegen Ende des Applikationsintervalls führen können. Eine konstantere Konzentration soll durch Injektion von Testosteronundecanoat (Nebido®) erreicht werden, die nur etwa alle 3 Monate durchgeführt wird. Achtung: Bei Patienten mit oraler Antikoagulation sind intramuskuläre Injektionen kontraindiziert!

Testosteronimplantate (Pellets): Reines kristallines Testosteron wird in das subkutane Gewebe der Bauchhaut implantiert, von wo es kontinuierlich freigesetzt wird. Sie sind nur mehr über die internationale Apotheke erhältlich.

Transdermal (Testosteronpflaster): Die Applikation erfolgt direkt auf die Haut von Rücken, Oberarmen, Oberschenkel oder Bauch. Von Vorteil ist die Imitation des zirkadianen Testosterontagesrhythmus bei relativ stabilen Hormonkonzentrationen. Transdermale Systeme können zu Hautreizungen führen. Transdermale Systeme sind teurer als Testosteronester und führen häufig zu Hautreizungen. Jedoch kann beim Auftreten eines suspekten Befundes (z. B. Prostatahyperplasie) die Therapie jederzeit unterbrochen werden.

Testosterongel: Die Anwendung wird sehr gut vertragen. Das Gel wird einmal täglich aufgetragen und rasch in die Kutis aufgenommen, von wo es verzögert und kontinuierlich abgegeben wird. Hautreizungen treten seltener als bei transdermalen Systemen auf.

Zu Beginn der Behandlung mit Androgenen kann es zu Akne und Gewichtszunahme kommen. Innerhalb der nächsten Wochen sollte eine Besserung der Symptome eintreten, mit Steigerung des Wohlbefindens, der Libido und der Potenz. Aufgrund der Wirkung auf die Hämatopoese und die Prostata stellen eine Polyglobulie, eine Prostatahyperplasie oder ein Prostatakarzinom Kontraindikationen für die Testosteronsubstitution dar. Im weiteren Therapieverlauf sollten daher Hämoglobin, Hämatokrit, Lipoproteine und Leberfunktion (Transaminase, Bilirubin) kontrolliert werden. Ebenso ist eine regelmäßige Prostatauntersuchung indiziert. Eine Überdosierung zeigt sich auch durch Effekte auf das Herz-Kreislauf-System (RR-Anstieg, Myokardhypertrophie und gestörte Kontraktilität).

37 MÄNNLICHER HYPOGONADISMUS

Fertilitätstherapie
Besteht ein Kinderwunsch, so ist eine Testosteronsubstitution nicht ausreichend für eine funktionierende Spermatogenese. Bei einem primären Hypogonadismus kann nur durch aufwendige Verfahren, wie In-vitro-Fertilisation (IVF) oder testikuläre Spermienextraktion (TESE), eine Schwangerschaft eingeleitet werden. Bei den Formen des hypogonadotropen Hypogonadismus werden zur Fertilitätstherapie Gonadotropine oder GnRH verabreicht:
Die Therapie mit **Gonadotropinen** kann sowohl bei hypophysären als auch bei hypothalamischen Störungen angewendet werden.

▶ Bei **Männern** stimuliert eine anfängliche hCG-Substitution (humanes Choriongonadotropin mit LH-Aktivität synthetisch oder aus dem Urin schwangerer Frauen hergestellt) die Testosteronsynthese in den Leydig-Zwischenzellen. Anschließend wird durch eine kombinierte hCG-FSH-Therapie die Spermatogenese stimuliert. Im Mittel sind nach etwa 4 Monaten erstmals Spermien nachweisbar.

▶ Bei **Frauen** gestaltet sich die Fertilitätstherapie um einiges schwieriger. Zur Follikelreifung wird hMG (gereinigtes humanes menopausales Gonadotropin mit vorwiegender FSH- und geringerer LH-Aktivität aus dem Urin postmenopausaler Frauen) oder rekombinantes humanes FSH gegeben. Dabei sind jedoch engmaschige Untersuchungen der Follikelentwicklung und der Östradiolkonzentration notwendig. Zur Auslösung der Ovulation wird einmalig hCG oder rekombinantes LH in hoher Dosis verabreicht.

Eine **pulsatile Pumpentherapie mit GnRH** (Gonadorelin) soll nur bei tertiären hypothalamische Störungen und bei intakter Hypophysenfunktion durchgeführt werden. Dabei erfolgt eine pulsatile subkutane oder intravenöse Applikation in physiologischen Intervallen durch eine Minipumpe.

Ausgewählte Krankheitsbilder
Hypothalamische Ursachen
Idiopathischer hypogonadotroper Hypogonadismus (IHH)
Der IHH kann sporadisch oder familiär auftreten. Bei den vererbten Formen gibt es mehrere Vererbungsmodi (meist X-chromosomal: daher häufiger Jungen betroffen, seltener autosomal-rezessiv oder -dominant). Es kommt zu einer verminderten oder fehlenden GnRH-Sekretion, die zu Infertilität und einer verminderten Androgensynthese führt. Selten fällt der Hypogonadismus bereits bei der Geburt durch einen Mikropenis oder einen Maldescensus

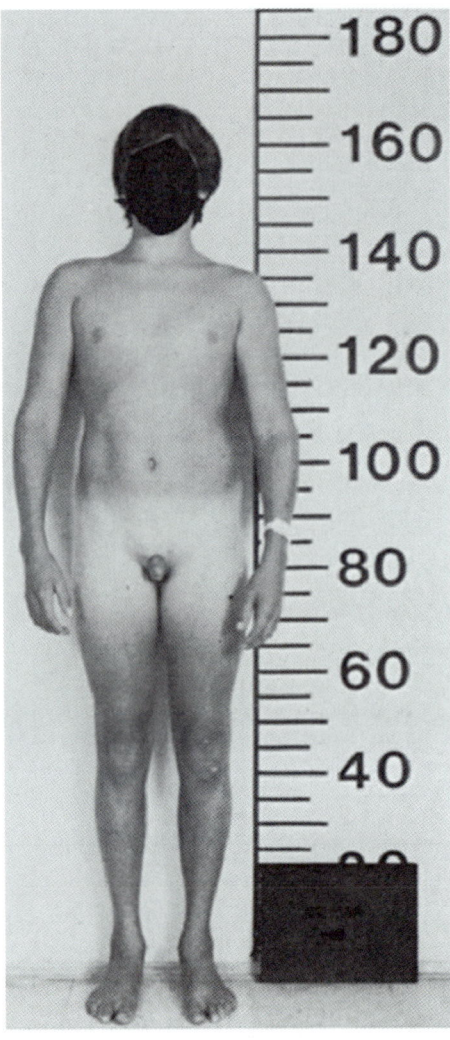

Abb. 37.2: 15-jähriger Junge mit Kallmann-Syndrom. Es bestehen ein Fehlen der Sekundärbehaarung, nicht deszendierte, kleine Hoden und eunuchoide Proportionen (relativ kurzer Oberkörper bei langen Extremitäten). [E936]

testis auf. Die Diagnose wird eher im Rahmen des ausbleibenden Pubertätsbeginns gestellt. Unbehandelt kommt es in der Folge zum Bild des Eunuchoidismus.

Kallmann-Syndrom: Bei dieser Form (▶ Abb. 37.2) kommt es durch Mutation im Gen für das Anosmin neben einem Hypogonadismus auch zu einer Hyposmie oder Anosmie für aromatische Geruchsstoffe (Kaffee, Parfüm). Daneben können auch andere Anlagestörungen wie neurologische Störungen, Nierenfehlbildungen oder Lippen-Kiefer-Gaumen-Spalten auftreten.

Pasqualini-Syndrom: Es handelt es sich wahrscheinlich nicht, wie früher angenommen, um einen isolierten LH-Mangel, sondern um eine reduzierte GnRH-Sekretion. Diese führt zwar zu normalen FSH-Spiegeln, reicht jedoch nicht für eine normale LH-Sekretion aus. Trotz der geringen LH-Konzentration kann dennoch eine ausreichende intratestikuläre Testosteronmenge für die Spermatogenese erzeugt werden, während die systemische Testosteronkonzentration deutlich erniedrigt ist. Es kommt zu einem Hypogonadismus bei jedoch intakter Fertilität.

Konstitutionelle Entwicklungsverzögerung (KEV)
Es handelt sich dabei um eine häufige Normvariante von Wachstum und Entwicklung, die bei Knaben erst nach dem 14. Lebensjahr zu einem verzögerten Pubertätsbeginn, jedoch später zu einer vollständigen körperlichen Reife und Fertilität führt. Die Aktivierung des hypothalamischen GnRH-Pulsgenerators tritt dabei erst verzögert ein. Entscheidend ist die Unterscheidung zu anderen Ursachen eines Hypogonadismus, v. a. zum IHH. Für eine KEV sprechen auch eine positive Familienanamnese (bei Eltern oder Geschwistern) sowie eine reduzierte Körpergröße und ein Rückstand des Knochenalters um mehr als 1 Jahr.
Bei einem Alter unter 14 Jahren werden zur weiteren Diagnostik eine genaue Anamnese (mit Wachstumsentwicklung) und der Reifestatus (inkl. Hodensonografie) erhoben. Bei der KEV zeigt sich ein verzögerter Pubertätsbeginn bei jedoch normalem zeitlichem Verlauf. Die Diagnose kann in diesem Fall nur durch Ausschluss nach Ende der Pubertät gestellt werden.
Bei Überschreiten der Altersgrenze kommt eine erweiterte Diagnostik in Betracht. Im Handröntgen kann die Skelettreife bestimmt werden. Eine biochemische Diagnostik der basalen Hormone ist nicht immer zielführend, da die Gonadotropine auch bei einem IHH erniedrigt sind. Ebenso ist der GnRH-Test nur bei positivem Ergebnis mit deutlichem Anstieg der LH-Konzentration diagnostisch aussagekräftig. Dieser kann bei einer KEV aber auch negativ ausfallen. Es muss dann der Test nach Vorbehandlung mit einer pulsatilen GnRH-Stimulation wiederholt werden. Ist dieser erneut negativ ist von einem IHH auszugehen.
Bei KEV ist eine Behandlung nicht unbedingt notwendig, da der Pubertätsbeginn spontan, wenn auch verzögert einsetzt. Bei besonderer psychischer Belastung kann auch ein Therapieversuch mit Testosteron über 6 Monate unternommen werden, wodurch es häufig zu einer Aktivierung der pulsatilen GnRH-Sekretion kommt.

Funktioneller hypogonadotroper Hypogonadismus
Schwere Erkrankungen (z. B. chronische Nieren- oder Herzerkrankungen), Untergewicht (Malabsorption, Anorexia nervosa) oder auch Übergewicht, Stress, Hyperkortisolismus, psychische Probleme sowie

schwere körperliche Anstrengung können zu einer reversiblen funktionellen Störung der GnRH-Sekretion führen. Bei Männern kann es im Vergleich zu Frauen zu ähnlichen, aber weniger ausgeprägten Funktionsstörungen kommen.

Prader-Labhart-Willi-Syndrom
Bei diesem seltenen Krankheitsbild kommt es durch eine gestörte GnRH-Sekretion zum sekundären Hypogonadismus. Des Weiteren besteht eine Kombination verschiedener Symptome: Adipositas, Kleinwuchs, mentale Retardierung, Muskelhypotonie.

Hypophysäre Ursachen
- **Hyperprolaktinämie** (▶ Kap. 15)
- **Hypopituitarismus** (▶ Kap. 17)

Testikuläre Ursachen (hypergonadotroper Hypogonadismus)
Klinefelter-Syndrom
Bei der Reifeteilung der Eizelle oder der Spermien kann es zur Überlagerung (Crossing-over) eines Chromosomenpaars kommen. Es erfolgen ein Austausch von genetischer Information zwischen den Chromosomen und eine anschließende Loslösung (Disjunction). Beim Klinefelter-Syndrom erfolgt eine Non-Disjunction der X-Chromosomen, die zu dem klassischen Karyotyp 47,XXY führt. Selten sind andere Varianten (48,XXXY; 48,XXYY). Mit einer Prävalenz von 1 : 500 handelt es sich damit um die häufigste Form des männlichen Hypogonadismus. In der Kindheit treten meist nur diskrete Zeichen auf. Häufig kommt es auch in der Pubertät zu einer ausreichenden Virilisierung, weshalb die Diagnose oft erst später gestellt wird. Typische Zeichen sind ein Ausbleiben des Hodenwachstums (Volumen < 4 ml), ein überdurchschnittliches Größenwachstum und eine Gynäkomastie, die in über der Hälfte auftritt. Die Gesichts- und Achselbehaarung sind reduziert. Nicht immer kommt es zu einer verminderten Intelligenz und Lernschwäche. Wenn keine Testosteronsubstitution erfolgt, treten bei Erwachsenen weitere Zeichen des Hypogonadismus auf. Beim Klinefelter-Syndrom ist außerdem das Risiko für Brustkrebs und extragonadale Keimzelltumoren erhöht.

Erworbene Hodenschädigung
Eine Schädigung des Hodengewebes mit folgender Infertilität kann durch **Infektionen, Traumata, Bestrahlung** oder **Chemotherapie** entstehen. Infektiöse Ursachen sind häufig das Mumpsvirus oder HIV, aber auch ECHO-Viren, Arboviren u. a. Bei Erwachsenen tritt eine Mumpsorchitis gewöhnlich nach Manifestation der Parotitis auf und führt zu einer schmerzhaften Schwellung der Hoden mit Fieber. In der Kindheit kommt eine Hodenbeteiligung im Rahmen einer Mumpsinfektion hingegen praktisch nie vor. Wichtig ist die Unterscheidung von der ebenfalls schmerzhaften Hodentorsion.

Tab. 37.3: Lageanomalien der Hoden.

Pendelhoden (72 %)	Hoden pendelt zwischen skrotaler und inguinaler Lage (Normvariante, nicht behandlungsbedürftig)
Gleithoden (15 %)	Hoden im unteren Bereich des Leistenkanals gelegen, in das Skrotum luxierbar, gleiten aber spontan zurück (behandlungsbedürftig)
Leistenhoden (10 %)	Hoden im Inguinalbereich tastbar, nicht in das Skrotum luxierbar
Bauchhoden (< 3 %)	Hoden nicht tastbar, oberhalb des inneren Inguinalrings gelegen
Hodenektopie (selten)	Hoden liegt außerhalb des normalen Deszensusweges (z. B. femoral, perineal)

Bei **Lageanomalien** (▶ Tab. 37.3) ist die erhöhte Temperatur die Ursache einer irreversiblen Schädigung des Keimepithels (Spermatogenese), während die endokrine Funktion meist intakt ist. Die Schädigung nimmt mit der Zeit progredient zu.

Androgenresistenz
- **Androgeninsensitivität** (früher: testikuläre Feminisierung): kompletter Funktionsverlust des Androgenrezeptors (s. „Amenorrhö", ▶ Kap. 39)
- Weitere seltene Formen sind das **Reifenstein-Syndrom** (▶ Abb. 37.1) mit einer partiellen Androgenresistenz und der **5α-Reduktase-Mangel,** der durch verminderte Umwandlung zu DHT mit einer gestörten Differenzierung der äußeren Genitalien einhergeht.

Andropause
Im Alter nimmt der Testosteronspiegel physiologischerweise ab. Eine Substitution ist jedoch nur bei einem nachgewiesenen Mangel indiziert. Da Testosteron die Progression eines Prostatakarzinoms sowie kardiovaskuläre Erkrankungen verursachen kann, ist besonders bei älteren Patienten auf entsprechende Veränderungen zu achten.

> - Hypogonadismus: Unterfunktion der endokrinen oder exokrinen Hodenfunktion
> - Eunuchoidismus: Längenwachstum, weiblicher Behaarungstyp, unterentwickelte Muskulatur, hohe Stimme
> - Klinik bei Erwachsenen: Potenzmangel, Libidoverlust, Leistungsschwäche, Müdigkeit, verminderte Behaarung und Muskelmasse, Anämie, Gynäkomastie!
> - Diagnostik: Testosteron, Gonadotropinbestimmung zur Differenzierung zwischen hypo- und hypergonadotroper Form
> - Therapie: Für die Testosteronsubstitution stehen zahlreiche Applikationsmöglichkeiten zur Verfügung.

ZUSAMMENFASSUNG

38 ENTWICKLUNG UND PHYSIOLOGIE DER OVARIEN

Entwicklung

Ab der 7. Schwangerschaftswoche entstehen die Ovarien aus den zunächst indifferenten Gonaden (▶ Kap. 36). Die Urkeimzellen wandern aus dem Dottersack in die Gonaden ein und beginnen, sich mitotisch zu teilen. Es ist jedoch nicht endgültig geklärt, ob allein das Fehlen weiterer Stimuli (SRY-Protein) oder doch „ovardeterminierende Gene" für die Entwicklung des Ovars verantwortlich sind. In der Folge bilden sich konstitutiv, also ohne weiteren Stimulus, aus dem Müller-Gang die Tuben, der Uterus und der obere Abschnitt der Vagina, während sich der Wolff-Gang durch die fehlende Testosteronwirkung zurückbildet. Durch Teilung erreichen die Eizellen beim Fetus zwischen dem 5. und 6. Monat ein Maximum von etwa sieben Millionen. Bis zur Menarche nimmt die Zahl auf etwa 400.000 ab und liegt zum Zeitpunkt der Menopause bei nur noch wenigen Eizellen.

Pubertät

Wie beim männlichen wird auch beim weiblichen Geschlecht die Pubertätsentwicklung durch eine zunehmende pulsatile Sekretion von **GnRH** eingeleitet. Es kommt zur Entwicklung der sekundären Geschlechtsmerkmale (▶ Tab. 38.1) und schließlich zur ersten Menstruationsblutung (Menarche). In den ersten Jahren nach der Menarche kann es noch zu unregelmäßigen Zyklen kommen, und teilweise kann die Ovulation ausbleiben. Die Entwicklung der Scham- und Achselbehaarung wird dabei durch die Androgene vermittelt. Ein Wachstumsschub erfolgt etwa im 11.–12. Lebensjahr.

Ovar

Die Aufgabe des Ovars besteht in der **Oogenese,** also der Entwicklung von reifen Eizellen, und der **Synthese von Steroidhormonen** (v. a. Östrogene und Gestagene, ▶ Abb. 38.1). Im Gegensatz zu den Hoden sind diese beiden Funktionen eng miteinander verbunden. Die funktionelle Einheit des Ovars ist der Follikel, der aus einer Eizelle, den umgebenden Granulosazellen und einer Basalmembran besteht.

Die Enzyme der Steroidsynthese werden in unterschiedlicher Menge in den Zellen exprimiert. So synthetisieren **luteinisierte Zellen** überwiegend Progesteron. Die Synthese von Östradiol erfolgt über die Androgenbildung als Zwischenschritt (▶ Abb. 30.1). Nach der „Zwei-Zell-Theorie" werden Androstendion und Testosteron vorwiegend in den **Thekazellen** gebildet und schließlich in den **Granulosazellen** zu Östrogenen aromatisiert. Die Aromatisierung wird dabei vorwiegend durch FSH gefördert, während LH eher die Synthese der Androgenvorstufen stimuliert. Dies ist bei der Pathogenese des PCOS (▶ Kap. 40) von Bedeutung. Granulosazellen bilden auch Inhibin, das wie beim Mann zu einer selektiven Hemmung der FSH-Sekretion führt.

Zyklus

Im Gegensatz zum Mann folgen die Sexualhormonkonzentrationen bei der Frau einem Zyklus von durchschnittlich 28 ± 3 Tagen (▶ Abb. 38.2). Dies dient dem Zweck, einmal pro Monat eine befruchtungsfähige Eizelle heranreifen zu lassen und die weiblichen Geschlechtsorgane auf eine mögliche Schwangerschaft vorzubereiten. Man unterscheidet dabei Follikel- und Lutealphase.

Follikelphase (Proliferationsphase)

Der Zyklus beginnt definitionsgemäß mit dem ersten Tag der Menstruationsblutung. Dabei kommt es unter dem Einfluss von FSH zur Heranreifung einer Kohorte von Follikeln, die in den Granulosazellen **Östrogene** zu produzieren beginnen. Östrogene erhöhen die Dichte der FSH-Rezeptoren im Follikel und damit die Sensitivität für FSH. Die steigende Östrogen- und Inhibinkonzentration hemmen zunehmend die hypophysäre FSH-Freisetzung, sodass nur der Follikel mit dem größten Östrogengehalt weiter stimuliert wird und zwischen

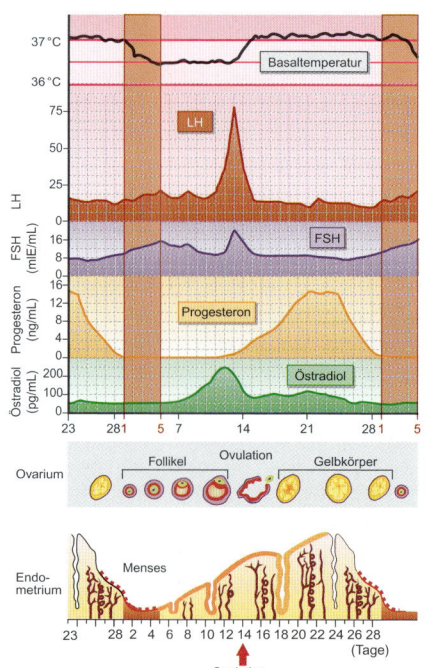

Abb. 38.2: Veränderungen der Hormonkonzentrationen und des Endometriums während des Zyklus. [O522]

Tab. 38.1: Begriffe der weiblichen Pubertätsentwicklung.

Thelarche	Entwicklung der Brustknospe, ca. 10. Lj.
Pubarche	Entwicklung der Schambehaarung, ca. 11.–12. Lj.
Adrenarche	Entwicklung der Achselbehaarung, 12. Lj.
Menarche	Erste Menstruationsblutung, ca. 13. Lj.

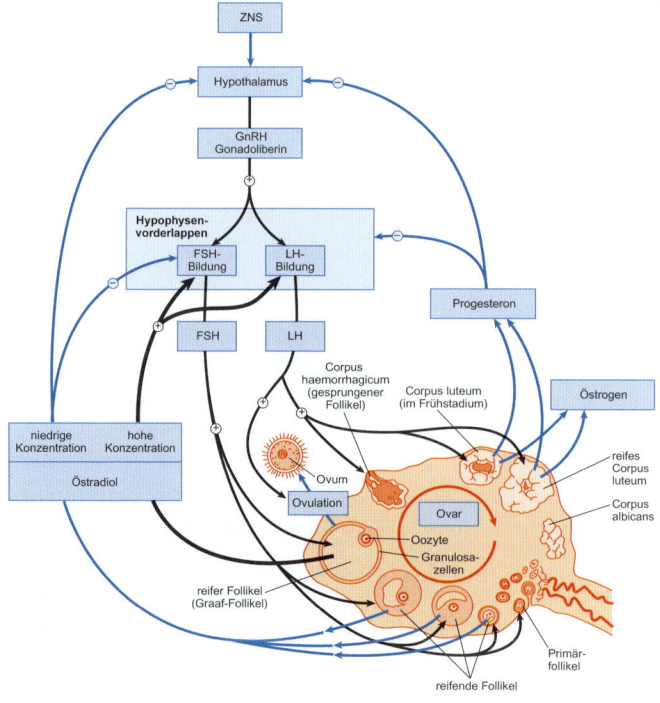

Abb. 38.1: Regulation der Ovarialfunktion. [L106]

dem 6. und 8. Zyklustag zum dominanten Follikel wird (Selektion). In den anderen Follikeln werden durch den fehlenden FSH-Stimulus vermehrt Androgene angestaut, die zur Follikelatresie führen. Am Uterus kommt es unter dem Einfluss der Östrogene zu einer Proliferation des Endometriums. In der mittleren Follikelphase wird die Gonadotropinsekretion durch Östrogene gehemmt (negative Rückkopplung). Im Gegensatz dazu führt gegen Ende der ersten Zyklushälfte die ansteigende Östrogenkonzentration zu einer Sensibilisierung von Hypothalamus und Hypophyse mit einer vermehrten pulsatilen GnRH-Sekretion und einem mittzyklischen LH-Anstieg (positive Rückkopplung!). Durch diesen LH-Peak kommt es zur endgültigen Ausreifung des Follikels und am 14. Tag zur Ovulation.

Lutealphase (sekretorische Phase, Gelbkörperphase)

Die verbleibenden Follikelzellen bilden den Gelbkörper (Corpus luteum), in dem nun zunehmend **Progesteron** gebildet wird. Progesteron bewirkt am Endometrium eine sekretorische Umwandlung, die zur Einnistung der befruchteten Eizelle notwendig ist. Wenn **keine Befruchtung** erfolgt, kommt es nach etwa 14 Tagen zur Atrophie des Gelbkörpers (Luteolyse) und zur Umwandlung in eine fibröse Narbe (Corpus albicans). Der Abfall der Progesteronkonzentration führt zur Desquamation (Ablösung) des Endometriums und zum Beginn der **Menstruationsblutung.**
Bei einer **Befruchtung der Eizelle** nistet sich diese in das sekretorisch umgewandelte Endometrium ein. Die Blastozyste beginnt dann, **hCG** zu bilden, das in das Blut abgegeben und über den Urin ausgeschieden wird. Durch hCG wird der Gelbkörper zum Corpus luteum graviditatis umgewandelt und so die Atrophie verhindert, bis in der 8.–10. Woche die Plazenta die Progesteronsynthese übernimmt, um die Schwangerschaft aufrechtzuerhalten. Schwangerschaftstests funktionieren auf dem Prinzip der Bestimmung von hCG im Urin oder Serum, das bereits 8–10 Tage nach der Ovulation nachweisbar ist.

> Voraussetzung für die Funktionalität der Hypothalamus-Hypophysen-Gonaden-Achse ist die pulsatile GnRH-Sekretion!

Östrogene

Östradiol ist das wichtigste Östrogen. Daneben gibt es auch schwächer wirksame Östrogene wie **Östron** oder **Östriol.** Das Verständnis der Effekte ist wichtig in Hinsicht auf die Beurteilung, ob eine ausreichende Östrogenwirkung gegeben ist. Da Östrogene zu einer Entwicklung der sekundären Geschlechtsmerkmale führen, ist bei normal ausgeprägten Geschlechtsmerkmalen eine ausreichende frühere Östrogenbildung wahrscheinlich. Weitere Effekte sind eine Verdickung der Vaginalschleimhaut und eine Proliferation des Endometriums. Östrogene bewirken eine vermehrte Sekretion eines klaren, spinnbaren Zervixschleims, durch den die Aszension der Spermien gefördert wird. Daneben erhöhen Östrogene auch die Gerinnungsfähigkeit, hemmen den Knochenabbau, beeinflussen den Lipidstoffwechsel und führen sowohl an der Niere als auch lokal zu einer vermehrten Natrium- und Wasserretention. Östrogene induzieren des Weiteren die Expression von Progesteronrezeptoren und sind somit für eine ausreichende Progesteronwirkung notwendig.

> Die Östrogenkonzentration folgt einem monatlichen Zyklus. Daher soll die Interpretation einer Hormonbestimmung nur in Kombination mit dem Zyklustag erfolgen!

Progesteron

Progesteron hat eine schwangerschaftsfördernde und -erhaltende (also eine „progestagene") Wirkung. Die meisten Effekte erfolgen auf den Uterus, wo es die östrogene Endometriumproliferation antagonisiert und zu einer sekretorischen Umwandlung des Endometriums in der Zyklusmitte führt. Daneben erhöht es die Körpertemperatur, mit einem Anstieg um ca. 0,5 °C in der Lutealphase. Der physiologische Progesteronabfall zum Zyklusende wird für depressive Verstimmungen verantwortlich gemacht (prämenstruelles Syndrom), ist aber wichtig, weil dadurch auch die Desquamation der Endometriumschleimhaut eingeleitet wird. Progesteron hat auch eine diuretische Wirkung. Bei einem Progesteronmangel ist daher die Neigung zu Ödemen und Gewichtszunahme erhöht.

Androgene

Bei der Frau stammen Androgene (DHEAS, DHEA, Androstendion und Testosteron) vorwiegend aus der NNR. Das wichtigste ovarielle Androgen ist **Androstendion,** das teilweise als Zwischenstufe für die Östrogensynthese entsteht oder direkt sezerniert wird. Die Synthese erfolgt vorwiegend in den Stromazellen. Eine erhöhte Androgensynthese kann zu Virilisierung und Hirsutismus führen.
Obwohl Androgene auch bei Frauen u. a. Einfluss Stoffwechselfunktionen, die Sexualität und das Wohlbefinden haben, sollte von einem Androgenmangel nur bei definierten Androgenmangelzuständen (z. B. beidseitige Ovarektomie, NNR-Insuffizienz, Hypopituitarismus) ausgegangen werden. Dies gilt auch deshalb, weil es für den Androgenmangel bei Frauen keine klaren biochemischen Kriterien gibt.

▶ Ohne weiteren Stimulus entstehen Tuben, Uterus und der obere Abschnitt der Vagina aus dem Müller-Gang.
▶ Im Ovar erfolgen die Steroidsynthese und die Heranreifung der Eizellen, die miteinander gekoppelt sind.
▶ Östrogen: sekundäre Geschlechtsmerkmale, osteoprotektiv, Natrium- und Wasserretention
▶ Progesteron: hemmt Endometriumproliferation, sekretorische Endometriumumwandlung, erhöht Körpertemperatur, psychotrope Wirkung

ZUSAMMENFASSUNG

39 AMENORRHÖ

Unter einer Amenorrhö versteht man ein Ausbleiben der Menstruationsblutung. Man unterscheidet eine primäre von einer sekundären Form.
- **Primäre Amenorrhö:** Ausbleiben der ersten Regelblutung bis zum 16. Lebensjahr
- **Sekundäre Amenorrhö:** Ausbleiben der letzten Regelblutung über mehr als 3 Monate nachdem schon einmal ein regelmäßiger Menstruationszyklus stattgefunden hat
- **Oligomenorrhö:** seltene Menstruationsblutung mit Abständen von mehr als 35 Tagen

Ätiologie
Die selteneren angeborenen Ursachen führen zu einer primären Amenorrhö. Bei den meisten anderen Formen kann es sowohl zu einer primären als auch einer sekundären Amenorrhö kommen. Die Amenorrhö ist keine Krankheit, sondern ein Symptom, das Ausdruck funktioneller Störungen oder organischer Erkrankungen sein kann. Auch wenn kein Kinderwunsch besteht und keine Beschwerden vorliegen, sollte eine Abklärung erfolgen. Bei einer länger bestehenden Amenorrhö mit verminderter Östrogenproduktion kann es sonst zu Komplikationen wie einer Osteoporose kommen.
Die Einteilung erfolgt hier nach funktionellen Gesichtspunkten bzw. Ursachen (▶ Tab. 39.1).

Physiologisch
Zu einer physiologischen Amenorrhö kommt es im Rahmen der Schwangerschaft. Bei jeder sekundären Amenorrhö ist daher zu Beginn eine Schwangerschaft auszuschließen! Ferner tritt eine physiologische Amenorrhö durch die Prolaktinwirkung während der Stillzeit auf (Laktationsamenorrhö). Auch nach der Menopause kommt es zur Amenorrhö. Definitionsgemäß ist die Menopause die letzte ovariell gesteuerte Regelblutung (▶ Kap. 41).

Normogonadotrope Zyklusstörung
Zyklusstörungen bei somatisch gesunden Patientinnen sind häufig und treten typischerweise zwischen dem 16. und 22. Lebensjahr auf. Diese Phase wird von einer Persönlichkeitsfindung, Konflikten mit den Eltern, ersten Partnerkontakten und besonderen Belastungen in der Schule oder im Beruf bestimmt. Bei der Labordiagnostik ist Östradiol niedrignormal oder teilweise erniedrigt. Nach Ausschluss anderer Ursachen sollten die Patientinnen aufgeklärt und beruhigt werden. Bei längerem Bestehen ist eine ausreichend hohe zyklische Östrogen-Gestagensubstitution zur Zyklussteuerung und Osteoporoseprävention sinnvoll.

Hypothalamische und hypophysäre Ursachen
Funktionelle hypothalamische Störungen
Die pulsatile GnRH-Sekretion reagiert bei Frauen besonders empfindlich auf Störungen. Eine der häufigsten Ursachen der Amenorrhö ist die **Hyperprolaktinämie**. Sie wird in ▶ Kapitel 15 behandelt. Weitere Faktoren, die zu einer funktionellen Störung führen können, sind chronischer **Stress**, **Leistungssport** oder **schwere Erkrankungen** (Niereninsuffizienz, Malignome).

Gewichtsveränderungen
Sehr oft kommt es durch **Untergewicht** zu funktionellen hypothalamischen Störungen. Eine Amenorrhö entwickelt sich dann während oder nach einer Diät, wobei der direkte Zusammenhang mit den Zyklusstörungen von den Patientinnen meist nicht wahrgenommen wird. Nicht selten sind **Malassimilationssyndrome** (z. B. Zöliakie) die Ursache einer Amenorrhö. Aber auch starkes **Übergewicht** kann zu Zyklusstörungen führen.

Häufig liegen einer Amenorrhö **Essstörungen**, wie die Anorexia nervosa zugrunde. Betroffen sind überwiegend Frauen im Alter zwischen 15 und 30 Jahren. Sowohl bei der Anorexie als auch bei der Bulimie sind bei der Entstehung soziokulturelle und genetische Faktoren von Bedeutung (▶ Tab. 39.2). Zwischen diesen beiden Erkrankungen gibt es auch Übergangsformen (z. B. Anorexie mit Essattacken). Die Unterscheidung richtet sich nach dem Körpergewicht: Bei der Anorexie liegt ein Untergewicht vor, während Patientinnen mit Bulimie norm- oder gering übergewichtig sind. Das Körpergewicht steht in Zusammenhang mit funktionellen Störungen, weshalb es eher bei der Anorexie zu Amenorrhö kommt.

Tab. 39.1: Ursachen der Amenorrhö.

Physiologisch
Schwangerschaft, Stillzeit, Menopause
Normogonadotrope Zyklusstörungen
Hypothalamische und hypophysäre Ursachen (hypogonadotroper Hypogonadismus)
▶ Hyperprolaktinämie (!)   ▶ Untergewicht (!): Gewichtsverlust, Essstörungen (z. B. Anorexia nervosa), Malassimilation (z. B. Zöliakie)   ▶ Andere funktionelle Störungen (Leistungssport, Stress, Drogen etc.)   ▶ Hypopituitarismus   ▶ Konstitutionelle Entwicklungsverzögerung (KEV)   ▶ Seltene angeborene Formen (Prader-Labhart-Willi-Syndrom)
Ovarielle Ursachen (hypergonadotroper Hypogonadismus)
▶ Genetisch: Ullrich-Turner-Syndrom, Gonadendysgenesie   ▶ Prämature Ovarialinsuffizienz
Hyperandrogenämie
▶ Ovarielle Steroidsynthese (z. B. PCOS)   ▶ Adrenale Steroidsynthese (z. B. AGS, Cushing-Syndrom)
Anatomische Fehlbildungen
▶ Angeboren: Hymenalatresie, Androgeninsensitivität (testikuläre Feminisierung), Mayer-Rokitansky-Küster-Syndrom   ▶ Erworben: Entzündungen, Operationen

Tab. 39.2: Anorexie und Bulimie.

Anorexie	Bulimie
Ca. 15–30 Lj.; 90–95 % weiblich; 0,5–1 % der Frauen	
Ätiologie: soziokulturelle Faktoren und genetische Prädisposition	
Weigerung, das Körpergewicht auf einem altersentsprechenden Niveau zu halten Gestörte Wahrnehmung des eigenen Körpergewichts oder der Körperform	Episoden von Essattacken mit umschriebener Zeitspanne und Kontrollverlust
Verleugnung der ernsthaften gesundheitlichen Gefährdung	Wiederholtes unangemessenes Kompensationsverhalten: Erbrechen, Diuretika, u. a.

Anorexia nervosa (AN): Die Anorexia nervosa ist dadurch charakterisiert, dass sich die Betroffenen weigern, ihr Gewicht auf einem altersentsprechenden Niveau zu halten. Es bestehen eine Angst vor Gewichtszunahme sowie eine gestörte Wahrnehmung des eigenen Körpergewichts und der Körperform. Das Untergewicht wird oft verheimlicht und die gesundheitliche Gefährdung verleugnet. Beim Ansprechen möglicher Probleme und Ursachen wird meist eine Abwehrhaltung eingenommen. Typischerweise kommt es kaum zu körperlichen Beschwerden, jedoch sind zahlreiche endokrine Funktionen betroffen: Es tritt eine hypothalamische Amenorrhö auf. Ferner kann es zu einer Kortisolerhöhung, Änderungen der Schilddrüsenfunktionsparameter wie bei einem Low-T_3-Syndrom und zu einer GH-Erhöhung bei jedoch erniedrigtem IGF-1 kommen. Wichtig ist ein kontrollierter, langsamer Nahrungsaufbau in Kombination mit einer psychotherapeutischen Behandlung.

Bulimia nervosa: Im Gegensatz dazu bestehen bei der Bulimia nervosa ein gestörtes Hunger- und Sättigungsgefühl. Diese führen zu wiederkehrenden Essattacken, wobei innerhalb kurzer Zeit große Mengen an Nahrungsmitteln verschlungen werden. Eine Gewichtszunahme wird jedoch durch kompensatorisches Verhalten wie selbst induziertes Erbrechen verhindert. In Verbindung mit einem Diuretika- oder Laxanzienabusus kann es dabei zu schweren Flüssigkeits- und Elektrolytstörungen oder gastrointestinalen Störungen (Zahnschmelzdefekte, Refluxösophagitis, Diarrhö) kommen.

Die kausale Therapie bei einer Amenorrhö durch Untergewicht besteht in einer Gewichtszunahme.

Sonstige Ursachen der hypothalamisch-hypophysären Ebene
Mögliche weitere Ursachen sind ein **Hypopituitarismus** (▶ Kap. 17), Hypophysentumoren oder seltenere angeborene Formen:
▶ **Primärer (idiopathischer) hypogonadotroper Hypogonadismus:** tritt etwa fünfmal häufiger bei Jungen als bei Mädchen auf. Näheres ▶ Kapitel 37.
▶ **Konstitutionelle Entwicklungsverzögerung (KEV):** Die KEV wird in ▶ Kapitel 37 erklärt. Bei Mädchen spricht man von einer verzögerten Pubertätsentwicklung, wenn bis zu 13,5 Jahren noch keine Brustentwicklung (Thelarche) eingesetzt hat. Ein spontaner Pubertätsbeginn kann evtl. durch kurzzeitige Gabe von Östrogenen induziert werden.

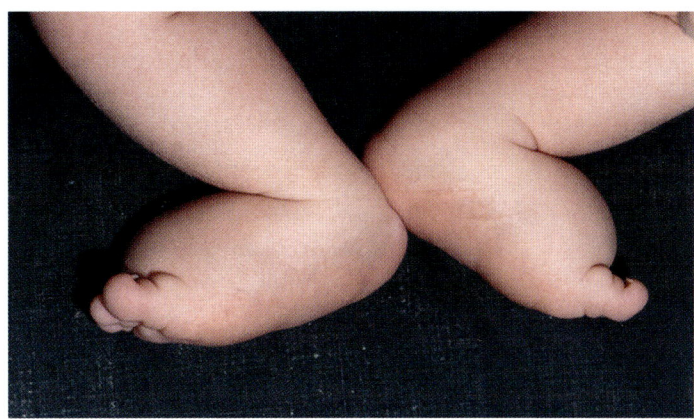

Abb. 39.1: Fußrückenödem bei Neugeborenem mit Ullrich-Turner-Syndrom. [T409]

Ovarielle Ursachen
Ein **hypergonadotroper Hypogonadismus** ist durch ovarielle Störungen bedingt, die zu einer reaktiven Erhöhung der Gonadotropine führen. FSH kann extrem erhöht sein, während die LH-Bestimmung von untergeordneter Bedeutung ist.

Prämature Ovarialinsuffizienz
Die vorzeitige Ovarialinsuffizienz (vor dem 40. Lebensjahr) kann idiopathisch auftreten oder durch eine Autoimmunerkrankung bedingt sein. Sie tritt dann evtl. in Kombination mit weiteren Störungen auf (▶ Kap. 44). Iatrogene Ursachen sind Ovarektomie, Chemotherapie und Bestrahlung. Es kommt typischerweise zu einer Amenorrhö und klimakterischen Östrogenmangelsymptomen (Hitzewallungen, Schweißausbrüche, Schlafstörungen). Als Laborbefund zeigt sich eine starke FSH-Erhöhung bei niedrigem Östradiol. Die Störung sollte symptomatisch behandelt werden. Dazu erfolgt eine Östrogen-Gestagensubstitution bis zum Zeitpunkt der eigentlichen Menopause (etwa 50. Lj.).
Eine seltene Sonderform stellt das **Resistant-Ovary-Syndrom** dar, bei dem eine FSH-Resistenz zu einem Reifungsarrest der Follikel führt. Besteht ein Kinderwunsch, kann ein Therapieversuch mit hochdosierten Gonadotropinen durchgeführt werden.

Ullrich-Turner-Syndrom
Das Ullrich-Turner-Syndrom ist eine der häufigsten Chromosomenaberrationen mit dem klassischen 45,X0-Karyotyp oder ähnlichen Mosaikformen (z. B. 45,X0/46,XX). Die Inzidenz der Monosomie 45,X0 bei Neugeborenen beträgt 1 : 5.000–8.000, wobei mehr als 90 % bereits im Verlauf der Schwangerschaft sterben.

Klinik und Diagnostik: Das Syndrom ist charakterisiert durch eine Gonadendysgenesie aufgrund einer beschleunigten Follikelatresie, Kleinwuchs (< 150 cm) und eine fehlende, verzögerte oder inkomplette Pubertätsentwicklung. Äußere Genitalien und Vagina sind normal angelegt, während Tuben und Uterus hypoplastisch sind. Weitere charakteristische Fehlbildungen sind in unterschiedlicher Ausprägung vorhanden und v. a. bei Mosaikformen geringer ausgeprägt. Nach der Geburt fallen Lymphödeme (▶ Abb. 39.1), ein tiefer Nackenhaaransatz (mit inversem Haarstrich), kurzer Nacken (▶ Abb. 39.2) und Herzfehlbildungen (z. B. Aortenklappenfehler, Aortenisthmusstenose) auf. Es kann außerdem zu Nageldysplasien, Pigmentnävi, Skelettdeformitäten, Nierenfehlbildungen, Insulinresistenz und Osteoporose kommen. Seltener, aber auffälliger sind Zeichen wie ein Pterygium colli (Na-

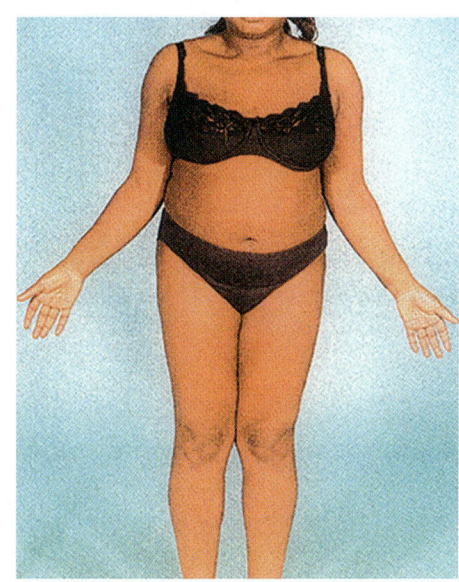

Abb. 39.2: Patientin mit Ullrich-Turner-Syndrom. Auffällig sind der kurze Hals und die X-Stellung der Ellbogen (Cubitus valgus). [E985]

ckenfalten) und Cubitus valgus. Die Follikelatresie führt bis zur Pubertät zu einer Ovarialinsuffizienz mit einer primären Amenorrhö. Nur in sehr seltenen Fällen kommt es zur Menarche, wobei die fortschreitende Atresie zu einer sekundären Amenorrhö führt. Die Diagnose des Turner-Syndroms erfolgt durch ein Karyogramm (▶ Kap. 4).

Therapie: Im Vordergrund steht die Behandlung der Ovarialinsuffizienz und des Kleinwuchses. Dazu werden sequentielle Östradiol-Progesteron-Präparate verwendet. Das Wachstum kann bei Kindern durch rekombinantes GH nur in geringem Ausmaß stimuliert werden. Außerdem ist aufgrund einer relativen GH-Resistenz eine höhere Dosis notwendig.

Reine Gonadendysgenesie
Es besteht ein normaler 46,XX-Karyotyp. Ein genetisch bedingter Follikelverlust führt schon beim Embryo zur Bildung von bindegewebigen „Stranggonaden". Im Gegensatz zum Turner-Syndrom fehlen jedoch der Kleinwuchs und andere Fehlbildungen. Die Patienten sind normal- oder großwüchsig. Es kommt zu einem hypergonadotropen Hypogonadismus mit fehlender Pubertätsentwicklung.

Diabetes mellitus
Besonders bei schlechter Stoffwechseleinstellung kann es zu ovariellen Störungen und Amenorrhö kommen.

Hyperandrogenämie
Eine erhöhte ovarielle Androgensynthese findet man beim PCOS (▶ Kap. 40) oder bei ovariellen Tumoren. Eine Hyperandrogenämie kann aber auch auf einer vermehrten Bildung von Androgenen in der NNR beruhen, wie beim Cushing-Syndrom, dem AGS oder bei androgenbildenden NNR-Tumoren. Von besonderer Bedeutung bei der Diagnostik der Amenorrhö sind nichtklassische Formen des AGS mit einer Manifestation im Erwachsenenalter (Late-Onset-AGS, ▶ Kap. 33).

Fehlbildungen und weitere endokrine Ursachen
Fehlbildungen können den Uterus, die Tuben, die Zervix oder Vagina betreffen. Angeborene Ursachen, die zu einer primären Amenorrhö führen sind:

Androgeninsensitivität (früher: testikuläre Feminisierung): Durch einen Defekt des Androgenrezeptors kommt es zu charakteristischen Veränderungen der genetisch männlichen Patienten (46,XY). Die Hoden sind nicht deszendiert und liegen im Inguinalkanal oder intraabdominal. Sie sind funktionell und produzieren Anti-Müller-Hormon und Testosteron, das jedoch keine Wirkung entfaltet. Die körperliche Erscheinung und das äußere Genitale sind daher weiblich. Durch Anti-Müller-Hormon kommt es jedoch zum Fehlen des Uterus, sodass die Vagina häufig blind endet. Kennzeichnend sind eine fehlende Achsel- und Schambehaarung („hairless women") und eine ausgeprägte Brustentwicklung.

Mayer-Rokitansky-Küster-Syndrom: Durch eine Fehlbildung oder Agenesie der Müller-Gänge fehlen Uterus und Vagina oder sind nur rudimentär erhalten. Es liegen jedoch eine normale Ovarialfunktion mit zyklischen Ovulationen und weibliche sekundäre Geschlechtsmerkmale vor. Die Unterscheidung zur Androgeninsensitivität erfolgt durch ein unauffälliges Karyogramm (46,XX), den Nachweis eines biphasischen Temperaturverlaufs (indirektes Zeichen der Ovulation) und eines Progesteronanstiegs in der 2. Zyklushälfte.

Hymenalatresie: Ein Ausbleiben der Hymenperforation führt zur Retention von Menstrualblut. Dies resultiert in zyklischen krampfartigen Schmerzen bei Ausbleiben der Menstruation.

Erworbene Formen: sind meist die Folge von Entzündungen (Adnexitis, Appendizitis), Infektionen (z. B. Chlamydia trachomatis) oder Operationen.

Asherman-Syndrom: Damit bezeichnet man eine uterine Funktionsstörung durch komplette Zerstörung der Endometriumschleimhaut, z. B. im Rahmen einer Infektion oder postpartalen Blutung mit anschließender Kürettage. Es finden sich Narben und Verwachsungen.

Weitere häufige endokrine Ursachen der Amenorrhö sind das Cushing-Syndrom, Schilddrüsenfunktionsstörungen und der Diabetes mellitus.

Klinik
Im Gegensatz zum männlichen Geschlecht hat ein Hypogonadismus bei Frauen keinen Einfluss auf die sexuelle Differenzierung in der Fetalzeit (▶ Kap. 38). Erst in der Pubertät führen die weiblichen Sexualhormone zur Ausreifung von Uterus und Brüsten. Bei einer Amenorrhö ist im Rahmen der körperlichen Untersuchung besonders auf Auswirkungen von Hormonstörungen zu achten.

Östrogenmangel: Es kommt es zu einem Ausbleiben der Pubertätsentwicklung. Es fehlt die Brustentwicklung, während durch die adrenalen Androgene eine spärliche Pubes- und Achselbehaarung auftreten. Ebenso bleiben der Wachstumsschub und die Menarche aus. Bei einer späteren Manifestation kann es zu Östrogenmangelsymptomen wie im Klimakterium kommen (▶ Kap. 41). Die häufigsten Zeichen sind Hitzewallungen, Schweißausbrüche und Schlafstörungen. Daneben treten Stimmungsschwankungen und eine verminderte vaginale Sekretion auf. Ein länger bestehender Östrogenmangel kann zu Gelenkbeschwerden, trockener Haut und einem erhöhten Osteoporoserisiko führen.

Androgenüberschuss: manifestiert sich hingegen durch Hirsutismus, androgenetische Alopezie (Haarausfall), Akne und Virilisierungserscheinungen (▶ Kap. 33).

Diagnostik
Vor der körperlichen Untersuchung erfolgt eine ausführliche Anamnese mit der Erhebung von genetischen Störungen in der Familie. Ferner ist nach Medikamenten (v. a. Hormonpräparate), Gewichtsveränderungen, übermäßigem Stress, psychischen Belastungen oder extremer sportlicher Aktivität zu fragen. Diese Faktoren können zu einer hypothalamischen Störung der GnRH-Sekretion und zu einem hypogonadotropen Hypogonadismus führen.

> Besondere Aufmerksamkeit ist auf Größe, Gewicht, Körperbehaarung, Brustentwicklung, Fettverteilung und Virilisierungserscheinungen zu richten.

Je nach weiterer Anamnese, gynäkologischer und allgemeiner körperlicher Untersuchung sollte die Diagnostik individuell angepasst werden.

> Am Anfang der Abklärung einer sekundären Amenorrhö steht der Ausschluss einer Schwangerschaft durch eine β-hCG-Bestimmung im Serum oder Urin!

Zu Beginn werden eine **Sonografie** des inneren Genitales (Asherman-Syndrom?) und der Nebennieren sowie ein **Schwangerschaftstest** durchgeführt. Eine Hyperprolaktinämie sollte durch Bestimmung des Serumprolaktins ausgeschlossen werden. Die weitere biochemische Diagnostik umfasst zumindest eine Bestimmung von FSH, LH, TSH, Östradiol, Progesteron und bei V. a. eine Hyperandrogenämie auch Testosteron, SHBG, 17-Hydroxyprogesteron, DHEAS. Durch eine **Basaltemperaturmessung** kann indirekt bestimmt werden, ob eine Ovulation stattgefunden hat. Dabei findet man normalerweise einen Anstieg um 0,2–0,6 °C in der zweiten Zyklushälfte, während anovulatorische Zyklen monophasisch verlaufen.

Zum Nachweis einer ausreichenden Östrogenproduktion und eines funktionellen Endometriums dient der **Gestagentest.** Eine Gestagengabe über 10 Tage führt dabei zur sekretorischen Umwandlung des Endometriums, sofern es durch eine vorherige eigene Östrogensekretion zur Endometriumproliferation gekommen ist. Der Test wird als positiv bewertet, wenn nach Absetzen innerhalb von 1 Woche eine Entzugsblutung eintritt.

Zur Differenzierung zwischen ovariellen und hypothalamisch-hypophysären Ursachen wird die Gonadotropinkonzentration (LH, FSH) herangezogen. Im Fall einer ovariellen Störung kommt es zu einer reaktiven Gonadotropinerhöhung, während hypothalamisch-hypophysäre Ursachen zu einem Abfall führen.

Bei einem negativen Gestagentest (und normalen oder erniedrigten Gonadotropinen) kann der **Östrogen-Gestagentest** hilfreich sein. Dabei wird über 20 Tage ein Östrogenpräparat (z. B. Ethinylöstradiol) und vom 11.–20. Tag ein Gestagen verabreicht. Bei Einsetzen der Blutung innerhalb von 1 Woche liegt ein funktionsfähiges Endometrium vor. Die Ursache ist dann wahrscheinlich eine hypothalamische Störung. Bei einem negativen Ergebnis ist hingegen von einer uterinen Fehlbildung auszugehen.

ZUSAMMENFASSUNG

- Primäre Amenorrhö: Ausbleiben der Regel bis zum 16. Lj., sekundäre Amenorrhö: Ausbleiben über mehr als 3 Monate nach regelmäßiger Menstruation
- Physiologische Ursachen: Schwangerschaft, Stillzeit, Postmenopause
- Hypothalamisch-hypophysäre Ursachen: funktionelle Störungen (Untergewicht, Stress, Leistungssport, schwere Erkrankungen), Hypopituitarismus
- Ovarielle Ursachen: Climacterium praecox, Ullrich-Turner-Syndrom (45X0)
- Hyperandrogenämie: PCOS, AGS, Cushing-Syndrom
- Fehlbildungen: Androgeninsensitivität, Mayer-Rokitansky-Küster-Syndrom
- Weitere wichtige Ursachen: Cushing-Syndrom, Schilddrüsenfunktionsstörungen, Diabetes mellitus

40 POLYZYSTISCHES OVAR-SYNDROM (PCOS)

Das polyzystische Ovar-Syndrom ist gekennzeichnet durch eine Kombination aus Hyperandrogenismus und Oligo- bzw. Anovulation, häufig (aber nicht zwingend!) verbunden mit polyzystischen Ovarien. Die Ursache ist unbekannt. Es handelt sich um eine polygenetische Erkrankung mit familiärer Prädisposition und einer Assoziation mit dem metabolischen Syndrom. Die Patientinnen sind häufig adipös und entwickeln eine periphere Insulinresistenz.

Pathogenese

Bei vielen Patientinnen scheinen die pathogenetischen Mechanismen der Insulinresistenz und der Hyperinsulinämie von Bedeutung zu sein (▶ Abb. 40.1). Insulin steigert die Androgensynthese im Ovar. Daneben ist auch bei etwa 30 % die adrenale Androgensynthese (v. a. DHEAS) erhöht. Die Hyperandrogenämie führt in Kombination mit einer Adipositas zur vermehrten und kontinuierlichen (azyklischen) Aromatisierung zu Östrogenen (v. a. Östron) im Fettgewebe. Durch nicht genauer bekannte Mechanismen kommt es in weiterer Folge zu hochfrequenten LH-Sekretionspulsen und zu einem typischen Anstieg des LH/FSH-Quotienten. Wie in ▶ Kapitel 38 beschrieben, stimulieren LH die Synthese von Östrogenvorstufen und FSH die Aromatisierung. Ein erhöhter LH/FSH-Quotient führt daher zu einer vermehrten Androgensynthese, da die Vorstufen zwar gebildet werden, durch den FSH-Mangel aber nicht zu Östrogenen aromatisiert werden können. Die ovarielle Östradiolsynthese ist somit vermindert, während die Hyperandrogenämie weiter verstärkt wird (Circulus vitiosus).
Der FSH-Mangel führt außerdem zu einer gestörten Follikelreifung. Es fehlt die Selektion eines dominanten Follikels. So sind im Ovar zahlreiche Follikel vorhanden, die jedoch in ihrer Reifung arretiert sind (Follikelzysten). Im Rahmen der azyklischen Östrogenumwandlung entsteht eine Chronifizierung aller ursprünglich zyklischen Abläufe, die zu einer chronischen Oligo-/Anovulation und Sterilität führen.
Weitere teilweise unbekannte pathogenetische Mechanismen kommen infrage, z. B. bei Patientinnen mit Normalgewicht oder bei Einnahme von Valproinsäure (Antiepileptikum).

Klinik

Das klinische Bild ist durch Menstruationsstörungen und Symptome der Hyperandrogenämie bestimmt:

Chronische Oligo-/Anovulation: Es kann zu Oligomenorrhö und Amenorrhö kommen. Zyklusunregelmäßigkeiten und Zwischenblutungen bestehen häufig seit der Menarche. Die Diagnose wird oft bei der Abklärung einer Sterilität gestellt.

Hyperandrogenämie: Zeichen wie Hirsutismus, Akne, androgenetische Alopezie (Kopfhaarverlust) und Seborrhö manifestieren sich üblicherweise nach der Menarche. Bei sehr hohen Androgenkonzentrationen treten auch Symptome der Virilisierung auf. Dazu gehören eine tiefe Stimme, Klitorishypertrophie, androgenetische Alopezie und eine Vermännlichung der Körperform (▶ Kap. 33).

Polyzystische Ovarien: Der Befund von polyzystischen Ovarien ist nicht spezifisch, sondern wird auch bei ca. 20 % der Normalbevölkerung gefunden. Die Ovarien sind stark vergrößert und echoreicher mit zahlreichen kleinen, häufig perlschnurartig angeordneten Follikelzysten.

Häufig liegen Kriterien eines **metabolischen Syndroms** (▶ Kap. 9) vor. Dazu gehören ein gestörter Kohlenhydratstoffwechsel, Adipositas, Dyslipidämie und arterielle Hypertonie. Eine androide Fettverteilung dürfte bei der Entstehung eine besondere Rolle spielen.

Ferner kann es zur Acanthosis nigricans als Zeichen der Insulinresistenz kommen. Darunter versteht man eine Hyperpigmentierung und Papillomatose, die besonders an den Achseln, dem Nacken sowie Kniekehlen und Ellenbeugen zu finden ist (▶ Abb. 40.2). Die Störungen beim PCOS beginnen – wie beim Late-Onset-AGS – mit der Pubertät und sind langsam progredient. Ein rasches Auftreten von Zeichen der Hyperandrogenämie nach dem 20. Lebensjahr weist hingegen auf einen androgenproduzierenden Tumor hin.

Diagnostik

In der **transvaginalen Sonografie** zeigt sich häufig das Bild von polyzystischen Ovarien. Bei Verdacht auf ein PCOS sollte eine Hyperandrogenämie nachgewiesen werden. Dazu werden **Testosteron, SHBG, Androstendion** und **DHEAS** bestimmt. Bei einer

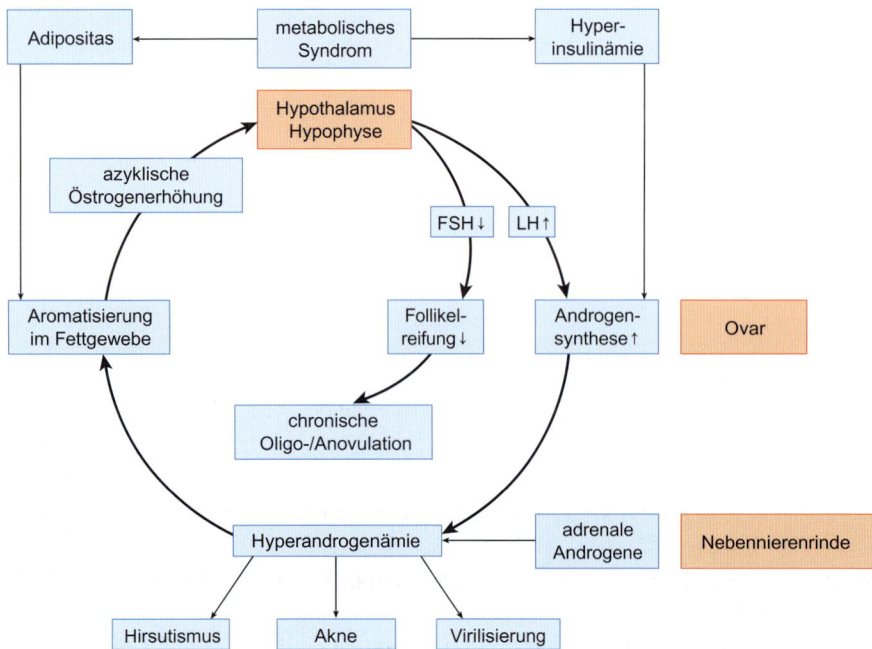

Abb. 40.1: Mögliche pathogenetische Mechanismen des PCOS. Die Therapieprinzipien beruhen auf einer Unterbrechung dieses Circulus vitiosus. [L231]

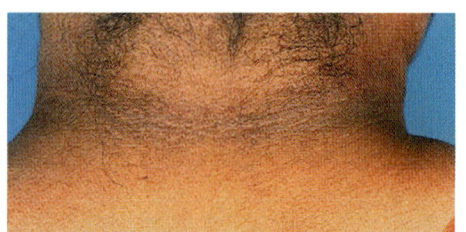

Abb. 40.2: Acanthosis nigricans. [E985]

massiven Erhöhung sollte auch an einen androgenproduzierenden NNR- oder Ovarialtumor gedacht werden.

> **Rotterdam-Kriterien**
> 1. **Chronische Anovulation**
> 2. **Klinischer und/oder biochemischer Hyperandrogenismus**
> 3. **Polyzystische Ovarien**

Die Diagnose kann gestellt werden, wenn zwei der drei Rotterdam-Kriterien erfüllt sind und andere Ursachen der Hyperandrogenämie oder Anovulation ausgeschlossen werden können (▶ Abb. 49.2). Dazu erfolgt eine Bestimmung von:
- **LH, FSH** (hypogonadotroper Hypogonadismus)
- **Prolaktin** (Hyperprolaktinämie, Prolaktinom)
- **Östradiol** (Ovarialinsuffizienz)
- **TSH** (Schilddrüsenfunktionsstörungen)
- **17-Hydroxyprogesteron** nach ACTH-Stimulation (21-Hydroxylase-Mangel)
- Niedrigdosierter **Dexamethasonhemmtest** (Ausschluss eines Cushing-Syndroms)

Wegen des häufig assoziierten metabolischen Syndroms sollten der BMI berechnet, Blutdruck und Lipoproteine bestimmt und ein oGTT durchgeführt werden.

Therapie
Das Ziel der Behandlung ist eine Unterbrechung des Circulus vitiosus. Die wichtigste Maßnahme bei adipösen Patientinnen besteht in einer **Gewichtsreduktion!** Die weiteren Methoden richten sich nach dem gewünschten Therapieziel:
- Für die Therapie des **Hirsutismus** stehen mechanische Verfahren wie Rasur, Epilation oder Elektrolyse zur Verfügung. Eine medikamentöse Therapie erfolgt z. B. durch orale Kontrazeptiva mit einer antiandrogenen Gestagenkomponente. Bei unzureichender Wirkung können weitere antiandrogene Substanzen (z. B. Cyproteronacetat, Spironolakton, Finasterid) eingesetzt werden.
- **Zykluskontrolle und Endometriumschutz:** Durch eine zyklische Gestagengabe über mindestens 12 Tage pro Monat zur sekretorischen Endometriumumwandlung können eine regelmäßige Menstruationsblutung erreicht und eine Endometriumhyperplasie verhindert werden. Bei der Anwendung von oralen Kontrazeptiva kann auch die Androgensynthese supprimiert werden.
- Besteht ein **Kinderwunsch**, so muss meist eine Ovulation induziert werden. Als 1. Wahl gilt Clomifen (nichtsteroidaler Östrogenantagonist), das zu einer Erhöhung der FSH-Sekretion führt. Dadurch kommt es in etwa 80 % zu Ovulationen und in bis zu 50 % zur Schwangerschaft, wobei gehäuft Mehrlingsschwangerschaften auftreten. Metformin allein oder in Kombination mit Clomifen stellt eine Alternative dar. In der bislang größten Studie konnte jedoch kein Vorteil auf die Geburtsrate für eine Kombinationsbehandlung gegenüber Clomifen alleine nachgewiesen werden. Die Anwendung von Metformin erfolgt als als Off-label-use. Es wird bei Eintreten einer Schwangerschaft abgesetzt. Als 2. Wahl gelten Glukokortikoide, Gonadotropine und laparoskopische Eingriffe. In weiterer Folge kommt auch eine IVF in Betracht.
- Ob Metformin auch für die Langzeitbehandlung der **Insulinresistenz** ohne Diabetes mellitus und ohne Kinderwunsch geeignet ist, ist noch unklar. An erster Stelle sollten auf jeden Fall eine Lebensstilmodifikation und eine Gewichtsreduktion stehen.
- **Operative Eingriffe:** Eine laparoskopische Elektrokoagulation oder Laserbehandlung des Ovars haben heute eine eher untergeordnete Bedeutung und kommen vorwiegend zur Ovulationsinduktion in Betracht.

Komplikationen
Bei Patientinnen mit PCOS kann es zu Langzeitkomplikationen wie Diabetes mellitus Typ 2 und kardiovaskulären Erkrankungen kommen. Es besteht auch ein erhöhtes Risiko für das Auftreten einer arteriellen Hypertonie oder eines Endometriumkarzinoms (durch den chronischen Östrogenstimulus).

ZUSAMMENFASSUNG

- Pathogenese: Insulinresistenz → Hyperandrogenämie → periphere kontinuierliche (azyklische) Aromatisierung → Anstieg des LH/FSH-Quotienten → Verstärkung der Hyperandrogenämie
- Klinik: Hyperandrogenämie (Hirsutismus, Akne, androgenetische Alopezie) und chronische Anovulation
- Diagnose: durch Ausschluss anderer Krankheiten mit Anovulation oder Hyperandrogenämie
- Therapie: wichtigste Maßnahme Gewichtsreduktion!

41 KLIMAKTERIUM

Eine zunehmende Follikelatresie führt etwa um das 50. Lebensjahr zu einer Erschöpfung stimulierbarer Follikel. Es kommt zu einem langsamen Sistieren der Follikelreifung und einem zunehmenden Östrogenmangel. Dabei können verschiedene Phasen unterschieden werden (▶ Tab. 41.1). Die Hormonkonzentrationen folgen im Klimakterium einem typischen Verlauf (▶ Abb. 41.1). In der Prä- und Perimenopause tritt bereits ein Progesteronmangel auf, während die Östrogensynthese noch vorhanden ist und erst später abfällt. Die fehlende negative Rückkopplung führt dann zu einem GnRH-Anstieg mit folgender FSH- und LH-Erhöhung.

Klinik

Es kommt zu zunehmenden Zyklusunregelmäßigkeiten mit verminderten und verkürzten Blutungen und anovulatorische Zyklen. Weitere Symptome eines Progesteronmangels sind eine prämenstruelle Mastalgie, Ödemneigung, Migräne oder depressive Verstimmungen.

In weiterer Folge treten typische Östrogenmangelsymptome (▶ Tab. 41.2) auf. Diese sind nicht spezifisch für die Postmenopause, sondern können auch bei einem Östrogenmangel anderer Genese vorkommen. Zunächst dominieren neurovegetative und psychische Symptome, bei längerem Östrogenmangel kommt es auch zu Organveränderungen.

Diagnostik

Die Diagnose der Menopause wird rückblickend nach 12-monatiger Amenorrhö gestellt. Dazu sind das Alter, die Menstruationsanamnese und klinische Symptome meist ausreichend. Zum Teil ist auch eine standardisierte Befragung mittels Fragebogen hilfreich. Nur in bestimmten Fällen ist eine Hormonbestimmung erforderlich, wobei FSH erhöht und Östradiol erniedrigt sind.

Therapie

Basierend auf der aktuellen Datenlage konnten einige vermutete positive Effekte einer Hormontherapie (HT), z. B. die Prävention der koronaren Herzkrankheit oder von Hautalterungsprozessen nicht bestätigt werden. Im Gegenteil kommt es durch eine HT zu einer Risikoerhöhung für Schlaganfälle und Brustkrebs, geringer auch für Ovarialkarzinome und bei oraler HT auch für Thrombosen und Lungenembolien.

Es ist daher ein Wandel von einer unkritischen Langzeitanwendung zu einer kurzen, symptomorientierten Behandlung akuter klimakterischer Beschwerden eingetreten. Die Patientinnen müssen über das Nutzen-Risiko-Verhältnis aufgeklärt und die Indikation für die Therapie regelmäßig überprüft werden!

Dabei gilt eine Hormontherapie (HT) als effektiv in der Behandlung vasomotorischer Symptome (Hitzewallungen) und der vulvovaginalen Atrophie. In Bezug auf die Lebensqualität wurden sowohl positive, keine oder auch negative Effekte durch eine HT gezeigt. Eine Verbesserung der Lebensqualität sollte daher keine alleinige Indikation für eine HT sein. Für die Frakturprophylaxe bei Osteoporose ist das ungünstige Nutzen-Risiko-Profil zu berücksichtigen, sodass eine Langzeitbehandlung mit Östrogenen keine Behandlung der 1. Wahl ist.

In einem Follow-up der Women's-Health-Initiative-Studie wurde zuletzt unter Östrogen-Monotherapie sogar eine Reduktion des Brustkrebsrisikos beobachtet, während dieses bei der Million-Women-Studie erhöht war. Unter Östrogenmonotherapie ist jedoch das Risiko für ein Endometriumkarzinom erhöht.

Es wird daher bei nicht hysterektomierten Frauen eine **Östrogen-Progesteron-Therapie** angewendet. Dabei ist jedoch bei einer Langzeitanwendung über mehr als 3–5 Jahre mit einem erhöhten Mammakarzinomrisiko zu rechnen. Eine geringere Risikoerhöhung für Thrombosen und Lungenembolien sowie Lipidveränderungen hat eine transdermale Applikation durch Umgehung des First-Pass-Effekts.

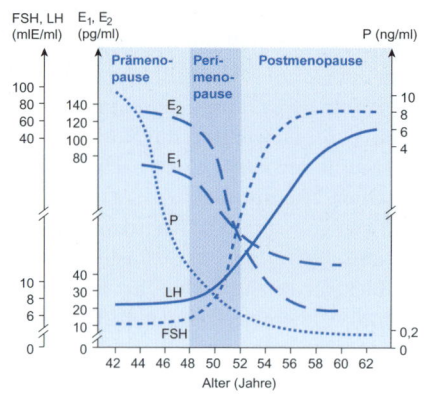

Abb. 41.1: Verlauf der Hormonkonzentrationen im Klimakterium (E_1 = Östron, E_2 = Östradiol, P = Progesteron, LH = luteinisierendes Hormon, FSH = follikelstimulierendes Hormon). [L231]

Tab. 41.1: Beim Klimakterium können verschiedene Phasen unterschieden werden.

Klimakterium	Übergang vom Ende der fertilen Phase zum Beginn des Seniums
Menopause	Letzte spontane ovariell gesteuerte Regelblutung (mit durchschnittlich 51 Jahren)
Prämenopause	Zunehmende Zyklusunregelmäßigkeiten und vegetative Beschwerden (beginnt ca. 5 Jahre vor der Menopause)
Postmenopause	Beginnt 1 Jahr nach der Menopause und geht nach 10–15 Jahren ins Senium über
Perimenopause	Übergang zwischen Prä- und Postmenopause (ca. 2 Jahre vor und nach der Menopause)

Tab. 41.2: Symptome des Östrogenmangels.

Neurovegetative Symptome	▶ Hitzewallungen ▶ Schweißausbrüche ▶ Palpitationen (Herzrasen)
Psychische Veränderungen	▶ Schlafstörungen ▶ Stimmungsschwankungen ▶ Depressive Verstimmung
Organveränderungen	▶ Osteoporose ▶ Urogenitale Veränderungen (Vaginalatrophie) ▶ Arthralgie (Arthropathia climacterica) ▶ Kardiovaskuläre Erkrankungen

---

▶ Die Menopause (letzte Menstruationsblutung) tritt um das 51. Lebensjahr ein.
▶ Klimakterische Symptome: Hitzewallungen, Schweißausbrüche, Schlafstörungen
▶ Hormontherapie: kurzzeitige Behandlung vasomotorischer Symptome und vaginaler Atrophie mit Östrogenen (und Gestagenen) unter Beachtung von Kontraindikationen

ZUSAMMENFASSUNG

42 HORMONELLE KONTRAZEPTION

Die hormonelle Kontrazeption mit einer Östrogen-Gestagen-Kombination ist heute die zuverlässigste reversible Methode. Die Sicherheit von Kontrazeptiva wird durch den **Pearl-Index** angegeben, der sich aus der Zahl der ungewollten Schwangerschaften pro 100 Frauenjahre (= 1.200 Zyklen) errechnet. Bei Ovulationshemmern beträgt der Pearl-Index ca. 0,1–0,9. Die Sicherheit ist jedoch nur bei täglicher Einnahme gegeben!

Wirkung

Es entsteht eine **funktionelle Sterilität**. Diese beruht auf mehreren Mechanismen:
- Die Hauptwirkung beruht auf der Inhibition der Gonadotropinausschüttung (negative Rückkopplung) mit Hemmung des Follikelwachstums und der Ovulation.
- Weitere Effekte werden vorwiegend durch die Gestagenkomponente vermittelt:
  - Macht Zervixschleim für Spermien undurchdringbar
  - Antiproliferatorische Wirkung auf das Endometrium und Bewirken einer vorzeitigen sekretorischen Transformation, wodurch die Einnistung verhindert wird (Nidationshemmung)
  - Hemmung der Tubenmotilität

Substanzen

Als Östrogenkomponente kommt meist **Ethinylöstradiol** (oder Östradiolvalerat) zur Anwendung, oft in einer Dosis von 30–35 µg. Es gibt zahlreiche **Gestagene**, die sich vom 17α-Hydroxyprogesteron oder 19-Nortestosteron ableiten. Zu den α-Hydroxyprogesteronderivaten gehören z. B. Cyproteronacetat oder Medroxyprogesteron. Die Derivate des 19-Nortestosterons haben eine geringe androgene Wirkung (Ausnahme: Dienogest = antiandrogen). Bei den Substanzen der dritten Generation (z. B. Desogestrel, Gestoden, Norgestimat) ist die androgene Restwirkung aber sehr gering. In der Pille der vierten Generation ist Drospirenon enthalten, mit antiandrogener und geringer aldosteronantagonistischer Wirkung. In einigen, aber nicht in allen Studien wurde für die Pille der 3. oder 4. Generation ein leicht höheres Thromboembolierisiko beobachtet als bei der Pille der 2. Generation.

Präparate

Die Einnahme von **oralen Kontrazeptiva** erfolgt in einem zyklischen Schema mit einer Einnahme über 21 Tage und einem hormonfreien Intervall von 7 Tagen, in dem die Abbruchblutung erfolgt. Die Präparate unterscheiden sich in der Zusammensetzung der Substanzen und der Dosierung. Vorteile der Einphasenpräparate (mit konstanter Hormonmenge über den Einnahmezeitraum) sind eine gute Zykluskontrolle und eine mögliche Verbesserung einer Dysmenorrhö (Regelschmerzen). Bei den Dreistufenpräparaten (steigende Gestagendosis teils mit Östrogenerhöhung zur Einnahmemitte) ist das Ziel eine möglichst physiologische Anpassung an den Zyklus. Die kontrazeptive Wirkung der „Minipille" beruht auf kontinuierlicher Gestagengabe, die jedoch mit geringerer Zuverlässigkeit verbunden ist.

Parenterale Anwendungsformen sind z. B. Hormonpflaster (Evra® = Östrogen-Gestagen-Kombination einmal pro Woche), Vaginalring (NuvaRing® für 3 Wochen), hormonhaltiges Intrauterinpessar, Depotpräparate (z. B. gestagenhaltiges Depo-Clinovir® alle 3 Monate) oder Implantate über 3–5 Jahre. Durch Umgehung des First-Pass-Effekts besteht ein etwas geringeres Risiko thromboembolischer Komplikationen. Die Auswahl einer geeigneten hormonellen Kontrazeption richtet sich nach bestehenden Risikofaktoren, Kontraindikationen und weiteren Faktoren wie Nebenwirkungen, Zuverlässigkeit, Verträglichkeit und Zykluskontrolle. Auch im Verlauf sollten Risikofaktoren und Kontraindikationen regelmäßig überprüft werden. Bei Thromboembolien in der Eigen- oder Familienanamnese, nachgewiesenen Gerinnungsstörungen oder zunehmendem Alter sollten alternative kontrazeptive Methoden zur Anwendung kommen.

In Deutschland wird als **Postkoitalpille** („Pille danach") 1,5 mg Levonorgestrel (Unofem®, Levogynon®) verwendet. Die Anwendung sollte bald erfolgen (max. 72 h). Als Notfallkontrazeptivum ist nun auch Ulipristalacetat (Progesteronrezeptor-Modulator, ellaOne®) zugelassen.

Nebenwirkungen und Kontraindikationen

Neben den unerwünschten Wirkungen treten auch einige Effekte auf, die therapeutisch **erwünscht** sind: Verbesserung der Zykluskontrolle (weniger Zwischenblutungen, seltener Eisenmangelanämie und Dysmenorrhö), weniger Akne, Senkung des Endometrium- und Ovarialkarzinomrisikos. Es gibt aber auch zahlreiche **unerwünschte Wirkungen** (▶ Tab. 42.1).
Weitere mögliche Nebenwirkungen sind eine Triglyzeriderhöhung, Wasserretention, Gewichtszunahme, Ödeme, Appetitsteigerung, Übelkeit, Erbrechen, Ulcus ventriculi u. a.

Tab. 42.1: Nebenwirkungen und Kontraindikationen oraler Kontrazeptiva.

Nebenwirkungen	Absolute Kontraindikationen	Relative Kontraindikationen
Venöse Thromboembolien	Nach Thromboembolien (tiefe Venenthrombose, Apoplexie, Myokardinfarkt)	Bettruhe, Thrombophlebitis, starke Varikositas
Risikoerhöhung für kardiovaskuläre Ereignisse	Periphere Durchblutungsstörungen	Herz-Kreislauf-Erkrankungen
	Zyklusabhängige Migräne	Migräne (Absetzen bei Neuauftreten von Migräne oder Sehstörungen → evtl. Hinweis auf zerebrale Mikroembolien)
Arterielle Hypertonie	Schwere arterielle Hypertonie (> 160/95 mmHg)	Arterielle Hypertonie
	Schwangerschaft	Einnahmedauer > 10 Jahre
	Schwere Dyslipidämie	Dyslipidämie
		Epilepsie
		Adipositas (BMI > 30)
Lebererkrankungen (Cholestase, Ikterus, Adenome)	Akute und chronische Lebererkrankungen	
Wahrscheinlich kein erhöhtes Mammakarzinomrisiko, gering erhöhtes Zervixkarzinomrisiko	Östrogenabhängige Karzinome (Mamma-, Endometriumskarzinom)	
Erhöhung der Insulinresistenz	Mikro-/Makroangiopathie bei Diabetes mellitus	Diabetes mellitus
	Raucherinnen über 35 Jahre	Rauchen

ZUSAMMENFASSUNG

- Durch verschiedene Effekte (v. a. Hemmung der Gonadotropinausschüttung) entsteht bei der hormonellen Kontrazeption mit Östrogenen und Gestagenen eine reversible funktionelle Sterilität.
- Nebenwirkungen: Thromboembolien, Hypertonie, Lebererkrankungen!

43 MULTIPLE ENDOKRINE NEOPLASIE (MEN)

Bei der multiplen endokrinen Neoplasie (MEN) handelt es sich um eine seltene, genetisch bedingte Erkrankung mit benignen oder malignen Veränderungen in zwei oder mehr endokrinen Organen (▶ Abb. 43.1). Die Prävalenz liegt für die MEN 1 und 2 bei jeweils etwa 2 : 100.000. Der Erbgang ist **autosomal-dominant.** Bei einem Auftreten in der Familie beträgt daher die Wahrscheinlichkeit für einen Angehörigen ersten Grades, auch an einer MEN zu erkranken, etwa 50 %. Von diesen entwickeln nahezu alle im Laufe des Lebens das Syndrom.
Aufgrund der familiären Häufung kommt den präventiven Maßnahmen eine große Bedeutung zu. Dabei hat der Nachweis von Genmutationen für die Diagnose eine zentrale Rolle.

> Charakteristisch für die MEN sind eine Manifestation im jüngeren Lebensalter und ein multifokales oder bilaterales Auftreten von Tumoren.

MEN Typ 1
Die MEN 1 entsteht durch verschiedene Mutationen im **MEN-1-Tumorsuppressorgen,** das für das Menin-Protein kodiert. Sie ist durch folgende Syndrome gekennzeichnet:
- **Primärer Hyperparathyreoidismus** (pHPT, in 90 %): meist Nebenschilddrüsenhyperplasie
- **Neuroendokrine Tumoren des Duodenums und endokrinen Pankreas** (50–85 %): Gastrinom, Insulinom, Glukagonom, VIPom (▶ Kap. 45)
- **Hypophysenadenome** (30–65 %): häufig hormonaktiv (Prolaktinom, GH- oder ACTH-produzierender Tumor), häufiger Makroadenome

> Im Englischen auch die „3 Ps": **p**arathyroid glands, (anterior) **p**ituitary und (endocrine) **p**ancreas.

Bei diesen Patienten findet auch ein erhöhtes Risiko für das Auftreten von Hauttumoren, neuroendokriner Tumoren des Thymus, der Lunge oder des Gastrointestinaltrakts, (v. a. hormoninaktive) Nebennierentumore, Meningeome und Angiomyolipome.

Klinik
Das Bild der MEN 1 ist bestimmt durch Zeichen der Hyperkalzämie wie Polyurie und rezidivierende Nephrolithiasis. Der pHPT (▶ Kap. 26) ist häufig die erste Manifestation und tritt bei der MEN vorwiegend zwischen dem 20. und 40. Lebensjahr auf. Dazu können Beschwerden durch eine Hyperprolaktinämie oder vermehrte GH-Sekretion (Akromegalie, ▶ Kap. 45) kommen. Endokrine Pankreastumoren manifestieren sich vorwiegend durch gastrointestinale Beschwerden.

Diagnostik
Diagnostik und Therapie entsprechen weitgehend dem Vorgehen bei solitärem Auftreten der einzelnen Erkrankungen. Vor allem bei der Manifestation eines **pHPT bei jüngeren Patienten** (Ca^{2+} ↑ und PTH ↑) sollte auch an die Möglichkeit einer MEN gedacht werden. Nachdem eine MEN 1 nachgewiesen wurde, wird auch bei Familienmitgliedern eine genetische Diagnostik zum Nachweis einer Mutation empfohlen. Im Gegensatz zur MEN 2, bei der nur bestimmte Mutationen eine RET-Aktivierung bedingen, können zahlreiche Mutationen zu einem Defekt des Menin-Proteins führen. Bei etwa 10–20 % der Patienten ist daher auch bei eindeutiger Diagnose einer MEN Typ 1 kein Nachweis einer Mutation möglich. Bei den betroffenen Patienten sollte eine regelmäßige **Screeninguntersuchung** zur Erkennung von später auftretenden Tumoren durchgeführt werden. Dazu erfolgt eine Bestimmung von Kalzium, intaktem PTH, Gastrin, Glukagon, Proinsulin, Insulin, Nüchternglukose, Prolaktin und IGF-1. Zudem werden auch bildgebende Verfahren zur Überwachung eingesetzt. Familienangehörigen von Patienten mit MEN 1 soll eine humangenetische Beratung und Gendiagnostik angeboten werden.

Therapie
Die Indikation zur Operation eines pHPT wird ähnlich wie bei sporadischem Auftreten gestellt. Eine Operation sollte aufgrund der häufigen Nebenschilddrüsenhyperplasie durch einen erfahrenen Chirurgen erfolgen.
Auch Hypophysentumoren werden wie sporadische Tumoren behandelt. Prognoselimitierend sind v. a. Duodenum- und Pankreastumoren. Wenn möglich sollte eine operative Behandlung erfolgen. Als Alternativen kommen eine antiproliferative oder symptomatische medikamentöse Behandlung infrage.

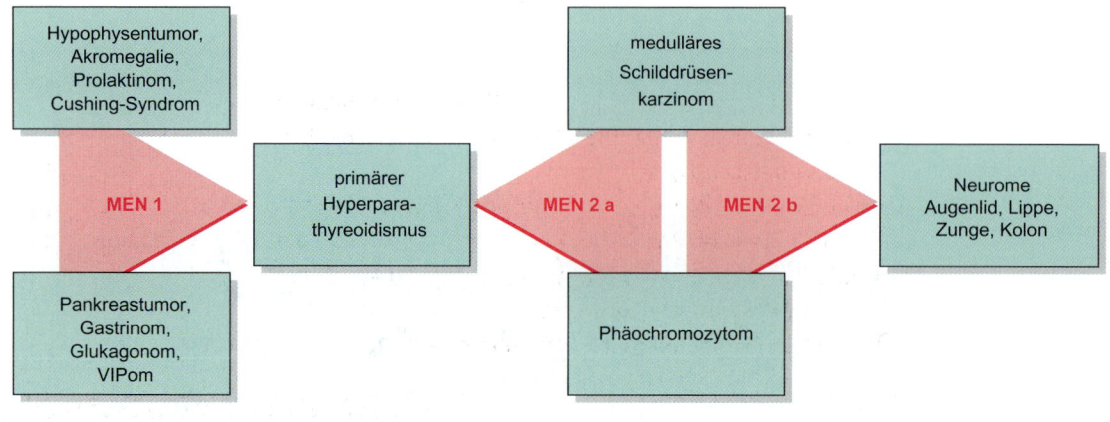

Abb. 43.1: Überlappung der Organbeteiligungen bei der multiplen endokrinen Neoplasie. [L106]

MEN Typ 2

Bei der MEN 2 unterscheidet man drei Unterformen:
- **FMTC** („familial medullary thyroid carcinoma"): nur medulläres Schilddrüsenkarzinom ohne Assoziation mit anderen Erkrankungen (ca. 20%)
- **MEN 2a** (ca. 70%)
- **MEN 2b** (ca. 10%)

Die Gemeinsamkeit sind aktivierende Mutationen im **RET-Protoonkogen,** das für einen Tyrosinkinase-Rezeptor kodiert. Nur Mutationen an bestimmten Stellen („hot spots") führen zu einer Aktivierung dieses Rezeptors und somit zur Tumorentstehung. Leittumor bei allen Formen der MEN 2 ist ein **medulläres Schilddrüsenkarzinom** (▶ Kap. 24).

MEN 2a

Bei der MEN 2a treten auf:
- **Medulläres Schilddrüsenkarzinom** (ca. 90–100%)
- (Beidseitiges) **Phäochromozytom** (ca. 50–60%)
- **Primärer Hyperparathyreoidismus** (ca. 10–30%)

Häufig tritt zwischen dem 20. und 40. Lebensjahr eine Knotenbildung in der Schilddrüse als Zeichen eines medullären Schilddrüsenkarzinoms auf. Hinweisend ist eine erhöhte Calcitoninkonzentration. Im Unterschied zum sporadischen Karzinom kommt es zu einer früheren Manifestation und häufig zu einem multizentrischen Auftreten.

Phäochromozytome treten durchschnittlich erst 10 Jahre später auf und stellen nur in seltenen Fällen die Erstmanifestation dar. Ein pHPT wird häufig erst nach Diagnose des medullären Schilddrüsenkarzinoms manifest und entwickelt nur eine geringe Symptomatik. Dabei handelt sich ebenso meist um eine Nebenschilddrüsenhyperplasie.

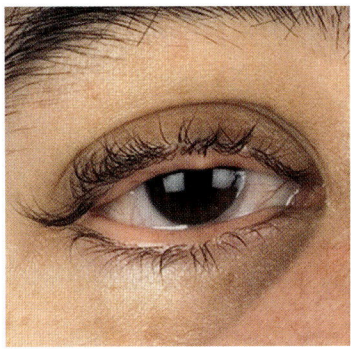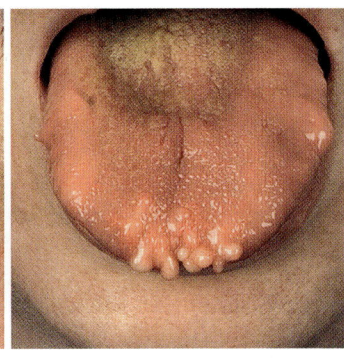

Abb. 43.2: Neurome an Augenlid und Zungenschleimhaut bei MEN Typ 2b. [F384-001]

MEN 2b

Die MEN Typ 2b ist deutlich seltener als der Typ 2a. Dazu gehören das medulläre Schilddrüsenkarzinom, das Phäochromozytom und eine intestinale Ganglioneuromatose. Teilweise ist durch den charakteristischen **marfanoiden Körperbau** und **Schleimhautneurome** eine Blickdiagnose möglich (▶ Abb. 43.2). Im Gegensatz zum Marfan-Syndrom kommt es jedoch nicht zur Linsenektopie oder Aortenveränderungen. Ein primärer Hyperparathyreoidismus kommt meist nicht vor. Das medulläre Schilddrüsenkarzinom bei der MEN 2b tritt bereits sehr früh auf und hat eine schlechtere Prognose als bei der MEN 2a.

Diagnostik und Therapie

> Bis zum endgültigen Nachweis sollte bei allen medullären Schilddrüsenkarzinomen von einem familiären Auftreten ausgegangen werden, da ¼ dieser Tumoren im Rahmen einer MEN Typ 2 vorkommt.

Daher sollte neben der **operativen Entfernung** auch immer eine **molekulargenetische Diagnostik** zum Nachweis einer MEN-2-auslösenden RET-Mutation erfolgen. Bei einem positiven Nachweis ist auch ein genetisches Familienscreening durchzuführen.

Den betroffenen Familienmitgliedern wird wegen des sicheren Auftretens eines Karzinoms eine frühzeitige prophylaktische Thyreoidektomie empfohlen. Vor der Thyreoidektomie muss aufgrund eines erhöhten Operationsrisikos ein Phäochromozytom ausgeschlossen werden, das zuerst operiert werden soll. Bei der MEN 2b kommt es bereits bei Kleinkindern zu einer Tumorentstehung und Metastasierung, sodass eine Thyreoidektomie vor dem 1. Lebensjahr bzw. nach Diagnose der Genmutation erfolgen sollte. Bei den weniger aggressiven Karzinomen im Rahmen der MEN 2a wird eine Schilddrüsenentfernung vor dem 6. Lebensjahr empfohlen.

Als **Screening** auf weitere Erkrankungen sollten regelmäßige Bestimmungen von Katecholaminen im Serum und Harn sowie Kalzium und PTH erfolgen.

> Bei medullären Schilddrüsenkarzinomen, endokrinen Pankreastumoren, Phäochromozytomen und primärem Hyperparathyreoidimus ist immer an ein mögliches Auftreten im Rahmen eines MEN-Syndroms zu denken!

- Multiple endokrine Neoplasie: multifokales oder bilaterales Auftreten von endokrinen Tumoren in jüngerem Lebensalter – daran denken und genetische Beratung und Untersuchung anbieten.
- MEN Typ 1: pHPT + neuroendokrine Tumoren von Duodenum und Pankreas + Hypophysenadenome (3 Ps)
- MEN Typ 2: medulläres Schilddrüsenkarzinom +
  - 2a: Phäochromozytom + pHPT
  - 2b: Phäochromozytom + Neurinome

ZUSAMMENFASSUNG

44 POLYGLANDULÄRES AUTOIMMUNSYNDROM (PAS)

Das polyglanduläre Autoimmunsyndrom (oder auch autoimmunes polyglanduläres Syndrom = APS) ist eine seltene, hereditäre Erkrankung mit einer gleichzeitigen oder nacheinander folgenden Manifestation von zwei oder mehr endokrinen Autoimmunopathien. Daneben kommt es aber auch zu weiteren Erkrankungen, die wahrscheinlich nicht durch autoimmune Prozesse entstehen (▶ Tab. 44.1). Zwischen dem Auftreten der einzelnen Erkrankungen können auch mehrere Jahre liegen. Daher soll nochmals auf die Bedeutung der Familienanamnese und der Erhebung von früheren und bestehenden Krankheiten hingewiesen werden, die eventuell in Assoziation mit den aktuellen Beschwerden stehen. Eine Gefahr stellt v. a. die NNR-Insuffizienz dar. Die Krankheit verläuft schleichend, und die Symptome sind mitunter sehr unspezifisch, sodass sie nur schwer erkannt wird. Beim PAS unterscheidet man eine juvenile Form (Typ 1) von einer adulten Form (▶ Tab. 44.2, Typ 2). Eine Unterscheidung ist dabei teilweise erst im Verlauf möglich.

> Bei Autoimmunendokrinopathien sollte auch an eine mögliche Manifestation im Rahmen eines PAS gedacht werden.

Polyglanduläres Autoimmunsyndrom Typ 1

Diese seltene Erkrankung manifestiert sich häufig schon in der ersten Lebensdekade. Die Ursache ist ein Gendefekt mit autosomal-rezessivem Erbgang, der zu einer Autoimmunität führt (s. u.). Dieses Syndrom tritt in Deutschland nur sporadisch auf, ist jedoch z. B. bei Finnen und Sardiniern gehäuft. Das PAS Typ 1 wird auch als **APECED-Syndrom** (autoimmune Polyendokrinopathie-Candidiasis-ektodermale-Dystrophie) bezeichnet.

Pathophysiologie
Im Thymus erfolgt die Reifung der T-Lymphozyten. Ausgehend von unreifen Zellen findet zuerst eine positive Selektion statt. Im Anschluss erfolgt die negative Selektion, bei der potenziell autoreaktive Zellen ausgeschlossen werden. Dabei präsentieren medulläre Thymusepithelzellen körpereigene Antigene an T-Lymphozyten. Erkennen die T-Zellen diese Antigene, bekommen sie von den Thymusepithelzellen ein Signal, das die Apoptose induziert. Nur T-Lymphozyten, die nicht mit körpereigenen Antigenen reagieren, werden selektioniert. Eine zentrale Bedeutung bei diesem Vorgang hat das AIRE-Gen (Autoimmunregulator), dessen Produkt als Transkriptionsfaktor zur Expression verschiedenster Selbst-Antigene (Proteine) an der Zellmembran der Thymusepithelzellen führt. Das Besondere daran ist, dass durch das AIRE-Gen auch Antigene exprimiert werden, die sonst nur an räumlich getrennten Zellen vorkommen. Bei einem Gendefekt wird somit die negative Selektion der T-Lymphozyten verhindert, und es kann eine Autoimmunität entstehen.

Klinik
Bei betroffenen Kindern kommt es meist zu einer rezidivierenden **mukokutanen Candidiasis** (▶ Abb. 44.1), die schlecht auf eine Therapie anspricht. Dazu kommen Symptome des **Hypoparathyreoidismus** mit Parästhesien und Tetanie bis zu Dyskinesien. Eine häufig assoziierte **NNR-Insuffizienz** kann auch erst Jahre später auftreten. Häufig kommt es außerdem zu **Malabsorptionssyndromen** und Diarrhö, die das klinische Bild sogar bestimmen können. Eine Autoimmunhepatitis, ein primärer Hypogonadismus, Typ-1-Diabetes, Hypothyreose, Vitiligo oder andere Manifestationen sind seltener.

Polyglanduläres Autoimmunsyndrom Typ 2

Das polyglanduläre Autoimmunsyndrom Typ 2 kommt viel häufiger als der Typ 1 vor und wird überwiegend autosomal-dominant vererbt, jedoch mit unterschiedlicher Penetranz. Für das Auftreten dürften weitere Faktoren von Bedeutung sein, da häufiger Frauen betroffen sind, während endokrine Autoimmunopathien bei Männern eher isoliert auftreten. Die Ursache ist unbekannt. Es besteht jedoch eine Assoziation mit HLA-DR3 und -DR4. Typischerweise kommen verschiedene Antikörper vor (▶ Tab. 44.3).

Klinik
Es kommt zu einem gemeinsamen Auftreten von zwei der drei folgenden Erkrankungen:
▶ **Morbus Addison**
▶ **Autoimmunthyreoiditis** (chronische lymphozytäre Thyreoiditis oder Morbus Basedow)
▶ **Diabetes mellitus Typ 1**

Tab. 44.1: Häufige Erkrankungen bei den polyglandulären Autoimmunsyndromen.

	Manifestation	Häufigkeit
Typ 1 (juvenile Form)	Mukokutane Candidiasis	75–90 %
	Hypoparathyreoidismus	80–90 %
	Morbus Addison	60–70 %
Typ 2 (adulte Form)	Morbus Addison	Ca. 100 %
	Autoimmunthyreopathie (chron. lymphozytäre Thyreoiditis, Morbus Basedow)	Ca. 70 %
	Diabetes mellitus Typ 1	Ca. 50 %

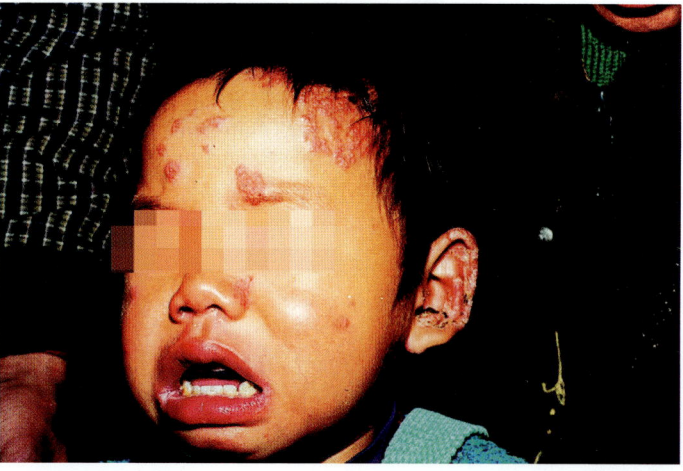

Abb. 44.1: Mukokutane Candidiasis. [F111-001]

Tab. 44.2: Unterschiede zwischen PAS Typ 1 und 2.

PAS Typ 1	PAS Typ 2
Kinder, Jugendliche	Erwachsene
Autosomal-rezessiv	Autosomal-dominant mit inkompletter Penetranz
Evtl. Geschwister betroffen	Mehrere Generationen betroffen
Keine HLA-Assoziation	HLA-Assoziation (HLA-DR3 und -DR4)
Männer = Frauen	Häufiger Frauen

Tab. 44.3: Häufige Antigene von Antikörpern, die bei der PAS Typ 2 vorkommen.

Schilddrüsenantigene	Thyreoidale Peroxidase (TPO), TSH-Rezeptor
NNR-Antigene	21-Hydroxylase
Pankreasantigene	Glutamatdecarboxylase u. a.

Am häufigsten ist die Kombination eines Morbus Addison (▶ Kap. 34) mit einer chronischen lymphozytären Thyreoiditis (▶ Kap. 23), die auch als **Schmidt-Syndrom** bezeichnet wird. Etwa die Hälfte der Patienten mit einem Morbus Addison entwickelt eine weitere Autoimmunerkrankung, während Autoimmunthyreoiditiden häufiger allein auftreten. Weitere seltenere Manifestationen sind eine Insuffizienz der Ovarien oder Testes, eine perniziöse Anämie, Zöliakie, Vitiligo und Alopezie, eine Hypophysitis und eine Myasthenia gravis.

Diagnostik

Die Diagnose des PAS wird durch das gleichzeitige Auftreten mehrerer Autoimmunendokrinopathien gestellt. Neben der Anamnese, klinischen Symptomen, veränderten Hormonparametern der jeweiligen Erkrankungen ist der Nachweis von gegen bestimmte Antigene gerichteten **Antikörpern** von Bedeutung (▶ Tab. 44.3).

Beim Typ 2 sind mitunter zahlreiche AK nachweisbar. Diese sind gegen Antigene der Schilddrüse (TPO, Thyreoglobulin), der Nebenniere (21-Hydroxylase, u. a. NNR-Antigene) oder des Pankreas (Glutamatdecarboxylase u. a.) gerichtet. Es können auch AK gegen Melanozyten (→ Vitiligo) und weitere Antigene vorkommen. Schilddrüsen-AK sind oft auch bei Gesunden nachweisbar. Es besteht dann zwar ein erhöhtes Risiko, jedoch keine sichere Vorhersage für das Auftreten einer späteren Autoimmunthyreopathie.

Eine NNR-Insuffizienz kann zunächst nur gering ausgeprägt sein und erst im **ACTH-Stimulationstest** erkannt werden. Eine gleichzeitige Hypothyreose verlängert die Halbwertszeit von Kortisol und kann so eine NNR-Insuffizienz maskieren. Umgekehrt kann eine Levothyroxingabe eventuell zur Manifestation einer Addison-Krise führen (▶ Kap. 17)!

Ist ein PAS nachgewiesen, sollte bei Patienten und Familienmitgliedern eine Untersuchung der **NNR-Funktion** durchgeführt werden. Vor allem bei einer Kombination von Diabetes mellitus Typ 1 und einer Autoimmunthyreopathie sollte immer auch an die Möglichkeit einer primären Nebennierenrindeninsuffizienz gedacht werden. Ebenso sollte beim Auftreten eines Morbus Addison auf eine Schilddrüsenfunktionsstörung geachtet werden.

Therapie

Die Therapie besteht in der Substitution der ausgefallenen Hormonsysteme. Ein Morbus Addison wird mit Hydrokortison und Fludrokortison, eine Hypothyreose mit Levothyroxin behandelt. Im Fall eines gleichzeitigen Nachweises dieser beiden Erkrankungen sollte zuerst die Therapie der NNR-Insuffizienz eingeleitet werden, um eine Addison-Krise zu verhindern, da durch die Levothyroxin die Halbwertszeit von Kortisol verkürzt wird.

▶ PAS Typ 1: seltener Defekt des AIRE-Gens, orale Candidiasis + Hypoparathyreoidismus + NNR-Insuffizienz
▶ PAS Typ 2: Manifestation im Erwachsenenalter, häufiger Frauen, nachweisbare Autoantikörper!
▶ Häufig Kombination von Morbus Addison und Autoimmunthyreopathie

ZUSAMMENFASSUNG

45 NEUROENDOKRINE NEOPLASIEN

Paraneoplastisches Syndrom

Als paraneoplastisches Syndrom bezeichnet man systemische oder lokale Symptome, die durch meist maligne Neoplasien bedingt sind. Es können – unabhängig von der Lokalisation des Tumors – endokrine, hämatologische, neurologische, dermatologische, organbezogene oder systemische Symptome auftreten.

Endokrine paraneoplastische Syndrome entstehen durch eine ektope Hormonproduktion von Tumoren (▶ Tab. 45.1). Das bedeutet, dass Hormone nicht von den üblichen endokrinen Organen, sondern von Zellen anderer Gewebe gebildet werden. Allerdings hat sich herausgestellt, dass auch im physiologischen Zustand Hormone nicht nur in den klassischen endokrinen Drüsen gebildet und freigesetzt werden, sondern dass ebenso zahlreiche andere Gewebe Hormone in geringer Menge sezernieren. Eine autonome Proliferation und Produktion können sich dann als paraneoplastisches Syndrom manifestieren.

Dabei können Peptidhormone sezerniert werden, die zu einer Überfunktion von peripheren Drüsen führen (z. B. ACTH, CRH, TRH, TSH) oder Einfluss auf andere Organe haben (Gastrin, Insulin, PTHrP, ADH, GH). Besonders häufig tritt ein paraneoplastisches Syndrom beim kleinzelligen Bronchialkarzinom auf. Das Karzinoidsyndrom entsteht wahrscheinlich durch Sekretion von Serotonin, Tachykininen und anderen vasoaktiven Peptiden (s. u.).

Neuroendokrine Neoplasien des gastroenteropankreatischen Systems

Neuroendokrine Tumoren (NET) leiten sich von Zellen des diffusen neuroendokrinen Systems ab. Darunter versteht man einzelne Zellen oder Zellsysteme, die verstreut oder als Zellverbände in zahlreichen Organen zu finden sind, und auch am Aufbau endokriner Organe beteiligt sind. Sie kommen v. a. im Gastrointestinaltrakt und im Bronchialsystem aber z. B. auch im Urogenitalsystem oder der Epidermis vor.

Im menschlichen Organismus ist die größte Zahl endokriner Zellen im Gastrointestinaltrakt zu finden. Sie sezernieren eine Vielzahl von Hormonen auf endokrinem oder parakrinem Weg und sind somit an der Steuerung gastrointestinaler Funktionen beteiligt.

Neuroendokrine Neoplasien stellen eine heterogene und seltene Gruppe von Erkrankungen dar. Die Bezeichnung leitet sich davon ab, dass die Zellen einerseits charakteristische sekretorische Vesikel bilden. Andererseits exprimieren sie neuronale Antigene, wie Synaptophysin oder Chromogranin A, die auch zur immunhistochemischen Diagnostik verwendet werden. Die Inzidenz beträgt etwa 2–3 : 100.000 pro Jahr Nach der aktuellen WHO-Klassifikation unterscheidet man:

▶ Gut differenzierte neuroendokrine Tumoren mit niedriger (G1) oder mittlerer Proliferationsrate (G2)

▶ Gering differenzierte neuroendokrine Karzinome (G3) mit hoher Proliferationsrate

Für das histologische Grading werden die Mitoserate und der Proliferationsindex Ki-67 verwendet.

Obwohl die meisten dieser Tumoren ein oder mehrere Hormone sezernieren, so bleiben sie doch häufig funktionell inaktiv. Funktionell aktive Tumoren werden durch ihre Sekretionsprodukte symptomatisch. Bei entsprechender Klinik werden diese Tumoren nach ihrer vorherrschenden Hormonsekretion benannt (z. B. Insulinom, Gastrinom u. a., ▶ Tab. 45.2).

Die Prognose ist v. a. von der Differenzierung und dem Tumorstadium abhängig. Auch wenn gut differenzierte neuroendokrine Tumore zum Teil frühzeitig metastasieren, so besteht doch häufig ein langsames Tumorwachstum. Selbst beim Auftreten von Lebermetastasen ist ein stabiler Krankheitsverlauf für mehrere Jahre möglich. Bei guter Differenzierung und lokalem Tumorstadium beträgt das 5-Jahres-Überleben 95–100 %. Niedrig differenzierte Karzinome (G3) haben insgesamt eine schlechte Prognose, mit einem 5-Jahres-Überleben bei 10–30 %. Die Prognose ist aber auch vom Tumorstadium bzw. der Metastasierung abhängig, weshalb eine frühe Diagnose entscheidend ist.

Karzinoidtumor

Karzinoidtumore sind neuroendokrine Tumore, die vorwiegend im Ileum oder in der Appendix lokalisiert sind, aber auch im übrigen Darm oder im Bronchialsystem vorkommen können.

Klinik: In ca. ⅔ der Fälle findet man **funktionell inaktive Tumore.** Diese zeigen häufig ein langsames Wachstum und evtl. unspezifische Symptome. Erst im weiteren Verlauf kann es zu Stenosesymptomen, Blutungen oder einem mechanischen Ikterus kommen. Sie werden auch häufig als radiologischer Zufallsbefund diagnostiziert.

Bei **funktionell aktiven Tumoren** kommt es durch die unkontrollierte Sekretion von Serotonin und vasoaktiven Peptiden (z. B. Kallikrein: Enzym zur Umwandlung von Kininogen zu Bradykinin) zu einem Karzinoidsyndrom. Bei intestinalen neuroendokrinen Tumoren ist ein Karzinoidsyndrom Ausdruck einer Lebermetastasierung. Liegt keine Metastasierung vor, werden die Mediatoren in der Leber weitgehend abgebaut. Zur Leittrias des Karzinoidsyndroms gehören: **Flush, Diarrhö und kardiale Symptome.** Die Anfälle können teilweise durch Nahrung, Alkohol, Stress, emotionale Auf-

Tab. 45.1: Häufige endokrine paraneoplastische Syndrome.

Paraneoplastisches Syndrom	Hormone	Tumoren
Paraneoplastische Hyperkalzämie	PTHrP (parathormone-related peptide)	Plattenepithelkarzinome (Lunge, Kopf, Hals), Mammakarzinom
	Zytokine	Nierenzellkarzinom u. a.
	1,25-(OH)$_2$-D$_3$	Lymphome (mit 1α-Hydroxylase-Aktivität)
SIADH (Syndrom der inadäquaten ADH-Sekretion)	ADH	Kleinzelliges Bronchialkarzinom
Cushing-Syndrom	ACTH (CRH)	Kleinzelliges Bronchialkarzinom

Tab. 45.2: Neuroendokrine Tumoren des gastroenteropankreatischen Systems und damit assoziierte Symptome.

Tumor/Syndrom	Hormone	Klinik
Karzinoidtumor (Karzinoidsyndrom)	Serotonin u. a.	Flush, Diarrhö, Endokardfibrose
Insulinom	Insulin	Nüchternhypoglykämie, neuroglukopenische Symptome, Reversibilität nach Glukosegabe (Whipple-Trias)
Gastrinom (Zollinger-Ellison-Syndrom)	Gastrin	Rezidivierende Ulzera, Diarrhö, Steatorrhö
Glukagonom	Glukagon	Nekrolytisches migratorisches Erythem (Gesicht, akral), Diabetes mellitus, Gewichtsverlust
Somatostatinom	Somatostatin	Steatorrhö und Diarrhö, Diabetes mellitus, Gallensteine
VIPom (Verner-Morrison-Syndrom)	Vasoaktives intestinales Peptid	**W**ässrige **D**iarrhö, **H**ypokaliämie, **A**chlorhydrie (WDHA-Syndrom)

regung oder körperliche Belastung ausgelöst werden und dauern Sekunden bis Minuten. Bei fortgeschrittener Tumorerkrankung können die Anfälle aber auch über Stunden andauern.
- Paroxysmaler Flush (70 %): Bei einem Flush kommt es zu einer anfallsartigen Hitzewallung und Schwitzen mit einem Erythem an Gesicht und oberem Rumpf.
- Diarrhö (ca. 70 %) und Gewichtsverlust
- Krampfartige Bauchschmerzen
- Asthmaanfälle
- Hypotonie und Tachykardie
- Rechtsherzendokardfibrose und Trikuspidalinsuffizienz (bis zu 30 %)

Diagnostik: Bei Verdacht auf ein Karzinoidsyndrom wird die Ausscheidung des Serotoninabbauprodukts 5-Hydroxyindolessigsäure (5-HIES) **im angesäuerten 24-h-Urin** bestimmt. Drei Tage zuvor soll eine serotoninarme Diät eingehalten (keine Bananen, Nüsse, Tomaten, Ananas, kein Kaffee etc.) und möglichst keine Antihistaminika, Neuroleptika und bestimmte andere Medikamente eingenommen werden. Die Urinkonzentration ist auch davon abhängig, ob während des Untersuchungsintervalls ein Flush aufgetreten ist.
Vor allem bei funktionell inaktiven Tumoren ist auch die Bestimmung des Tumormarkers **Chromogranin A** von Bedeutung. Dieser dient auch der Verlaufsbeurteilung. In weiterer Folge werden zum Nachweis des Primärtumors und Staging **bildgebende Verfahren** angewendet.
Durch die Endosonografie kann eine Tiefeninfiltration oder Lymphknotenbeteiligung festgestellt werden.
Durch CT oder MRT kann der Primärtumor nicht immer nachgewiesen werden. Meist lassen sich aber Lymphknoten- oder Organmetastasen nachweisen oder ausschließen.
Einen besonderen Stellenwert hat die Somatostatin-Rezeptorszintigrafie (Octreotid-Scan), da Karzinoidtumoren häufig Somatostatin-Rezeptoren an ihrer Zelloberfläche exprimieren. Eine höhere Auflösung kann mit dem **68Ga-DOTATOC-PET-CT** erreicht werden.
Differenzialdiagnose: Eine systemische Mastozytose muss ausgeschlossen werden. Dabei kommt es zu einer variablen Symptomatik, bei der auch Flush, Pruritus und Kopfschmerzen auftreten können. Die Mastozytose ist durch ein Mastzellinfiltrat in der Haut oder anderen Organen charakterisiert.
Therapie: Sofern möglich, sollte eine endoskopische Abtragung oder eine chirurgische Resektion unter Octreotidbehandlung zum Schutz vor einer Karzinoidkrise erfolgen.

Bei Lebermetastasen können chirurgische (z. B. Leberteilresektion) und andere Verfahren (z. B. Chemoembolisation u. a.) erwogen werden.
Bei palliativem Vorgehen kommen symptomatische und antiproliferative Therapien zur Anwendung:
- Somatostatin-Analoga (Octreotid, Lanreotid, Pasireotid, ▶ Kap. 16) sind die 1. Wahl zur symptomatischen Therapie bei Karzinoidsyndrom und können in höherer Konzentration auch eine Tumorstabilisierung bewirken.
- Radionuklidtherapie mit nuklidgekoppelten Somatostatin-Analoga (z. B. ^{90}Y-DOTATOC) bei NET mit Somatostatin-Rezeptorexpression
- Evtl. Everolimus oder Sunitinib
- Chemotherapie bei rasch progredienten Tumoren (und hohem Proliferationsindex)

Insulinom
Insulinome sind im Gegensatz zu anderen neuroendokrinen Tumoren in über 90 % benigne. Es gibt Hinweise, dass diese eher von duktalen und Azinuszellen des Pankreas als von B-Zellen ausgehen. Es handelt sich überwiegend um kleine Tumoren (1–2 cm), die meist solitär, seltener multipel auftreten.

Klinik: Durch die autonome Insulinsekretion kommt es zu Hypoglykämiesymptomen, wie Heißhunger, Schwitzen, Zittern und neuroglukopenischen Symptomen (Kopfschmerzen, Sehstörungen, Konzentrationsstörungen). Die Symptome treten charakteristischerweise im Nüchternzustand auf und verbessern sich umgehend nach Glukosezufuhr!
Diagnostik: Zur Diagnose wird ein verlängerter Glukosebelastungstest mit anschließendem **Hungerversuch** über max. 72 h empfohlen. Es erfolgen dabei engmaschige Blutzuckerkontrollen sowie Bestimmungen von Insulin, Proinsulin und C-Peptid. Der Test wird bei symptomatischer Hypoglykämie beendet. Bei Patienten mit einem Insulinom kommt es zu einem Blutzuckerabfall bei fehlender Insulinsuppression. Auch bei Gesunden fällt die Blutzuckerkonzentration ab, bei jedoch supprimierter Insulinsekretion. Die Bestimmung des C-Peptids, als Maß für die endogene Insulinsynthese, dient zum Ausschluss einer Hypoglykämie durch exogenes Insulin (Hypoglycaemia factitia). Von manchen Endokrinologen wird auch die Diagnosestellung durch einen verlängerten Glukosetoleranztest allein mit Interpretation des Insulinsekretionsmusters als ausreichend angesehen.
Auch wenn extrapankreatische Insulinome eine Rarität darstellen, sollte aufgrund der Möglichkeit nicht-palpabler Tumoren und zunehmender laparoskopischer Operationen eine präoperative Lokalisationsdiagnostik angestrebt werden. Dabei kommen die bereits erwähnten Verfahren zur Anwendung. Ein DOTATOC-PET-CT hat aufgrund der geringeren Expression von Somatostatin-Rezeptoren nur eine untergeordnete Rolle.
Bei kleinen Tumoren gelingt eine Lokalisation nicht immer. Es sollte dann aber auch an die Möglichkeit einer adulten Nesidioblastose (diffuse Betazellhyperplasie oder Non-insulinoma pancreatogenous hypocemia syndrome) gedacht werden. In diesem Fall kann eine selektive intraarterielle Kalziumstimulation (der A. lienalis, A. gastroduodenalis und A. mesenterica superior) mit hepatisch-venöser Bestimmung des Insulingradienten zur Regionalisierungsdiagnostik erwogen werden. Durch Kalzium wird eine Insulinsekretion bei Insulinom oder Nesidioblastose, nicht aber bei normalen B-Zellen stimuliert. In Zukunft könnte auch die Szintigrafie mit GLP-1-Radioliganden an Bedeutung gewinnen.
Therapie: Es sollte eine operative Entfernung erfolgen, bei gutartigen Tumoren vorzugsweise als parenchymsparende Enukleation. Bei symptomatischer Hypoglykämie werden rasch resorbierbare Kohlenhydrate oder parenterale Glukose verabreicht. Außerdem kann durch Diazoxid (Proglicem®) die Insulinsekretion gehemmt werden. Eine weitere Alternative stellen Somatostatin-Analoga (z. B. Octreotid) dar, die aber wie Diazoxid nur in etwa der Hälfte wirksam sind.

Gastrinom
Gastrinome sind meist im Pankreas oder im Duodenum lokalisierte Tumoren, die Gastrin produzieren. Sie sind in ca. 60–70 % maligne und in ca. 25 % mit einer MEN Typ 1 assoziiert.

Klinik: Die durch die Gastrinüberproduktion und damit erhöhte Säuresekretion verursachte Erkrankung wird als **Zollinger-Ellison-Syndrom** bezeichnet. Fast immer kommt es zu rezidivierenden, oft atypisch lokalisierten Ulzera im Duodenum, Magen und auch im Jejunum. Weiters kommt es häufig zur Diarrhö und Steatorrhö (Inaktivierung der Lipase und Schädigung von Enterozyten durch Magensäure).
Diagnostik: Die Diagnose wird durch eine **erhöhte Gastrinkonzentration** (Gastrin > 1.000 pg/ml ist bei nüchternen Patienten fast beweisend) bei erhöhter Säuresekretion (pH < 2,5) gestellt. Eine Gastrinerhöhung liegt auch bei einer perniziösen Anämie, bei Niereninsuffizienz oder bei einer Therapie

mit Protonenpumpenhemmern vor. In manchen Fällen ist zur Diagnosesicherung ein Sekretin-Stimulationstest notwendig. Nach der biochemischen Bestätigung sollte eine Lokalisationsidagnostik erfolgen.
Therapie: Eine kurative Behandlung ist bei Fehlen von Lebermetastasen nur durch eine chirurgische Tumorresektion möglich. Eine symptomatische Therapie zur Säureblockade erfolgt durch Protonenpumpenhemmer. Bei der MEN Typ 1 treten Gastrinome meist multifokal und häufiger in der Duodenalwand auf. Bei diesen Patienten kommt teilweise eine lebenslange Therapie mit Protonenpumpenhemmern zum Einsatz.

▶ Endokrines paraneoplastisches Syndrom: ektope Hormonproduktion, häufig beim kleinzelligen Bronchuskarzinom oder anderen neuroendokrinen Tumoren
▶ Karzinoidsyndrom: Flush, Diarrhö, kardiale Symptome
▶ Insulinom: Nüchternhypoglykämie, neuroglukopenische Symptome, Reversibilität nach Glukose (Whipple-Trias)
▶ Gastrinom: rezidivierende Magenulzera mit Bauchschmerzen

ZUSAMMENFASSUNG

46 DOPING

Zahlreiche Hormone haben auch eine leistungssteigernde Wirkung, durch die sich Athleten einen Vorteil im Wettkampf erhoffen. Doping ist der Versuch der Leistungssteigerung durch die Anwendung von **verbotenen Substanzen** oder **verbotenen Methoden**. Es gibt außerdem Substanzen, die bestimmten Einschränkungen unterliegen (z. B. Alkohol, Marihuana, Lokalanästhetika, Kortikosteroide und Betablocker). Neben der Anwendung sind aber auch die Verschreibung und das Inverkehrbringen dieser Substanzen zur Leistungssteigerung strafbar.

Dopingkontrolle

Neben Kontrollen bei Wettkämpfen („in competition") gibt es auch Kontrollen außerhalb eines Wettbewerbs („out of competition"). Die Kontrollen erfolgen meist durch Harnproben. In letzter Zeit wurden auch vermehrt Blutproben gezogen, da einige Dopingmittel nur im Blut nachweisbar sind. Urinproben werden unter Aufsicht abgegeben und auf zwei Flaschen und einen Becher aufgeteilt. Der Urinbecher wird für die Bestimmung von pH und Harndichte verwendet. Die Flaschen werden versiegelt und in das Labor geschickt. Bei einer positiven **A-Probe** erfolgt die Benachrichtigung des Sportverbands und des Athleten. Erst wenn das Ergebnis durch die **B-Probe** bestätigt wird, gilt der Test als positiv.

Verbotene Substanzen

Anabolika

Zu den Anabolika gehören anabole Androgene und selektive Androgen-Rezeptor-Modulatoren (SARM), Wachstumshormon, hCG (humanes Choriongonadotropin) und β_2-Agonisten (▶ Abb. 46.1):
Die erste Substanz der **anabol androgenen Steroidhormone** (Anabolika im engeren Sinn) war 19-Nortestosteron, von dem sich viele Anabolika ableiten. Häufig verwendete Substanzen sind z. B. Tetrahydrogestrinon (THG), Nandrolon, Stanozol oder auch Testosteron.
Anabolika gehören zu den ersten Dopingsubstanzen und sind durch ihre **anabolen Wirkungen** auch heute noch die wirksamsten Mittel zur Leistungssteigerung bei Kraft- und Schnellkraftsportarten. Sie führen zu einer Positivierung der Stickstoffbilanz, wodurch es zu einer allgemeinen Beschleunigung von Wachstumsprozessen kommt:

▶ Steigerung der Proteinsynthese in der Muskulatur
▶ Steigerung der Eythropoiese
▶ Abnahme des Körperfetts
▶ Wasserretention

▶ Neben den erwünschten anabolen Effekten treten aber auch immer (unerwünschte) **androgene Wirkungen** auf.

Bodybuilder nehmen teilweise das Zehnfache der üblichen Dosis einer Hormonsubstitution ein, wodurch es zu zahlreichen Nebenwirkungen kommen kann. Unbekannte Nebenwirkungen können auch durch die gleichzeitige Einnahme mehrerer Substanzen auftreten. Es kann zu Steroidakne, Dyslipidämie, Herzinfarkt und psychischen Veränderungen kommen (erwünscht: Euphorie, erhöhte Leistungsbereitschaft; unerwünscht: Gereiztheit, gesteigerte Aggressivität).

▶ Bei **Frauen** sind aufgrund der geringen Androgensynthese die Symptome der Hyperandrogenämie (tiefe Stimme, Virilisierung, Brustdrüsenatrophie; ▶ Kap. 33) ausgeprägter als bei Männern.

▶ Bei **Männern** kommt es durch eine Gonadotropinsuppression zur Hodenatrophie und zu einem Sistieren der Spermatogenese. Daher kann in Kombination hCG angewendet werden, das die Spermatogenese und das Hodenwachstum stimuliert. Aromatisierbare Anabolika können zum Auftreten einer Gynäkomastie führen. Bei Jugendlichen kann es durch einen vorzeitigen Epiphysenschluss zur Hemmung des Längenwachstums kommen. Es werden daher auch zusätzlich Antiöstrogene wie Clomifen ein-

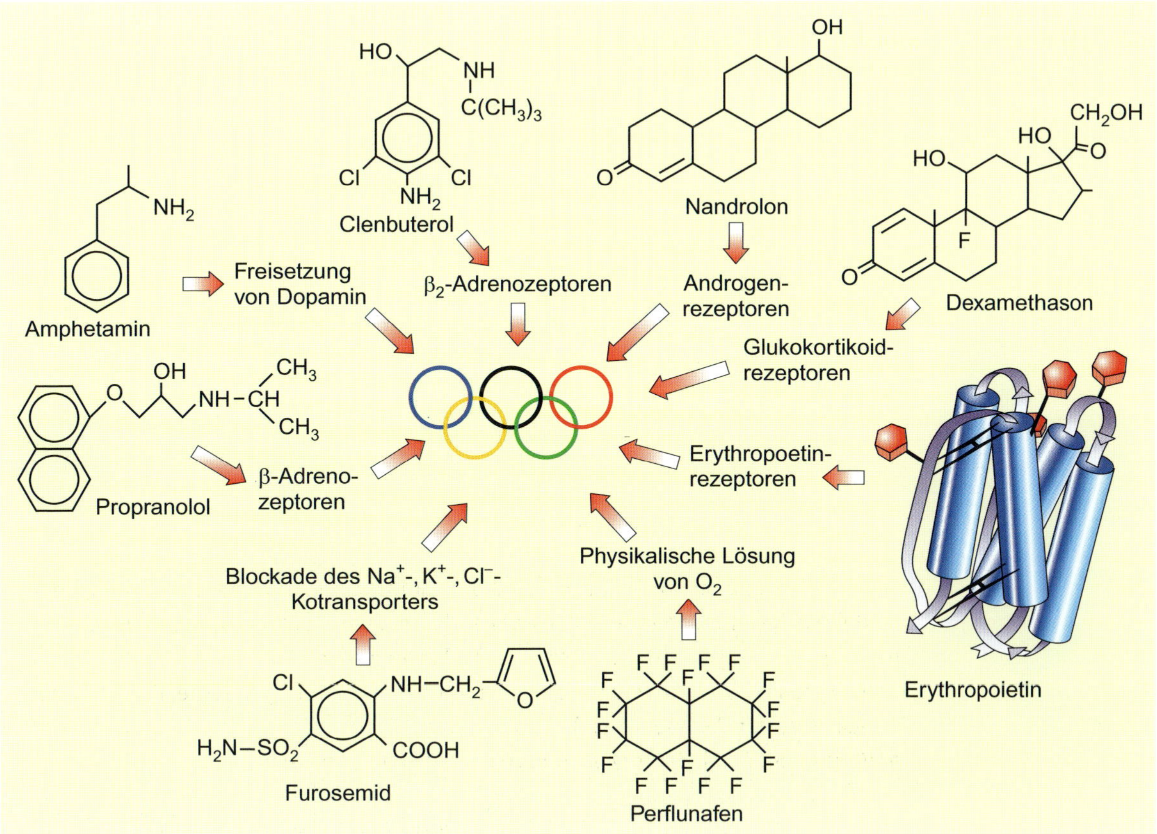

Abb. 46.1: Überblick über einige Dopingsubstanzen. [O522]

genommen, die die Entstehung einer Gynäkomastie unterdrücken.

Eine leistungssteigernde Wirkung von **Wachstumshormon** konnte in Metaanalysen bislang nicht eindeutig nachgewiesen werden. Dabei spielen jedoch vermutlich auch die geringeren Dosierungen und kürzeren Anwendungszeiträume als bei Athleten eine Rolle.

Verboten sind auch weitere Substanzgruppen, wie Aromatasehemmer, SERMs sowie Insulin und PPARδ-Agonisten.

Stimulanzien

Indirekt wirkende Sympathomimetika: gehören zu den Stimulanzien. Sie bewirken über eine zentralnervöse Freisetzung von Dopamin und anderen biogenen Aminen eine erhöhte Leistungsbereitschaft, Euphorie und eine Erhöhung der Ermüdungsschwelle. In diese Gruppe gehören Amphetamin und dessen Derivate. Indirekt wirkende Sympathomimetika wie Ephedrin bewirken eine Schleimhautabschwellung und sind auch als Erkältungssaft rezeptfrei erhältlich (z. B. Wick MediNait®).

β_2-Agonisten: Der wichtigste Vertreter ist Clenbuterol, das sowohl anabole als auch stimulierende Effekte hat. Es kann zu Tachykardien und Tremor kommen. Unrühmlichen Bekanntheitsgrad hat es durch die Anwendung bei der Kälbermast erlangt. β_2-Agonisten (Salbutamol, Salmeterol und Terbutalin), die bei der Therapie des Asthma bronchiale zur Anwendung kommen, dürfen nach ärztlicher Bestätigung zur Inhalation verwendet werden.

Koffein: hat ebenfalls eine stimulierende Wirkung. Seit dem 1.1.2004 steht Koffein jedoch nicht mehr auf der Liste verbotener Substanzen der WADA (World Anti-Doping Agency).

Erhöhung der Sauerstofftransportkapazität

Ein leistungslimitierender Faktor im Ausdauersport ist die maximale Sauerstofftransportkapazität. Diese kann z. B. durch eine erhöhte Erythrozytenzahl gesteigert werden. Dazu werden Substanzen verwendet, die teilweise auch für die Therapie der Anämie geeignet sind. Auch verschiedene verbotene Methoden erhöhen die Sauerstofftransportkapazität (s. u.).

Erythropoietin (kurz: EPO): renales Hormon, das für die Bildung der Erythrozyten essenziell ist. Es wird z. B. im Radsport angewendet, wo enorme Ausdauerleistungen verlangt werden. Durch die Hämatokriterhöhung kommt es jedoch zu einer erhöhten Blutviskosität und zur Gefahr von Thrombosen. Nachdem früher nur ein indirekter Nachweis durch die Bestimmung von Hämatokrit, Hämoglobinkonzentration und Retikulozytenzahl möglich war, kann rekombinantes Erythropoietin (rEPO) nun auch direkt im Harn nachgewiesen werden. Eine Weiterentwicklung ist CERA (Continuous Erythropoietin Receptor Activator), das durch Pegylierung eines EPO-Derivats ein höheres Molekulargewicht besitzt. Es wird daher kaum renal filtriert und zirkuliert somit länger im Blut.

HIF-Stabilisatoren: Stabilisatoren des HIF-Komplexes (Hypoxie-induzierbarer-Faktor) können oral verabreicht werden und stimulieren die körpereigene Erythropoietinsynthese. Tests auf rekombinantes Erythropoietin bleiben daher negativ.

RSR13: moduliert die Sauerstoffaffinität des Hämoglobins. Durch eine Rechtsverschiebung der Sauerstoffbindungskurve wird die O_2-Abgabe im Gewebe erleichtert. Physiologisch tritt dieser Effekt z. B. auch bei niedrigem pH oder erhöhter CO_2-Konzentration auf. 2001 wurde beim Giro d'Italia unter anderem auch RSR13 sichergestellt.

Repoxygen: gentherapeutisches Verfahren, das bisher nur an Mäusen getestet wurde. Das Erythropoietin-Gen wird dabei in Muskelzellen eingeschleust. Die Genexpression wird durch einen weiteren sauerstoffempfindlichen Faktor reguliert.

Hingegen hat oxygeniertes Wasser – das vielfach im Handel angepriesen wird – wohl keinen leistungssteigernden Effekt. Die Atmung erfolgt schließlich nicht über den Gastrointestinaltrakt.

Weitere Substanzen

Ebenfalls verboten sind opioidartige Analgetika. Sie bewirken zwar keine Leistungssteigerung, haben aber eine beruhigende und anxiolytische Wirkung. Zur Schmerzbehandlung dürfen NSAR verwendet werden.

Auch Cannabinoide und Glukokortikoide gehören zu den verbotenen Substanzgruppen. Betablocker sind bei bestimmten Sportarten im Wettkampf verboten.

Verbotene Methoden

Sauerstofftransport

Blutdoping: Für eine autologe Transfusion wird Erythrozytenkonzentrat 4–6 Wochen vor dem Wettkampf abgenommen und kurz davor reinfundiert. Hinweise auf Eigenblutdoping können derzeit nur indirekt geliefert werden, z. B. durch Nachweis des Stabilisators Glykol. Eine Fremdbluttransfusion kann hingegen auch direkt nachgewiesen werden. Auch die Entnahme und UV-Bestrahlung geringer Eigenblutmengen mit anschließender Retransfusion fällt unter die verbotenen Methoden, selbst wenn sich gerichtliche Gutachter zum Teil gegen einen leistungssteigernden Effekt ausgesprochen haben.

Perfluorierte Kohlenwasserstoffe (z. B. Perflunafen): synthetische Substanzen, die viel Sauerstoff physikalisch lösen können. Sie werden als Emulsion mit Phospholipiden angewendet, da sie sich nicht mit Wasser mischen lassen.

Modifiziertes Hämoglobin: Quervernetztes und polymerisiertes Hämoglobin wird vor dem Wettkampf in das Blut injiziert. Das polymerisierte Hämoglobin Hemopure® hat keine Zulassung in den USA und ist nur in Südafrika zugelassen. Einige andere Produkte wurden hingegen vor der Zulassung gestoppt. Hemopure® basiert auf Rinderhämoglobin. Im Vergleich zu Erythrozytenkonzentraten hat es den Vorteil, dass es einfacher und länger gelagert werden kann und mit allen Blutgruppen kompatibel ist.

Dopingmaskierer

Unter die verbotenen Methoden fällt auch die Manipulation von Harnproben. **Furosemid** führt durch die erhöhte Diurese zu einer Verdünnung der Urinkonzentration von verbotenen Substanzen. **Probenecid** vermindert die renale Steroidausscheidung, sodass die Konzentration endogener und exogener Androgene im Harn sinkt. **Finasterid** (5α-Reduktase-Hemmer) vermindert die Ausscheidung von 5α-Metaboliten und verändert so das Steroidprofil.

▶ Doping ist der Versuch der Leistungssteigerung durch verbotene Methoden oder verbotene Substanzen.
▶ Anabole Steroide werden bei Kraftsportarten und von Bodybuildern missbraucht. Unerwünscht sind die androgenen Wirkungen.
▶ Erythropoietin erhöht die Sauerstofftransportkapazität.
▶ Dopingmaskierer verdünnen die Harnkonzentration oder hemmen die Ausscheidung von verbotenen Substanzen.

ZUSAMMENFASSUNG

Fallbeispiele

Fallbeispiele

Fall 1: Starker Durst und Polyurie   122
Fall 2: Gewichtszunahme   124
Fall 3: Hirsutismus   126
Fall 4: Knochenschmerzen   128

47 FALL 1: STARKER DURST UND POLYURIE

FALLBESCHREIBUNG
Eine 62-jährige Patientin stellt sich bei Ihnen in der internistischen Ambulanz mit Polyurie und Polydipsie vor.

An welche Differenzialdiagnosen denken Sie?
Diabetes mellitus, Diabetes insipidus, primärer Hyperparathyreoidismus und andere Ursachen der Hyperkalzämie, psychogene Polydipsie, Medikamente.

Welche weiteren anamnestischen Fragen sollten Sie stellen?
Urinmenge (mehr als 2 l oder weniger als 0,5 l) und Harnqualität (dunkel, hell, schäumend)? Wie lange bestehen die Symptome? War der Beginn plötzlich oder langsam? Bestehen klinische Zeichen der Dehydratation (Obstipation, Mundtrockenheit)? Liegen Symptome vor, die auf eine bestimmte Erkrankung hinweisen (Gewichtsverlust, Müdigkeit, Kopfschmerzen u. a.)? Nicht vergessen werden darf die Medikamentenanamnese (v. a. Frage nach Diuretika).

Was sollte bei der körperlichen Untersuchung besonders beachtet werden?
Kann die Polyurie durch ausreichende Flüssigkeitsaufnahme kompensiert werden, oder bestehen Exsikkosezeichen (z. B. auffällig trockene Schleimhäute, stehende Hautfalten)? Bestehen weitere Hinweise auf eine Erkrankung, die mit Polyurie und gesteigertem Durst einhergeht? Besteht eine Hypotonie oder eine orthostatische Dysregulation?

Welche initialen labordiagnostischen Untersuchungen sind bei der Abklärung von Trinkstörungen sinnvoll?
Bestimmung von Glukose, HbA_{1c}, Natrium, Kalium, Chlorid, Kalzium, Kreatinin, Harnstoff, Hämatokrit, Serum- und Harnosmolarität, evtl. Urinnatriumkonzentration (Polyurie bei Hyperkalzämie und Hypokaliämie; Erhöhung von Natrium, Osmolalität, Harnstoff und Hämatokrit weisen auf eine Dehydratation hin).

FALLBESCHREIBUNG
Die Patientin gibt an, pro Tag 2–3 l Flüssigkeit zu trinken und etwa ebenso viel auszuscheiden. Nach ausführlicher Befragung berichtet sie auch über allgemeine Müdigkeit und Gewichtsabnahme. Sie könne sich nicht erinnern, seit wann die Symptome verstärkt aufgetreten seien. Eine arterielle Hypertonie werde seit 5 Jahren mit Tenormin® (Atenolol) behandelt. Sie gibt an, etwa 25 Zigaretten pro Tag zu rauchen und gelegentlich Alkohol zu trinken. Ihre Mutter habe an einem Typ-2-Diabetes gelitten. Der Vater sei vor 15 Jahren an einem Myokardinfarkt verstorben.
Die Patientin ist adipös und in einem guten Allgemeinzustand. Bei der körperlichen Untersuchung zeigen sich diskrete Exsikkosezeichen wie trockene Haut und Schleimhäute. Die Patientin hat eine beidseitige Gonarthrose.

Welcher Verdacht besteht nach der ersten Untersuchung?
Diabetes mellitus.

Welche diagnostischen Schritte leiten Sie zum Nachweis der Verdachtsdiagnose ein?
Bestimmung des HbA_{1c}, der Nüchternglukose (8 h nüchtern) oder oraler Glukosetoleranztest.

Welche diagnostischen Werte gelten als pathologisch?
Diabetes mellitus: $HbA_{1c} \geq 6,5\%$, Nüchternglukose ≥ 126 mg/dl oder oGTT ≥ 200 mg/dl.

Welche Lifestyle-Therapie empfehlen Sie der Patientin?
Rauchen aufgeben (Hilfe mit Nikotinpflastern, Kaugummi möglich!), Ernährungsumstellung und Kalorienrestriktion, Bewegung soweit möglich. Es kann auch überlegt werden, den Betablocker durch einen ACE-Hemmer zu ersetzen.

FALLBESCHREIBUNG
Am Nachmittag kommt eine weitere 55-jährige Frau in die Ambulanz, die ebenfalls unter starkem Durst und Polyurie leidet. Die Patientin beschreibt den Durst als zwanghaftes Verlangen zu trinken. Die Symptome bestünden seit etwa 2 Monaten. Sie müsse etwa alle 2–3 h Wasser lassen und stehe auch in der Nacht 3- bis 4-mal auf. Sie schätzt, dass sie etwa 5–6 l Urin pro Tag ausscheide. Seit dem 25. Lebensjahr bestehe ein wiederkehrender Spannungskopfschmerz. In letzter Zeit trete dieser jedoch häufiger auf. Die Patientin ist in einem guten Ernährungs- und Allgemeinzustand. Der weitere Status ist unauffällig.

Auf welche Erkrankung weisen die Symptome hin?
Diabetes insipidus.

Welche Symptome sind charakteristisch für diese Erkrankung?
Zwanghaftes Trinken, Polydipsie, Kopfschmerzen, Sehstörungen, plötzliches Auftreten, Bevorzugung kalter Getränke.

Welche Krankheiten sollen im Speziellen ausgeschlossen werden?
Differenzialdiagnose: Diabetes mellitus, renaler Diabetes insipidus, psychogene Polydipsie (häufiger bei jüngeren Patienten mit psychischen Störungen).

Durch welche Untersuchung kann die Verdachtsdiagnose bestätigt werden?
Durstversuch: Dabei ist kein physiologischer Anstieg der Urinosmolalität zu beobachten (< 300 mosmol/l). Hilfreich kann auch die Bestimmung von Copeptin sein.

Wie gehen Sie in diesem Fall weiter vor?
Bei nachgewiesenem Diabetes insipidus centralis sollte nach der Ursache gesucht werden (Tumor, Trauma, Enzephalitis, Meningitis, jedoch in etwa 30 % idiopathisch!). Die Kopfschmerzen könnten durch eine intrakranielle Raumforderung bedingt sein. Eine medikamentöse Therapie ist nicht immer notwendig.

FALLBESCHREIBUNG
Kurze Zeit später wird eine 60-jährige Frau von ihrem Ehepartner in der Ambulanz angemeldet. Ihr Mann meinte, sie sollte wegen des Schwindelgefühls beim Aufstehen und des erhöhten Dursts einmal zum Arzt gehen und auch gleich eine Routineuntersuchung machen lassen. Sonst gibt die Patientin keine Beschwerden an. Sie trinke nach eigenen Angaben täglich ca. 2 l Wasser und müsse untertags und auch in der Nacht häufiger Wasser lassen. Es seien keine Frakturen nach Bagatelltraumen bekannt. Die weitere Anamnese ist unauffällig, bis auf eine Hysterektomie vor 10 Jahren. Erst bei der Frage nach der Medikation gibt sie an, seit 2 Jahren einmal täglich Agopton® (Lansoprazol) wegen Bauchschmerzen einzunehmen. Diese hätten sich seitdem gebessert. Es besteht anamnestisch und klinisch kein Hinweis auf eine Herzinsuffizienz oder andere Ödemerkrankungen. Bei der körperlichen Untersuchung fallen v. a. stehende Hautfalten und eine trockene schuppende Haut auf. Der Ernährungszustand ist leicht herabgesetzt, der Allgemeinzustand gut.

Welche Verdachtsdiagnosen bestehen?
Diabetes mellitus, primärer Hyperparathyreoidismus, Tumorhyperkalzämie.

Welche weiteren anamnestischen Fragen sollten gestellt werden?
Es sollte nach weiteren Symptomen eines Diabetes mellitus bzw. eines primären Hyperparathyreoidismus gefragt werden. Bei Letzterem kann es zu rezidivierender Nephrolithiasis, Übelkeit, Erbrechen, Magenulzera, Obstipation, Knochenschmerzen oder Herzrhythmusstörungen kommen.
Außerdem sollte nach Knochenschmerzen und bisherigen Vorsorgeuntersuchungen (Mammografie, Thoraxröntgen) gefragt werden.

Sie machen eine Blutabnahme. Dabei erhalten Sie folgende Werte: Natrium: 147 mmol/l, Kalium 3,9 mmol/l, Kalzium: 3,1 mmol/l (Interpretation mit Serumproteinen – Albumin: 44,2 g/l), Phosphat: 0,81 mmol/l, Kreatinin: 1,34 mg/dl, Osmolalität: 304 mmol/l, Glukose: 134 mg/dl. Welche weitere Untersuchung sollte durchgeführt werden? Wieso?

Es liegt eine Hyperkalzämie vor. Daher sollten auch intaktes PTH und Phosphat bestimmt werden. Außerdem sollte ein Diabetes mellitus ausgeschlossen werden. Die weiteren Untersuchungen weisen auf einen primären Hyperparathyreoidismus hin: PTH intakt: 250 pg/ml, Kalzium: 3,04 mmol/l, Phosphat: 0,78 mmol/l.

Welche Therapiemöglichkeiten bestehen?

Die operative Entfernung stellt eine kurative Therapie dar. Bei älteren, asymptomatischen Patienten mit erhöhtem Operationsrisiko und nur leicht erhöhtem Kalzium ist, unter Gewährleistung regelmäßiger Verlaufskontrollen, eine Operation nicht immer angezeigt. Eine konservative Therapie besteht in einer ausreichenden Flüssigkeitszufuhr, körperlicher Aktivität, moderater Kalziumzufuhr und Bisphosphonaten. Digitalisglykoside und Thiazide sind kontraindiziert.

48 Fall 2: Gewichtszunahme

> **FALLBESCHREIBUNG**
> Ein 42-jähriger Mann stellt sich bei Ihnen in der Praxis mit Gewichtszunahme vor. Er hat in den letzten 12 Monaten mehr als 10 kg zugenommen.

Welche Endokrinopathien können mit einer Gewichtszunahme einhergehen?
Hypothyreose, Cushing-Syndrom, Hypopituitarismus, Hypogonadismus, Insulinom, Diabetes mellitus und Insulintherapie.

Gewichtszunahme ist eines der häufigsten Begleitsymptome. Auf welche Fragen sollte in der Anamnese besonderer Wert gelegt werden?
Von besonderer Bedeutung ist die Frage nach Ernährungsgewohnheiten, Nahrungsmenge, Appetit und körperlicher Aktivität. In den meisten Fällen liegt eine Gewichtszunahme durch eine erhöhte Kalorienaufnahme vor. Dabei müssen auch alkoholische Getränke berücksichtigt werden.
Es sollte des Weiteren nach dem Verlauf der Gewichtszunahme gefragt und nach Symptomen der oben angeführten Endokrinopathien gesucht werden (z. B. Kälteintoleranz, Obstipation, Müdigkeit, Vollmondgesicht, Stammfettsucht, Muskelatrophie, Ausfall der lateralen Augenbrauen). Die weitere Befragung beinhaltet eine Familienanamnese (Adipositas, metabolisches Syndrom) und eine Medikamentenanamnese. Verschiedene Pharmaka wie Hormone (Glukokortikoide, Östrogene, Gestagene, Insulin und Sulfonylharnstoffe), Psychopharmaka (Antidepressiva!, Antikonvulsiva), Antihistaminika oder Betablocker können ebenfalls zu einer Gewichtszunahme führen.

Was sollte bei der körperlichen Untersuchung bestimmt werden?
Es sollte eine Bestimmung von Körpergewicht und Körpergröße erfolgen. Es kann dann der Body-Mass-Index (BMI) bestimmt und der Bauchumfang gemessen werden. Außerdem soll auf die Fettverteilung (gynoid, android) geachtet werden.

Welche weiteren diagnostischen Schritte sind sinnvoll?
Es sollte eine biochemische Basisdiagnostik erfolgen. Dazu gehören: Nüchternblutzucker (bzw. oraler Glukosetoleranztest), Lipide, Harnsäure, Kreatinin und TSH.
Nur bei gleichzeitigem klinischem Verdacht auf endokrine Störungen werden weitere labordiagnostische Verfahren eingesetzt. Bei Verdacht auf eine psychische Essstörung (z. B. bei Depression) sollte eine psychiatrische Untersuchung erfolgen.

Ab welchem BMI spricht man von Adipositas?
Adipositas: BMI $\geq 30\,kg/m^2$; Übergewicht: BMI $25–29{,}9\,kg/m^2$, Normalgewicht: BMI $18{,}5–24{,}9\,kg/m^2$.

Wie hoch ist der Anteil übergewichtiger Menschen in Deutschland?
Gut die Hälfte der deutschen Erwachsenen ist übergewichtig. Bei ca. 20 % liegt eine Adipositas vor.

> Im Rahmen einer ausführlichen Anamnese berichtet der Patient, dass er seit längerer Zeit an zunehmender Müdigkeit und vermindertem Antrieb leide. Er friere außerdem leicht und ziehe sich lieber eine Schicht mehr an als früher. Die Sprache ist verlangsamt. Die Mutter habe an einem Kropf gelitten, der entfernt wurde, nachdem Beschwerden beim Schlucken aufgetreten seien. Seitdem sei sie beschwerdefrei. Der Vater leide an Morbus Parkinson. Der Ernährungszustand ist gut, der Allgemeinzustand leicht herabgesetzt. Bei der körperlichen Untersuchung fallen struppige, trockene Haare auf. Die Gesichtshaut ist trocken und leicht geschwollen. Der BMI beträgt $28\,kg/m^2$. Der Puls liegt bei 52 Schlägen pro Minute, der Blutdruck bei 130/90 mmHg. Die weitere Untersuchung ist unauffällig.

Auf welche Erkrankung weisen diese Symptome hin?
Es besteht der Verdacht auf eine Hypothyreose.

Welche weiteren Symptome können außerdem auftreten? Nach welchen Beschwerden sollte noch gefragt werden?
Neben Antriebslosigkeit und Kälteintoleranz kann es auch zu Obstipation und Depression kommen. Bei einer Hypothyreose kommt es häufig zu trockener und schuppender Haut, brüchigen Nägeln, Haarausfall, heiserer Stimme oder verzögerten Reflexen.

Sie machen eine Sonografie. Welches sonografische Bild könnte vorliegen? Was erwarten Sie bei einer Szintigrafie?
Bei der Sonografie zeigt sich eine verkleinerte Schilddrüse mit diffus verminderter Echogenität, vereinbar mit einer chronischen lymphozytären Thyreoiditis. Eine Szintigrafie würde einen diffus verminderten Uptake zeigen.

Sie führen eine Blutabnahme durch. Was bestimmen Sie? Welchen Wert erwarten Sie?
Sie führen eine Bestimmung von TSH und der Schilddrüsenhormone durch. Man erwartet ein erhöhtes TSH bei niedrigem fT_4. Liegt fT_4 noch im Normbereich, spricht man von einer latenten Hypothyreose. Zum Nachweis einer chronischen lymphozytären Thyreoiditis erfolgt eine Bestimmung von Anti-TPO-Antikörpern.

Welche Therapie schlagen Sie vor?
Zur Schilddrüsenhormonsubstitution wird Levothyroxin gegeben. Meist ist eine lebenslange Substitution erforderlich.

Besteht ein Zusammenhang zwischen der Struma der Mutter und der Hypothyreose des Patienten?
Die Struma der Mutter war wahrscheinlich durch einen Jodmangel bedingt. Ein direkter Zusammenhang mit einer chronischen lymphozytären Thyreoiditis besteht nicht.

FALLBESCHREIBUNG

Kurz vor der Mittagspause betritt ein 47-jähriger Patient Ihre Praxis. Auf den ersten Blick fallen ein rundes Gesicht und eine androide Fettsucht mit dünnen Extremitäten auf (▶ Abb. 48.1). Der Patient ist Landwirt. Frühere Erkrankungen sind nicht bekannt („Ich war immer gesund"). In letzter Zeit fühle er sich jedoch zunehmend abgeschlagen und müsse sich bei bestimmten Tätigkeiten von seinem Sohn helfen lassen. Der Patient trinkt gelegentlich Bier und raucht etwa 20 Zigaretten pro Tag. Auf die Frage nach Allergien und Unverträglichkeiten gibt er an, dass er Aspirin nicht vertrage, da er davon schnell Bauchschmerzen bekomme. Ansonsten ist die Anamnese unauffällig.

Der Allgemeinzustand ist gut. Nach Messung der Körpergröße und des -gewichts wird ein BMI von 29,4 berechnet. Der Bauchumfang beträgt 115 cm. Bei der körperlichen Untersuchung fallen Hautblutungen an den Unterschenkeln und Fettablagerungen im Nacken auf. Der Blutdruck liegt bei 145/95 mmHg, der Puls liegt bei 68 Schlägen pro Minute. Von dem erhöhten Blutdruck wisse er. Er möchte aber auf keinen Fall täglich Tabletten schlucken.

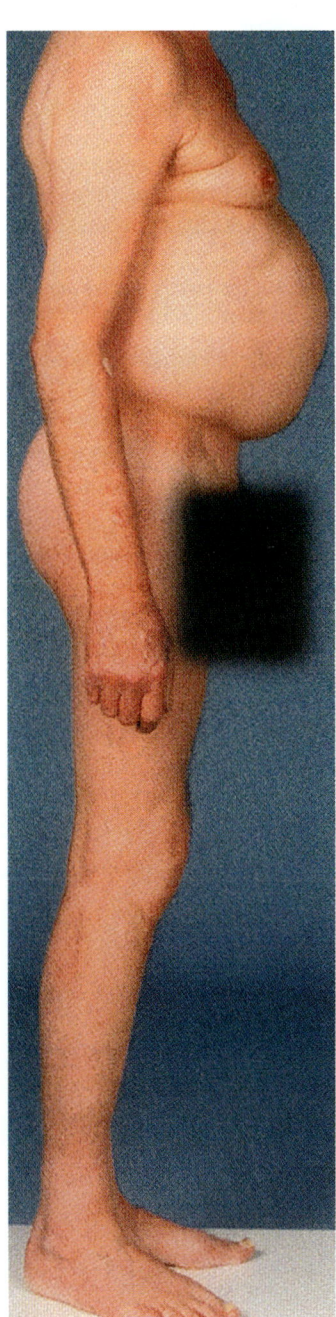

Abb. 48.1: Abdominelle Adipositas mit dünnen Extremitäten bei Patient mit Cushing-Syndrom. [E985]

Welche Verdachtsdiagnose stellen Sie?
Es besteht der Verdacht auf ein Cushing-Syndrom.

Welche Symptome können bei dieser Krankheit auftreten?
Stammfettsucht, Vollmondgesicht, Muskelatrophie und Hypertonie gehören zu den häufigsten Symptomen. Daneben kommt es auch zu rascher Erschöpfbarkeit und Schwäche. Bei Frauen treten evtl. Zyklusunregelmäßigkeiten und Zeichen der Hyperandrogenämie auf (Hirsutismus, Akne). Charakteristisch sind breite Striae im Bereich des Abdomens und Fettanlagerungen im Nacken und zwischen den Schulterblättern.

Welche diagnostischen Schritte leiten Sie ein?
Am Anfang der Diagnostik stehen ein niedrigdosierter Dexamethasonhemmtest und die Bestimmung der Kortisolausscheidung im 24-h-Harn. Je nach Verfügbarkeit kann auch eine mitternächtliche Kortisolbestimmung im Speichel durchgeführt werden. Die weiterführende Diagnostik besteht in einer ACTH-Bestimmung. Bei einem ACTH-abhängigen Cushing-Syndrom sollten zur weiteren Differenzierung ein CRH-Test und ein hochdosierter Dexamethasontest erfolgen. Bei der ACTH-unabhängigen Form wird mit bildgebenden Verfahren nach Raumforderungen der Nebenniere gesucht.

Worin besteht die Therapie bei einem ACTH-sezernierenden Hypophysenadenom?
Die Therapie der Wahl besteht in einer transsphenoidalen Adenomektomie.

FALLBESCHREIBUNG

Am Nachmittag rufen Sie einen 45-Jährigen in Ihr Sprechzimmer. Neben der Gewichtszunahme berichtet der Patient über Schmerzen in den Knie- und Hüftgelenken. Ansonsten habe er aber keine Beschwerden. Sorgen bereite ihm die rasche Gewichtszunahme. Vor 1 Jahr habe er noch 92 kg gewogen und wiege jetzt 102 kg bei einer Größe von 180 cm. Erst nach eindringlicher Befragung stellt sich heraus, dass er seit 14 Monaten arbeitslos ist und vor einem halben Jahr mit dem Rauchen aufgehört hat. Früher sei er KFZ-Mechaniker gewesen. Er mache derzeit zwar eine Umschulung, aber er finde nichts, was ihm ebenso viel Spaß mache wie sein früherer Beruf. Der BMI beträgt 31,5 kg/m². Der Status weist keine weiteren Besonderheiten auf.

Auf welche endokrine Erkrankung weisen die Symptome hin?
Die Symptome weisen auf keine endokrine Erkrankung hin.

Was raten Sie dem Patienten bezüglich des Übergewichts?
In diesem Fall führt eine neue Lebensaufgabe wahrscheinlich auch zu einer Gewichtsabnahme. Im Allgemeinen kann Übergewicht langfristig nicht durch radikale Diäten behandelt werden. Schließlich dauert es auch längere Zeit, bis das aktuelle Übergewicht erreicht ist. Im Vordergrund steht daher die Erarbeitung eines Therapiekonzepts, das auf einer langsamen Reduktion des Körpergewichts durch Kalorienrestriktion, körperliche Aktivität und Verhaltenstherapie basiert.

49 FALL 3: HIRSUTISMUS

FALLBESCHREIBUNG
Eine junge Frau im Alter von 20 Jahren stellt sich bei Ihnen in der Ambulanz vor. Sie berichtet über Amenorrhö sowie zunehmende Behaarung am Kinn und an der Oberlippe.

Welche Fragen sind bei der Anamnese zu stellen?
Neben der gynäkologischen Anamnese ist im Besonderen nach dem Zeitpunkt und dem Verlauf des Auftretens zu fragen. Eine verstärkte Behaarung ist häufig idiopathisch bedingt. Eine Kombination mehrerer Symptome kann jedoch auf eine endokrine Störung hinweisen.

Auf welche weiteren Merkmale sollten Sie besonders achten?
Es sollte auf weitere Zeichen einer Hyperandrogenämie, wie Akne, androgenetischer Haarausfall, tiefe Stimme und Brustdrüsenatrophie, geachtet werden. Bei Frauen manifestiert sich eine androgenetische Alopezie v. a. als diffuser Haarausfall am Scheitel bei erhaltenem frontalem Haaransatz, seltener bestehen haarlose Areale temporal, wie sie häufig bei Männern auftreten.
Beim Hirsutismus liegt eine vermehrte Behaarung an den androgensensitiven Regionen vor, z. B. Oberlippe, Kinn oder Brust. Außerdem sollte auch an Symptome eines Cushing-Syndroms gedacht werden, wie Stammfettsucht, Vollmondgesicht, Muskelatrophie, rasche Erschöpfbarkeit, Hypertonie.

Welche weiteren diagnostischen Schritte leiten Sie ein?
Zu Beginn der Abklärung einer sekundären Amenorrhö sollte immer auch eine Schwangerschaft ausgeschlossen werden. Hirsutismus und Virilisierung weisen auf eine Hyperandrogenämie hin. Die erste biochemische Diagnostik umfasst z. B. eine Bestimmung von FSH, LH, TSH, Östradiol, Progesteron, Testosteron, DHEAS, 17-OH-Progesteron, SHBG und Prolaktin.

Mit 14 Jahren kam es zum Eintritt der Menarche. Danach traten immer wieder unregelmäßige Zyklen auf. Diese wurden in Zusammenhang mit der Scheidung der Eltern gesetzt. Seit der Pubertät besteht eine starke Akne. Selbst eine Therapie mit Retinoiden hat jedoch nur einen eingeschränkten Erfolg gezeigt. Zur Kontrazeption unter Retinoidbehandlung nimmt die Patientin die Pille, seitdem sie 16 Jahre alt war. Die Pille wurde vor 1 Jahr aufgrund eines Kinderwunsches abgesetzt.
Mit 15 Jahren erfolgte eine Appendektomie, außerdem besteht eine Laktoseintoleranz. Der Vater (49 Jahre) leidet an Diabetes mellitus, der vor 5 Jahren diagnostiziert wurde und seitdem mit Tabletten behandelt wird. Die weitere Familienanamnese ist unauffällig.
Die Patientin ist übergewichtig (BMI = 28 kg/m²) und treibt ungern Sport. Bei genauerer körperlicher Untersuchung erkennen Sie eine vermehrte Behaarung am Kinn, an der Oberlippe (▶ Abb. 49.1) sowie eine Verlängerung der Schambehaarung in Richtung Nabel und einzelne dunkle Haare um die Brustwarzen. Eine Klitorishypertrophie liegt nicht vor.

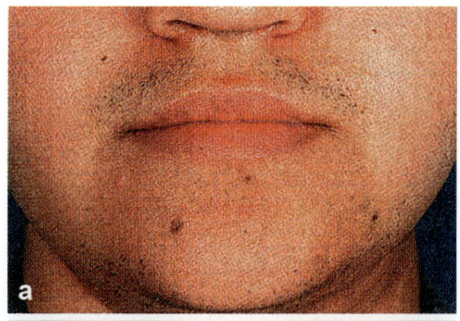
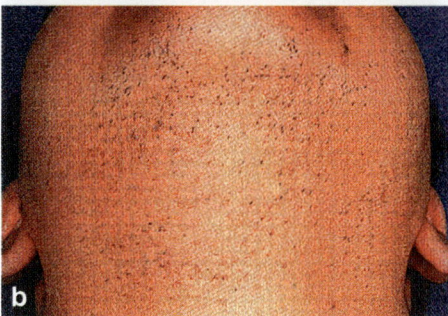

Abb. 49.1: Hirsutismus an Oberlippe (a) und Kinn (b). [E985]

Bei der weiteren Diagnostik zeigt sich eine Erhöhung der Androgene. In der frühfollikulären Phase erfolgt eine Bestimmung von basalem 17-OH-Progesteron und nach Stimulation durch ACTH: 17-OH-Progesteron: 0,6 ng/ml (normal: 0,2–1,0 ng/ml). Nach ACTH-Stimulation erfolgt kein weiterer Anstieg. Welche Krankheit können Sie somit ausschließen?
Es können sowohl das „klassische" als auch die Late-Onset-Form des adrenogenitalen Syndroms ausgeschlossen werden.

Welche häufigen Differenzialdiagnosen müssen berücksichtigt werden?
Cushing-Syndrom (Ausschluss durch Dexamethasonkurztest), polyzystisches Ovar-Syndrom (Diagnose nach Ausschluss eines hypogonadotropen Hypogonadismus, einer Hyperprolaktinämie, einer Ovarialinsuffizienz, von Schilddrüsenfunktionsstörungen oder eines Cushing-Syndroms)

Nach Ausschluss anderer Ursachen kann bei der Patientin die Diagnose eines PCOS gestellt werden. Sie versucht seit einiger Zeit, schwanger zu werden. Wie können Sie der Patientin helfen? Was müssen Sie dabei berücksichtigen?
Das PCOS ist mit dem metabolischen Syndrom assoziiert (Insulinresistenz!). Es muss daher vor Eintritt einer Schwangerschaft eine mögliche Störung des Kohlenhydratstoffwechsels ausgeschlossen bzw. behandelt werden, da es sonst zu einer erhöhten Inzidenz von Fehlbildungen und Schwangerschaftskomplikationen kommen kann. Um eine Ovulation zu induzieren, lassen sich beim PCOS gute Erfolge mit Clomifen erzielen.

> **FALLBESCHREIBUNG**
>
> Am selben Tag meldet sich eine 19-Jährige in der Ambulanz an. Die Patientin berichtet, dass die Menarche mit 13 Jahren eingetreten sei. Danach hätten für 24 Monate regelmäßige Zyklen vorgelegen, die seit 5 Jahren zunehmend unregelmäßiger würden. Mit 16 Jahren habe sie ein Polytrauma bei einem Verkehrsunfall erlitten, weshalb sie mehrere Wochen im Krankenhaus verbracht habe. Die weitere Anamnese ist unauffällig.
>
> Die Patientin ist schlank. Bei der körperlichen Untersuchung erkennen Sie einen männlichen Behaarungstyp mit Brustbehaarung und verlängerter Schambehaarung. Der Hirsutismus liegt seit mehreren Jahren vor. Der Zeitpunkt des ersten Auftretens ist nicht erinnerlich. Die Stimme ist vor einigen Monaten etwas tiefer geworden. Die Labordiagnostik führt zum Nachweis der Hyperandrogenämie mit stark erhöhten Werten.

Welche Punkte sprechen für einen androgensezernierenden Tumor, welche für ein adrenogenitales Syndrom (AGS)? Wie kann im Zweifelsfall eine Unterscheidung erfolgen?

Langsames Auftreten und frühe Manifestation sprechen für ein Late-Onset-AGS. Androgenkonzentrationen im Tumorbereich und ein plötzliches Auftreten im höheren Alter weisen auf einen androgenproduzierenden Tumor hin (▶ Abb. 49.2). Im Zweifelsfall wird zur Differenzierung Dexamethason hochdosiert über zumindest 2 Tage verabreicht. Bei einem AGS oder einem Cushing-Syndrom kommt es daraufhin zu einer Suppression der Androgene um > 50 %.

Wie erfolgt der Nachweis eines adrenogenitalen Syndroms?

Bestimmung von 17-OH-Progesteron in der frühfollikulären Phase vor und 1 h nach ACTH-Gabe. Eine erhöhte Konzentration und ein Anstieg nach ACTH-Stimulation sprechen für ein adrenogenitales Syndrom mit 21-Hydroxylase-Mangel.

Worin besteht die Therapie?

Die Therapie des Late-Onset-AGS richtet sich nach Symptomen und Kinderwunsch. Hirsutismus wird dadurch jedoch meist nicht ausreichend behandelt. Zur Behandlung des Hirsutismus können mechanische Methoden (Rasur, Epilation, Elektrolyse) verwendet werden. Orale Kontrazeptiva führen zu einer Zyklusregularisierung und verbessern häufig einen Hirsutismus. Auch Antiandrogene kommen zum Einsatz. Bei Kinderwunsch kann zur Ovulationseinleitung eine niedrig dosierte Glukokortikoidbehandlung erfolgen. Zur Behandlung des klassischen AGS ist eine lebenslange Steroidsubstitution zur ACTH-Suppression notwendig.

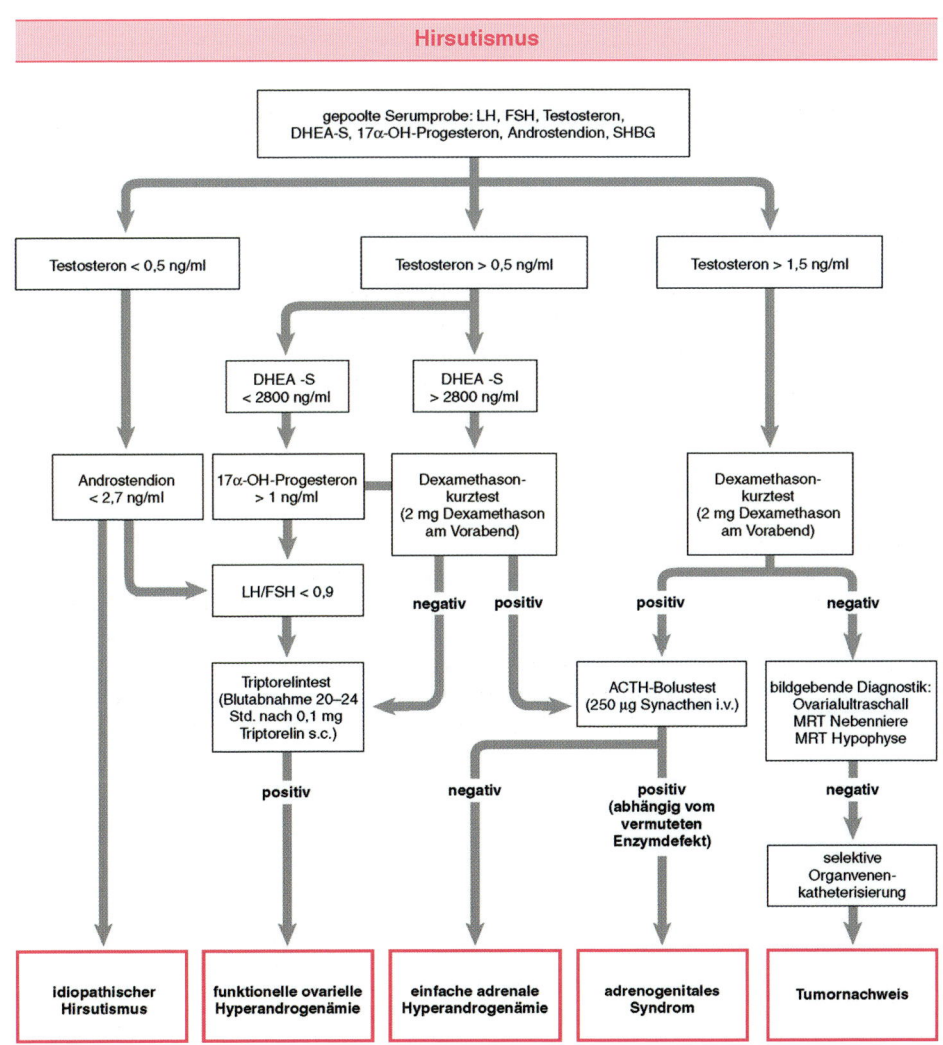

Abb. 49.2: Diagnostik des Hirsutismus. Stark erhöhte Androgenwerte weisen auf einen androgenproduzierenden Tumor hin. [L217]

50 FALL 4: KNOCHENSCHMERZEN

FALLBESCHREIBUNG
Eine verschleierte Patientin stürzt in die Ambulanz und klagt sofort lautstark über heftige Schmerzen. Die Frau ist türkischer Herkunft und spricht nur gebrochen deutsch, weshalb eine ausführliche Anamnese kaum möglich ist. Sie lassen daher Frau Yildirim vom Putzpersonal ausrufen und bitten sie, wenn nötig zu übersetzen. Die Patientin ist 56 Jahre alt und berichtet über Knochenschmerzen (▶ Tab. 50.1).

Welche Ursachen kommen für Knochenschmerzen infrage?
Metabolische Osteopathien (primärer/sekundärer Hyperparathyreoidismus, Osteoporose, Osteomalazie, Morbus Paget), Tumoren (Plasmozytom, primäre Knochentumoren und Knochenmetastasen), Osteomyelitis, Frakturen.

Welche weiteren Fragen sollten Sie bezüglich der Schmerzen stellen?
Seit wann (akut oder chronisch)?, Wie? Art (stechend, dumpf)?, Wie stark? Schmerzskala (0–10)?, Häufigkeit? (permanent oder rezidivierend, belastungsabhängig?), Wo? Lokalisation und Ausstrahlung (diffus oder lokalisiert)?, Begleitsymptome?

Worauf ist bei der körperlichen Untersuchung im Besonderen zu achten?
Bestimmung von Körpergröße und -gewicht im Verlauf. Es sollte auch auf die Körperhaltung und den Gang geachtet werden. Ferner ist festzustellen, ob Bewegungseinschränkungen, Klopf- oder Druckschmerzen bestehen.

FALLBESCHREIBUNG
Die Patientin berichtet über diffuse Knochenschmerzen in den Beinen und dem Becken, die seit einigen Jahren langsam zunehmen würden. Weitere Krankheiten seien nicht bekannt. Auch die Familienanamnese ist unauffällig. Bis auf kleine Gedächtnisprobleme bestünden beim Vater keine Beschwerden. Die Mutter und die Geschwister seien gesund. Sie erzählt weiter, dass sie die Wohnung nur mit einem Schleier verlasse. Medikamente nehme sie keine ein. Die Patientin ist in einem guten Allgemeinzustand und, soweit beurteilbar, in einem etwas reduzierten Ernährungszustand. Wirbelsäule und das Becken sind druckschmerzhaft. Bei der körperlichen Untersuchung fällt außerdem ein Watschelgang auf. Die Patientin macht kürzere Schritte und rollt nicht mit den Fußsohlen ab.

Sie entnehmen Blut und bestimmen: Kalzium 2,09 mmol/l (Albumin: 51,2 g/l), Phosphat 0,73 mmol/l, alkalische Phosphatase (AP) 354 U/l (60–170 U/l), Kreatinin 0,72 mg/dl. Welcher Verdacht besteht? Worauf achten Sie im Röntgen?
Vermindertes Kalzium bei erhöhtem PTH und erhöhter AP weisen auf eine Osteomalazie hin. Durch eine Bestimmung von 25-OH-Vitamin D wird der Verdacht bestätigt. Bei einer Röntgenaufnahme können evtl. Looser-Umbauzonen nachgewiesen werden. Es zeigen sich eine verminderte Knochendichte und verwaschene, unscharfe Strukturen. Ferner könnten auch Wirbelkörperfrakturen vorliegen.

Tab. 50.1: Knochenschmerzen sollen sorgfältig von anderen Schmerzen abgegrenzt werden.

Knochenschmerzen	Betreffen den Skelettapparat
Gelenkschmerzen	Bewegungsabhängige Schmerzen
Muskelschmerzen	Druckschmerzhaft
Nervenschmerzen	Polyneuropathie, Bandscheibenvorfall, Neuritis
Gefäßbedingte Schmerzen	pAVK, Thrombosen (typisch: Wadenschmerz)
Kopfschmerzen	Migräne, Clusterkopfschmerz

Nach welchen Ursachen sollte noch gesucht werden?
Zu den häufigsten Ursachen gehören ein Mangel an UV-Licht und Malassimilationsstörungen. Es sollte daher auch nach gastrointestinalen Symptomen gefragt werden.

Welche Therapie schlagen Sie vor?
Wenn möglich, sollte eine Therapie der Grunderkrankung erfolgen. Der Vitamin-D-Mangel wird durch eine Substitution von Colecalciferol behandelt. Dabei sind jedoch regelmäßig das Serumkalzium und die Kalziumausscheidung zu bestimmen, um eine Hyperkalzämie und Ausfällungen zu vermeiden.

FALLBESCHREIBUNG
Einige Zeit später quält sich eine 55-Jährige mit starken Rückenschmerzen in die Ambulanz. Seit etwa 2 Jahren bestünden chronische Rückenschmerzen, die bei Belastung und in letzter Zeit auch vermehrt nachts auftreten würden. Heute Morgen habe sie plötzlich akute heftigste Schmerzen gehabt. In der Familie hätte auch die Mutter Probleme mit der Wirbelsäule gehabt. Die jüngere Schwester sei bis auf eine frühere Schilddrüsenunterfunktion gesund. Sie meint, sie wäre früher etwas größer gewesen und schätzt, dass sie ca. 2 cm an Körpergröße verloren habe. Bei Bedarf nehme sie Omeprazol gegen Sodbrennen und Aspirin gegen Kopfschmerzen. Weitere Medikamente, auch Hausmittel, nehme sie nicht ein.
Gynäkologische Anamnese: Menarche mit 14 Jahren, Amenorrhöphase mit Anfang 30, Menopause mit 45 Jahren, 2 gesunde Kinder, die jeweils etwa 6 Monate gestillt wurden.
Bei der körperlichen Untersuchung fällt ein Rundrücken auf. Ein Tannenbaumphänomen ist nicht nachweisbar. Die Wirbelsäule ist druckdolent.

Eine Laborbestimmung zeigt: Kalzium 2,27 mmol/l (Albumin: 42,8 g/l), Phosphat 1,15 mmol/l, alkalische Phosphatase 73 U/l, Kreatinin 0,80 mg/dl, BSG: 6/13 mm, Blutbild unauffällig, Hb 11,8 g/dl, TSH: 1,53 mU/l. Welcher Verdacht besteht?
Verdacht auf primäre Osteoporose.

Welche Frakturen sind dabei pathognomonisch?
Wirbelkörperfrakturen, distale Radiusfrakturen, Schenkelhalsfrakturen.

Wie erfolgt die Diagnose?
Die Diagnose der primären Osteoporose kann durch eine verminderte Knochendichte nach Ausschluss sekundärer Ursachen gestellt werden. Dazu werden Kalzium, Phosphat, Blutbild, CRP, Blutsenkung, AP, γ-GT, Kreatinin und TSH bestimmt. Außerdem sollten die Kalziumausscheidung im Harn bestimmt und eine Elektrophorese durchgeführt werden.

Welche Umbaumarker kennen Sie?
Umbaumarker sind unter anderem: alkalische Phosphatase, Osteocalcin, Cross-Links.

Welche Therapie schlagen Sie konkret vor?
Bisphosphonate sind die wirksamsten Substanzen zur Behandlung der Osteoporose. Als Nebenwirkung könnten bei dieser Patientin jedoch weitere Schleimhautschädigungen auftreten. Bei gastrointestinaler Unverträglichkeit kommen auch eine parenterale Anwendung oder andere Substanzen infrage.

FALLBESCHREIBUNG

Noch am selben Tag stellt sich eine 59-jährige Patientin vor, die ebenfalls unter starken Knochenschmerzen leidet. An weiteren Erkrankungen ist eine Glomerulonephritis bekannt, die vor 2 Jahren diagnostiziert wurde. Dabei erfolgte eine Behandlung mit Prednisolon und Ciclosporin. Als weiteres Symptom verspüre sie immer wieder ein leichtes Kribbeln an den Fingerspitzen. Seit etwa 6 Monaten bereiteten ihr aber v. a. zunehmende, diffuse Knochenschmerzen Probleme. Diese seien v. a. in der Wirbelsäule und im Becken lokalisiert. Geringere Schmerzen würden auch im Bereich der Schultern auftreten. Die Familienanamnese ist unauffällig.

Der Allgemeinzustand ist etwas reduziert. Die Patientin ist übergewichtig. Die Wirbelsäule ist druckschmerzhaft, die Extremitäten sind schmerzfrei. Nach dem Hinknien kommt sie ohne Hilfe der Arme kaum aus der Hocke. Bei der Herzauskultation hören Sie ein spindelförmiges Systolikum mit einem Punctum maximum über dem zweiten Interkostalraum rechts.

Bei der Blutabnahme werden folgende Werte bestimmt: Kalzium: 1,91 mmol/l (Albumin: 33,7 g/l) Phosphat: 2,04 mmol/l, alkalische Phosphatase: 154 U/l, Kreatinin 3,14 mg/dl (GFR: 16 ml/min), Kalium 5,4 mmol/l, PTH: 340 pg/ml.

Welche Diagnose stellen Sie? Wieso?

Klinische Symptome und Laborparameter weisen auf einen sHPT bei Niereninsuffizienz hin. Kalzium ist auch nach Korrektur der verminderten Plasmaproteine noch inadäquat erniedrigt. Erhöhtes Kreatinin, Phosphat und Kalium weisen auf eine Niereninsuffizienz hin. PTH ist reaktiv erhöht.

Welche Komplikationen können außerdem auftreten?

Durch Überschreitung des Löslichkeitsprodukts für Kalzium und Phosphat kann es auch zu Kalzifizierungen außerhalb des Knochens in Gefäßen, Herzklappen oder der Kornea kommen.

Welche weitere Therapie schlagen Sie vor?

Bei der Niereninsuffizienz soll die Phosphatkonzentration durch Phosphatbinder gesenkt werden. Da bei einer Nebenniereninsuffizienz die Vitamin-D-Synthese gestört ist, werden z. B. Calcitriol oder Alfacalcidiol gegeben. Kalzium und Phosphat sollten regelmäßig kontrolliert werden um Ausfällungen zu vermeiden. Ein Therapiemonitoring erfolgt durch Bestimmung von intaktem PTH. Bei zu starker Hemmung der PTH-Sekretion besteht die Gefahr der Low-Turnover-Osteopathie.

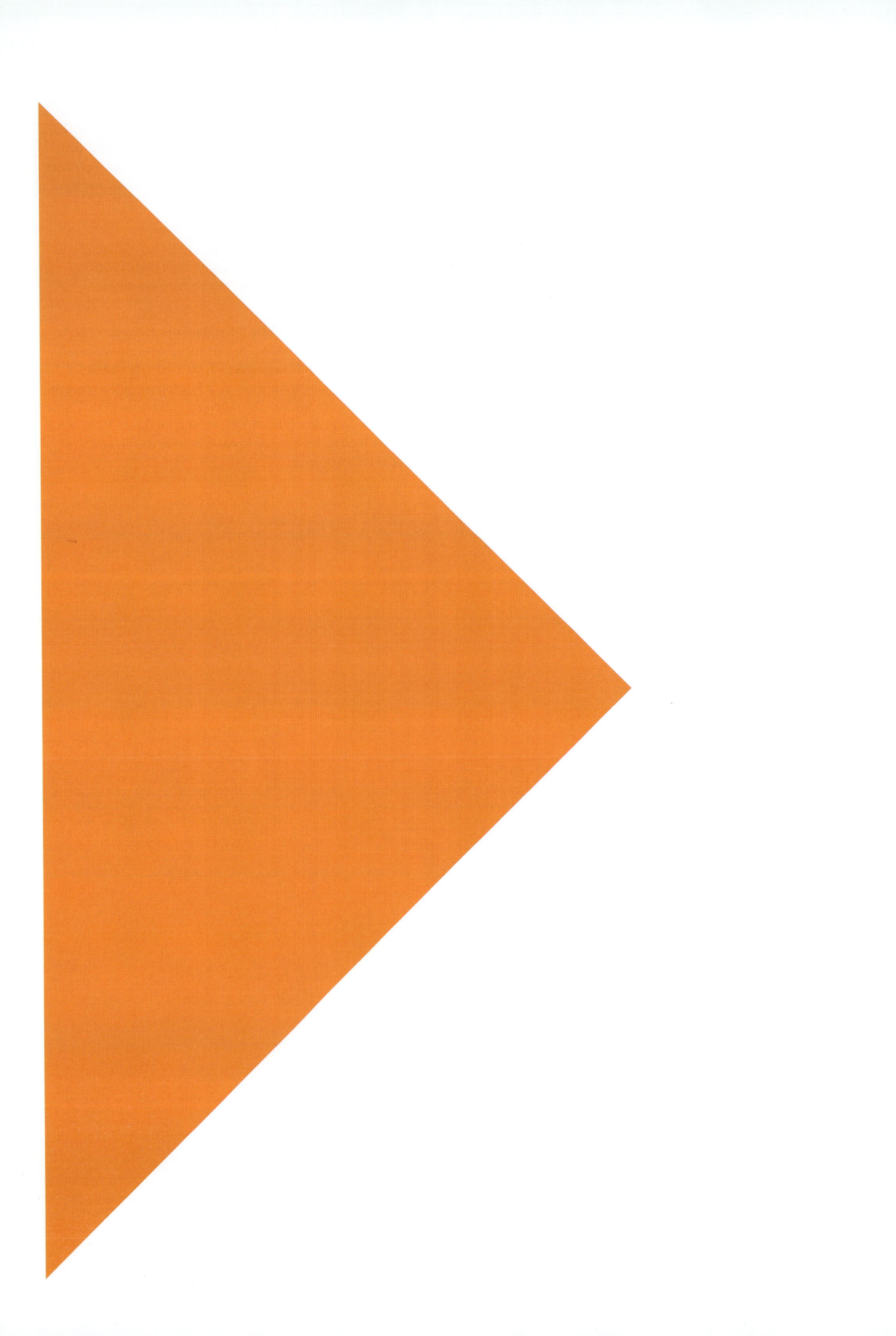

Anhang

51 Tabellen 132
52 Blutzucker-Protokoll 137
53 Quellenverzeichnis 139
54 Register 141

51 TABELLEN

Tab. 51.1: Hormonklassifikation mit ausgewählten Hormonwirkungen.

Hormon	Hormonart	Bildungsort	Freisetzung durch	Wirkungen
ACTH (adrenokortikotropes Hormon)	P	Adenohypophyse	CRH (zirkadianer Rhythmus)	Synthese von Glukokortikoiden und adrenalen Androgenen
ADH (antidiuretisches Hormon = Vasopressin)	P	Neurohypophyse	Hyperosmolarität, verminderte Vorhoffüllung	Vasokonstriktion (V_1-Rezeptor) und Rückresorption von freiem Wasser in der Niere (V_2-Rezeptor)
Adrenalin	AS	v. a. NNM (Neurotransmitter im ZNS)	Sympathische Innervation des NNM	HF ↑, HMV ↑, syst. RR ↑, Anstieg des zentralen Blutvolumens, Bronchodilatation, Glykogenolyse und Lipolyse ↑, Darmperistaltik ↓, Pupillenerweiterung (Stresshormon: „fight-fright-flight")
Aldosteron	S (Mineralokortikoid)	NNR (Zona glomerulosa)	Angiotensin II, Hyperkaliämie, gehemmt durch ANP	Na^+-Rückresorption und K^+-Sekretion in der Niere (u. a. im Darm, in Speicheldrüsen und Schweißdrüsen) → Volumenretention und RR ↑
Angiotensin II	P	Entsteht aus Angiotensin I durch ACE (großteils in der Lunge)	RAAS-Aktivierung (Hypovolämie, adrenerge Stimulation)	Aldosteronfreisetzung, Vasokonstriktion
ANP (atriales natriuretisches Peptid)	P	v. a. rechter Vorhof	Erhöhte Vorhofdehnung	Erhöhte Na^+-Ausscheidung in der Niere, Vasodilatation
BNP (brain natriuretisches Peptid)	P	v. a. linker Ventrikel	Erhöhte Ventrikeldehnung (z. B. bei Herzinsuffizienz)	Erhöhte Na^+-Ausscheidung in der Niere, (Herzinsuffizienzmarker)
Cholezystokinin (CCK)	P	Duodenum und Jejunum	Nahrungsproteine, langkettige Fettsäuren	Sekretion von Pankreasenzymen, Gallenblasenkontraktion
CRH (Corticotropin-releasing-Hormon)	P	Hypothalamus	Zirkadianer Rhythmus und negative Rückkopplung	Freisetzung von ACTH
DHEA und DHEAS (Dehydroepiandrosteron und DHEA-Sulfat)	S (Androgen)	v. a. NNR (Zona reticularis)	ACTH	Niedrigpotentes adrenales Androgen, zahlreiche positive Effekte werden diskutiert, sind aber nicht nachgewiesen (soll u. a. den Altersprozess hemmen), Umwandlung in Testosteron und Östrogene (s. dort)
DHT (Dihydrotestosteron)	S (Androgen)	Bildung in den Zielzellen aus Testosteron	Reduktion von Testosteron	Potentes Androgen zur Differenzierung der äußeren männlichen Geschlechtsorgane, erhöhte Konzentrationen in Prostata, Achsel oder Schambereich (vermehrte Expression der 5α-Reduktase)
Endorphine	P	Hypophyse und ZNS	Notfallsituationen (z. B. Unfall), große körperliche Anstrengung, positive Erlebnisse	Starke analgetische Wirkung, euphorische, beruhigende und anxiolytische Wirkung („Glückshormone")
Erythropoetin	GP	v. a. Niere	Hypoxie (vermindert bei Niereninsuffizienz u. a.)	Stimuliert die Erythropoese
FSH (follikelstimulierendes Hormon)	GP	Adenohypophyse	Pulsatiler GnRH-Stimulus	♀: Follikelreifung ♂: Spermatogenese
Gastrin	P	Antrum, Duodenum (G-Zellen)	Magendehnung, Nahrungsproteine, Vagusaktivierung	Magensäure- und Pepsinogensekretion
Kalzitonin	P	C-Zellen (Schilddrüse)	Hyperkalzämie, Pentagastrin, medulläres Schilddrüsenkarzinom (Tumormarker)	Osteoklastenhemmung, Senkung der Kalziumkonzentration
Kalzitriol (1,25-Dihydroxy-Vitamin D_3)	Steroidähnlich	Haut → Leber → Niere	PTH, Phosphat ↓	Kalzium- und Phosphatresorption aus dem Darm, Knochenmineralisation, Immunmodulation
GH (growth hormone) s. Wachstumshormon				
GHIH (Growth-Hormon-inhibiting-Hormon = Somatostatin)	P	Hypothalamus und Pankreas (D-Zellen)	Negative Rückkopplung	Hemmt GH-Sekretion; hemmt Insulin- und Glukagon-Ausschüttung im Pankreas
Ghrelin (growth-hormone-release-inducing)	P	v. a. Magen (auch Hypothalamus und Hypophyse)	Nahrungskarenz (sinkt nach Nahrungsaufnahme ab)	Reguliert Nahrungsaufnahme, wachstumshormonfreisetzend
GHRH (Growth-Hormon-releasing-Hormon = Somatoliberin)	P	Hypothalamus	Negative Rückkopplung	Stimuliert GH-Freisetzung
Glukagon	P	Pankreas (A-Zellen)	Hypoglykämie, Katecholamine, Aminosäuren	Steigert Glykogenolyse und Glukoneogenese → Blutzuckeranstieg
GnRH (Gonadotropin-releasing-Hormon)	P	Hypothalamus	Negative Rückkopplung (Pulsgenerator: Nucleus arcuatus)	Freisetzung von LH und FSH
hCG (humanes Choriongonadotropin)	GP	Blastozyste		Stimuliert Corpus luteum zur Umwandlung zum Corpus luteum graviditatis (Schwangerschaftstest)

Tab. 51.1: Hormonklassifikation mit ausgewählten Hormonwirkungen. (Forts.)

Hormon	Hormonart	Bildungsort	Freisetzung durch	Wirkungen
hGH (human growth hormone) s. Wachstumshormon				
hMG (humanes menopausales Gonadotropin)	GP	FSH und LH aus dem Urin postmenopausaler Frauen		FSH- › LH-Aktivität (Fertilitätstherapie)
IGF-1 (Insulin-Like-Growth-Faktor 1)	P	Leber	Wachstumshormon	Zahlreiche wachstumsfördernde Wirkungen (erhöhte Proteinsynthese), auch Agonist am Insulinrezeptor
Insulin	P	Pankreas (B-Zellen)	Hyperglykämie, Aminosäuren	Erhöht zelluläre Glukoseaufnahme und Glykogensynthese, hemmt Glukoneogenese und Lipolyse → Blutzucker sinkt; fördert zelluläre Kaliumaufnahme
Kortisol	S (Glukokortikoid)	NNR (Zona fasciculata)	ACTH (zirkadianer Rhythmus)	Proteinabbau (z. B. Muskulatur, Haut), Glukoneogenese, Lipolyse, immunsuppressive, antiphlogistische und antiallergische Wirkung, mineralokortikoide Wirkung (siehe Aldosteron)
LH (luteinisierendes Hormon)	GP	Adenohypophyse	Pulsatiler GnRH-Stimulus	♀: Ovulation, Gelbkörperbildung ♂: Androgenbildung
Melatonin	AS	Zirbeldrüse (Corpus pineale)	Bei Dunkelheit	Steuert Tag-Nacht-Rhythmus (schlaffördernd)
MSH (melanozytenstimulierendes Hormon)	P	Von POMC abgespalten	MRH (MSH-releasing-Hormon), durch MSH-inhibiting-Hormon gehemmt	Steigert Melaninsynthese in den Melanozyten
Noradrenalin	AS	Sympathische postganglionäre Neurone, NNM, ZNS	Sympathikusaktivierung	Vasokonstriktion (RR ↑) und reflektorische HF-Abnahme! (Parasympathikus ↑, nur geringe Wirkung auf β_1-Rezeptoren), keine Vasodilatation der Skelettmuskulatur über β_2-Rezeptoren
Östradiol	S (Östrogen)	♀: v. a. Ovar (Follikel), Plazenta ♂: v. a. extraglandulär (z. B. im Fettgewebe durch Aromatisierung von Androgenen)	FSH (bei ♀ zyklischer Verlauf)	Sekundäre weibliche Geschlechtsmerkmale, weibliche Fettverteilung, Endometriumproliferation, fördert Knochenaufbau und hemmt Knochenabbau, erhöhte Gerinnungsneigung, Natrium- und Wasserretention
Oxytocin	P	Neurohypophyse	Sensible Reize	Myometriumkontraktion, Milchejektionsreflex, soziale Bindung
Parathormon	P	Nebenschilddrüse	Hypokalzämie	Kalzium- und Phosphatmobilisierung aus dem Knochen, erhöhte Kalziumrückresorption und Phosphatausscheidung in der Niere, stimuliert Vitamin D-Synthese
PIF (Prolaktin-inhibiting-Faktor = Dopamin)	AS	Hypothalamus	Negative Rückkopplung	Hemmt Prolaktinfreisetzung
Progesteron	S	Ovar (Gelbkörper), Plazenta	LH (zyklischer Verlauf)	Sekretorische Endometriumumwandlung, hemmt östrogeninduzierte Endometriumproliferation, erhöht Basaltemperatur, diuretische Wirkung
Prolaktin	P	Adenohypophyse	Regulation v. a. über Hemmung durch Dopamin, durch TRH stimuliert	Laktation, hemmt GnRH-Sekretion, (immunstimulierende Wirkung)
Sekretin	P	Duodenum	Säureübertritt aus dem Magen	Bikarbonatsekretion in Pankreas und Galle, hemmt gastrininduzierte Säuresekretion
Serotonin	AS	ZNS (Raphekerne), Darm (EC-Zellen), Thrombozyten		Komplexe Wirkungen auf Stimmung, Gedächtnis, Schlaf-Wach-Rhythmus, Nahrungsaufnahme, Schmerz und Temperaturregulation; Vasokonstriktion (Lunge, Niere) und Vasodilatation (Skelettmuskulatur), erhöhte Darmperistaltik, Thrombozytenaktivierung
Somatoliberin s. GHRH				
Somatostatin s. GHIH				
STH (Somatotropin) s. Wachstumshormon				
Testosteron	S (Androgen)	♂: Hoden (♀: NNR und Ovar)	LH	Sexuelle Differenzierung, sekundäre männliche Geschlechtsmerkmale (Bart, Körperbehaarung, tiefe Stimme), Spermatogenese, Wirkung auf die Psyche (steigert Stimmung und Libido, erhöhte Aggressivität); anabole Wirkungen (Muskel- und Knochenaufbau)
Thyroxin (T_4), Trijodthyronin (T_3)	AS	Schilddrüse	TSH	Wachstum und Reifung von Skelett und ZNS, steigern Grundumsatz, Darmmotilität, Knochenumbau und andere Stoffwechselvorgänge, Blutzuckeranstieg (erhöhter Insulinbedarf)
TSH (thyreoideastimulierendes Hormon)	GP	Adenohypophyse	TRH	Schilddrüsenhormonsynthese, Hypertrophie der Follikelepithelzellen

Tab. 51.1: Hormonklassifikation mit ausgewählten Hormonwirkungen. (Forts.)

Hormon	Hormonart	Bildungsort	Freisetzung durch	Wirkungen
STH (Somatotropin) s. Wachstumshormon				
TSH (thyreoideastimulierendes Hormon)	GP	Adenohypophyse	TRH	Schilddrüsenhormonsynthese, Hypertrophie der Follikelepithelzellen
Vasopressin s. ADH				
VIP (vasoaktives intestinales [Poly-]Peptid)	P	Neurotransmitter des enterischen (und zentralen) Nervensystems	Aktivierung enterischer Nerven	Stimuliert Bikarbonat-, Wasser- und Elektrolytsekretion, senkt gastrointestinale Motilität, hemmt Magensäuresekretion, vasodilatierend
Wachstumshormon ([h]GH, [human] growth hormone = STH, Somatotropin)	P	Adenohypophyse	GHRH, Ghrelin, gehemmt durch GHIH (Somatostatin)	Körperliche Entwicklung, Lipolyse, Glykogenolyse, viele wachstumsfördernde Wirkungen entstehen indirekt durch Freisetzung von IGF-1

Abk. für die Hormonart: P = Peptid/Protein; GP = Glykoprotein; AS = Aminosäurederivat; S = Steroid

Normalwerte

aus Innere Medizin, 5. Aufl.:
Classen, Diehl, Kochsiek, Berdel, Böhm, Schmiegel

URBAN & FISCHER

ACE (S)	18–55 U/l
ACTH (P)	< 18 pmol/l (80 ng/l)
ADH (P)	< 6,7 pg/ml
Adrenalin (24U)	< 0,15 µmol/d (< 27 mg/d)
AFP (S)	< 10 ng/ml
Albumin (S)	3,5–5,5 g/dl (35–55 g/l)
Albumin (24U)	< 20 mg/l
Albumin-Quot. L/S	< 8
Aldosteron (S)	28–150 ng/l (80–400 pmol/l)
Ammoniak (P)	♂: 25–94; ♀: 19–82 (µg/dl) ♂: 15–55; ♀: 11–48 (µmol/l)
Ammoniak (24U)	0,3–1,0 g
Amylase (S)	70–300 U/l
Amylase (U)	100–2000 U/l
ANA (S)	1:160
Anionenlücke (S)	8–16 mmol/l
α_1-Antitrypsin (S)	90–180 mg/dl
α_1-Antitrypsin	< 0,4 mg/g Fz
APC-Ratio	> 2,3
ASL (S)	< 1:80
ATIII (CB)	80–120 %; 0,19–0,3 g/l
β_2-Mikroglobulin (S)	< 2,5 mg/l
β_2-Mikroglobulin	< 0,4 mg/dl
Bilirubin, ges. (S)	0,2–1,1 mg/dl (3,4–18,8 µmol/l)
Bilirubin, dir. (S)	0,05–0,3 mg/dl (0,9–5,1 µmol/l)
Bilirubin, ind. (S)	< 0,8 mg/dl (< 13,7 µmol/l)
Blutungszeit (CB)	
• n. Ivy	2–6 min
• n. Simplate	3–9 min
BSG n. West. (VB)	1h: ♂: 3–8 mm; ♀: 6–11 mm 2h: ♂: 5–18 mm; ♀: 6–20 mm
Calcitonin (P)	♂: 2–48; ♀: 2–10 (pg/ml)
CA 15-3 (S)	< 28 U/ml
CA 19-9 (S)	< 37,5 U/ml
CA 125 (S)	< 35 U/ml
CEA (S)	2,5–10 µg/l
Chlorid (S)	98–112 mval/l
Chlorid (24U)	6–6,3 g/d
Chlorid	720–750 mg/dl
Cholest., ges. (S)	120–200 mg/dl (3,1–5,2 mmol/l)
• LDL-Cholest.	< 150 mg/dl (< 3,87 mmol/l)
• HDL-Cholest.	> 50 mg/dl (> 1,3 mmol/l)
• Lp (a)	< 25 mg/dl
Cholinesterase (S)	3000–8000 U/l
Chymotrypsin	> 3 IE/g
CK (S)	♂: < 80 U/l; ♀: < 70 U/l
CK-MB (Herz) (S)	< 10 U/l (6 % der Ges.-CK)
Coeruloplasm. (S)	15–60 mg/dl (0,94–3,75 µmol/l)
Complem. C3 (S)	0,55–1,2 g/l (55–120 mg/dl)
Complem. C4 (S)	0,2–0,5 g/l (20–50 mg/dl)
Cortisol, 8h (S)	8–25 µg/dl (1,26–3,94 nmol/l)
Cortisol, 16h (S)	5–12 µg/dl (0,79–1,89 nmol/l)
Cortisol, 24h (S)	< 5 µg/dl (< 0,79 nmol/l)
CRP (S)	< 0,5 mg/dl
δ-Aminolävulinsäure (24U)	250–6400 µg/d (2–49 µmol/d)
Dopamin (24U)	< 450 µg/d (< 3 mmol/d)
Eisen (S)	♂: 80–150 µg/dl (14,3–26,9 µmol/l)
Eisen (S)	♀: 60–140 µg/dl (10,7–25,1 µmol/l)
Eisenbind.kap. (S)	310–528 µg/dl
Eiweiß, ges. (S)	6–8,4 g/dl
• Albumin	3,6–5,0 g/dl (45–56 %)
• α_1-Globuline	0,1–0,4 g/dl (2–5 %)
• α_2-Globuline	0,5–0,9 g/dl (7–10 %)
• β-Globuline	0,6–1,1 g/dl (9–12 %)
• γ-Globuline	0,8–1,5 g/dl (12–20 %)
Eiweiß (24U)	< 70 mg/d
Eiweiß	15–45 mg/dl
Erythrozyten (VB)	♂: 4,2–5,9 (×10^6/ml); ♀: 4,0–5,2 (×10^6/ml)
• MCH	27–34 pg (1,67–2,1 mmol/l)
• MCHC	30–36 g Hb/dl Ery (19–22 mmol/l)
• MCV	80–100 µm³ (80–100 fl)
• Retikulozyt	4–15 ‰
Ferritin, M (S)	30–200 µg/l (30–200 nmol/l)
Fett	< 7 g/d
Fibrinogen (CB)	200–400 mg/dl (5,88–11,76 µmol/l)
Fibrin.spalt.pr. (S)	< 0,5 mg/l
Folsäure (S)	3–15 ng/ml
γ-GT (S)	♂: 6–28 U/l; ♀: 4–18 U/l
Gastrin (S)	< 40–210 pg/ml
GLDH (S)	♂: < 7,0 U/l; ♀: < 5,0 U/l
Glukose (S)	70–100 mg/dl (3,89–5,55 mmol/l)
Glukose (24U)	< 90 mg/d
Glukose	45–75 mg/dl (70 % BZ)
GOT (S)	♂: < 18; ♀: < 15 (U/l)
GPT (S)	♂: < 22; ♀: < 17 (U/l)
Hämoglobin (VB)	♂: 14–18; ♀: 12–16 (g/dl) (8,69–11,16 mmol/l; 7,45–9,93 mmol/l)
HbA_{1c} (VB)	4–6 %
Methäm.gl. (VB)	< 1 % Hb
Hämatokrit (VB)	♂: 41–50; ♀: 37–46 (%) (0,41–0,50 l/l; 0,37–0,46 l/l)
Haptoglobin (S)	20–204 mg/dl
Harnsäure, M (S)	♂: < 7 mg/dl (< 420 µmol/l); ♀: < 5,7 mg/dl (< 342 µmol/l)
Harnsäure (24U)	0,4–1,3 g/d
Harnstoff (S)	10–50 mg/dl (1,64–8,18 mmol/l)
Harnstoff (24U)	20–35 g/d
Harnstoff-N (S)	4,7–24 mg/dl (1,7–8,6 mmol/l)
HBDH (S)	55–140 U/l
β-HCG (S)	< 5 U/l
5-HIES (24U)	2–10 mg/d (10–50 µmol/d)
Immunglobuline (S)	
• IgA	0,75–4,07 g/l
• IgD	3–140 mg/l
• IgE	< 120 U/ml
• IgG	6,8–14,45 g/l
• IgM	0,34–2,48 g/l
Immunglobuline	
• IgA	< 6 mg/l
• IgG	9–26 mg/l
• IgM	< 0,9–2,5 mg/l
Kalium (S)	3,5–5,0 mmol/l
Kalium (24U)	61–79 mmol/d
Kalzium, ges. (S)	9,2–10,5 mg/dl (2,3–2,63 mmol/l)
Kalzium, ion. (S)	4,5–5,3 mg/dl (1,12–1,32 mmol/l)
Kalzium (24U)	4,02–4,99 mg/dl
Ketonkörper gesamt (S)	0,5–1,5 mg/dl
Ketonkörper (24U)	10–100 mg/d
Kreatinin (S)	0,5–1,2 mg/dl (44–106 µmol/l)
Kreatinin (24U)	0,5–1,5 g/d

ISBN 3-437-41007-5 © 2005, Elsevier Urban & Fischer Verlag Alle Angaben ohne Gewähr!

Kupfer (S)	♂: 70–140 µg/dl (11–22 µmol/l) ♀: 85–155 µg/dl (13,4–24,4 µmol/l)
Laktat (P)	< 2,4 mmol/l
Laktat (L)	< 2,1 mmol/l)
LAP (S)	11–35 U/l
LDH (S)	140–290 U/l
Leukozyten	4–9 (× 10^3/µl); 4–9 G/l
• Neutrophile	2,12–6,75 (× 10^3/µl; 53–75 %)
– Stabkernige	0,12–0,45 (× 10^3/µl; 3–5 %)
– Segmentkern.	2–6,3 (× 10^3/µl; 50–70 %)
• Eosinophile	0–0,36 (× 10^3/µl; 2–4 %)
• Basophile	0–0,1 (× 10^3/µl; 0–1 %)
• Lymphozyten	1–3,6 (× 10^3/µl; 25–40 %)
– B-Lymphozyten	160–270
– T-Lymphozyten	1000–1500
– T-Helfer (CD4)	600–980
– T-Suppr. (CD8)	420–660
– CD4/CD8-Qu.	1,2–1,9
• Monozyten	0–0,54 (2–6 %)
Lipase (S)	30–180 U/l
Liquordruck	5–20 cm H_2O
Magnesium (S)	0,65–1,03 mmol/l
Magnesium (24U)	> 3 mmol/d
Myoglobin (S)	♂: < 92 ng/ml; ♀: < 76 ng/ml
Natrium (S)	135–150 mmol/l (mval/l)
Natrium (24U)	120–220 mmol/d
Neur. Enolase (NSE) (S)	< 16,5 µg/l
Noradrenalin (S)	185–275 ng/l (1094–1625 pmol/l)
Noradrenalin (U)	23–105 µg/d (136–620 nmol/l)
Osmolalität (S)	280–300 mosmol/kg H_2O
Osmolarität (U)	50–1400 mosmol/kg
Parathormon (S)	15–65 ng/l (1,5–6,5 pmol/l)
Phenylalanin (P)	0,6–2,7 mg/dl
Phosphatase, alk. (S)	65–220 U/l
Phosphatase, sauer (S)	♂: < 4,7; ♀: < 3,7 (U/l)
Phosphat (S)	2,6–4,5 mg/dl (0,84–1,45 mmol/l)
Phosphat (24U)	300–1000 mg/d (95–320 mmol/d)
Porphyrine (24U)	< 100 µg/d (< 120 nmol/d)
• Koproporph.(24U)	14–78 µg/d (21–119 nmol/d)
• Porphobilinogen (24U)	100–700 µg/d (0,5–7,5 mmol/d)
• Uroporph. (24U)	3–24 µg/d (4–29 nmol/d)
Prolaktin (S)	♂: 3,0–14,7 mg/l (72–353 mU/l); ♀: 3,8–23,2 mg/l (91–557 mU/l)
Protein C (P)	70–140 %
Protein S (P)	60–145 %
PSA (S)	0–4 ng/ml
PTT (CB)	23–35 s
Renin (P)	Liegen: 0,2–2 ng/ml/h Stehen: 1,0-4,2 ng/ml/h
Rheumafaktor (IgM) (S)	< 100 U/ml
Serotonin (S)	♂: 80–290 µg/l; ♀: 110–320 µg/l
Serotonin (U)	< 1 µmol/d
Serum-Thymidinkinase (S)	< 7 U/l
Schildd.-AK (S)	
• mikros. AK (MAK)	♂: < 60 U/ml; ♀: < 100 U/ml
• Thyr.glob.-AK (TAK)	♂: < 60 U/ml; ♀: < 100 U/ml
• TSH-Rez.-AK (TRAK)	< 10 U/ml
T_4, gesamt (S)	5–12 µg/dl (65–155 nmol/l)
• freies T_4 (S)	1,0–2,3 ng/dl (13–30 pmol/l)
T_3, gesamt (S)	0,9–2,0 µg/dl 1,38–3,10 nmol/l)
• freies T_3 (S)	0,7–1,8 µg/l (1,1–2,8 nmol/l)
• T_4/TBG-Qu. (S)	3,1–5,5
TBG (S)	16–27 mg/dl
Thromb.zeit (TZ) (CB)	14–21 s
Thromboplastinz. (Quick)	70–120 %
Thrombozyten (VB)	150–350 (× 10^3/µl)
Thyreoglob. (S)	13–30 mg/l (220–510 nmol/l)
TSH basal (S)	0,3–3,5 mU/l
Transferrin (S)	200–400 mg/dl (2–4 g/l)
Triglyzeride (S)	74–160 mg/dl (0,84–1,82 mmol/l)
Troponin T (S)	< 0,1 ng/ml
Uringewicht, spez. (U)	1,003–1,030
Urinosmolalität (U)	50–1400 mosmol/kg
Urobilinogen (24U)	3–25 mg/d
Viskosität (P)	2,2
Vit. B_{12} (S)	310–1100 pg/ml (229–812 pmol/l)
VMS (24U)	< 3,24 µmol/d (< 97 µg/d)
Zellen	< 4/µl
• Lymphozyten	30–60 %
• Monozyten	30–50 %
• Neutrophile	0–3 %
Zink (S)	74–139 µg/l (0,94–1,77 µmol/l)

Pleuraflüssigkeit

	Transsudat	Exsudat
Amylase		> 500 U/ml
Erythrozyten	< 10000/µl	> 10000/µl
Gesamteiweiß (Pleura/Ser.-Qu.	< 3 g/dl (< 0,5)	> 3 g/dl (> 0,5)
Glukose	wie Serum	< 60 mg/dl
Laktat	5–45 mg/dl	45–210 mg/dl
LDH (Pl./Ser.-Qu.)	< 200 U/l (< 0,6)	> 200 U/l (> 0,6)
Leukozyten	< 1000/µl	> 1000/µl
pH	> 7,2	< 7,2
Spez.Gewicht	< 1016	> 1016

Blutgase

	arteriell (AB)	venös (VB)	met. Az.	resp. Az.	met. Alk.	resp. Alk.
pH	7,37–7,44	7,34–7,42	↓	↓	↑	↑
pO_2	65–105 mmHg	30–60 mmHg				
pCO_2	31–44 mmHg	38–48mmHg	↓	↑*	↑	↓*
Stand. HCO_3^-	22–26 mval/l	19–24 mval/l	↓*	↑	↑*	↓
BE	-3,4–2,3 mval/l	-2–5 mval/l	< 0 mval/l	> 0mval/l	< 0mval/l	< 0 mval/l
O_2-Sättigung	< 95–98%	40–70%				* = primär

S = Serum; P = Plasma; CB = Citratblut; 24U = 24-h-Urin; U = Urin

Blutwerte aus Serum und Plasma | Urin | Liquor | Stuhl | Hämatologische Werte

ISBN 3-437-41007-5 © 2005, Elsevier Urban & Fischer Verlag Alle Angaben ohne Gewähr!

Abb. 51.1: Normwerte. [R123]

Tab. 51.2: Endokrinologische Diagnostik. Diese Richtwerte gelten für Erwachsene und können abhängig vom Labor variieren.

Diabetes mellitus	
HbA$_{1c}$	≥ 6,5 % (48 mmol/mol)
Nüchternblutglukose (8 h nüchtern)	≥ 126 mg/dl (7,0 mmol/l)
Oraler Glukosetoleranztest	≥ 200 mg/dl (11,1 mmol/l)
Insulin (nüchtern)	2,6–25 µU/ml
C-Peptid (nüchtern)	1–4 ng/ml
Hypophyse	
hGH (humanes Wachstumshormon)	‹ 8 ng/ml
hGH nach oGTT	‹ 1 ng/ml
IGF-1	Altersabhängig, Höchstwerte in der Jugend
LH und FSH	Frauen: zyklusabhängig, Anstieg in der Postmenopause
LH	Männer: 1–8 mU/ml
FSH	Männer: 2–10 mU/ml
TSH	0,3–4,0 mU/l
ACTH, basal	10–60 pg/ml
Prolaktin	Frauen: 5–25 ng/ml Männer: 5–20 ng/ml
Schilddrüse	
TSH	0,3–4,0 mU/l
Thyroxin, gesamt	5–12 µg/dl
Freies Thyroxin (f$_{T4}$)	1,0–2,3 ng/dl
Trijodthyronin, gesamt	0,7–1,8 µg/l
Freies Trijodthyronin (f$_{T3}$)	2,5–6,0 pg/ml
TBG	13–30 mg/l
Knochen	
Kalzium, gesamt	2,2–2,6 mmol/l
Kalzium, ionisiert	1,1–1,3 mmol/l
Phosphat	0,8–1,4 mmol/l
Intaktes Parathormon (iPTH)	15–65 pg/ml
Nebenniere	
Kortisol, basal	Im Serum (morgens): 5–25 µg/dl Im 24-h-Urin: ‹ 140 µg/24 h
Nach Dexamethason-kurztest	‹ 2 µg/dl
Nach ACTH-Test	› 18–20 µg/dl
Aldosteron	Liegend: ‹ 160 pg/ml Stehend: 40–310 pg/ml
Adrenalin	Angesäuerter 24-h-Urin: ‹ 27 µg/24 h
Noradrenalin	Angesäuerter 24-h-Urin: ‹ 100 µg/24 h
Metanephrine (Metanephrin + Normetanephrin)	
Sexualhormone	
Androstendion (Ovar und Nebennieren)	Frauen (prämenopausal): 0,4–4,1 ng/ml Männer: 0,4–2,6 ng/ml
DHEAS (v. a. Nebennieren)	Alters- und geschlechtsabhängig
Östradiol	Frauen: zyklusabhängig, Abfall in der Postmenopause Männer: ‹ 50 pg/ml
Progesteron	Frauen: zyklusabhängig, Abfall in der Postmenopause

Tab. 51.2: Endokrinologische Diagnostik. Diese Richtwerte gelten für Erwachsene und können abhängig vom Labor variieren. (Forts.)

Diabetes mellitus	
Sexualhormone	
17-Hydroxyprogesteron	Frauen (Follikelphase): 0,2–1,0 ng/ml Männer: 0,3–2,2 ng/ml
Testosteron, gesamt	Frauen: ‹ 1 ng/ml Männer: 3–10 ng/ml
SHBG	Frauen (nicht gravide, keine Ovulationshemmer): 17–110 nmol/l Männer: 16–76 nmol/l
β-HCG	Nicht schwangere Frauen: ‹ 1 mU/ml
Weitere	
5-Hydroxyindolessigsäure (5-HIES)	24-h-Urin: ‹ 9 mg
Serotonin	24-h-Urin: ‹ 0,25 mg Im Serum: ‹ 260 ng/ml
Tumormarker	
Kalzitonin (medulläres Schilddrüsenkarzinom)	‹ 10 pg/ml
Thyreoglobulin (nach Thyreoidektomie eines differenzierten Schilddrüsenkarzinoms)	‹ 0,1 ng/ml (unter der Nachweisgrenze)

52 BLUTZUCKER-PROTOKOLL

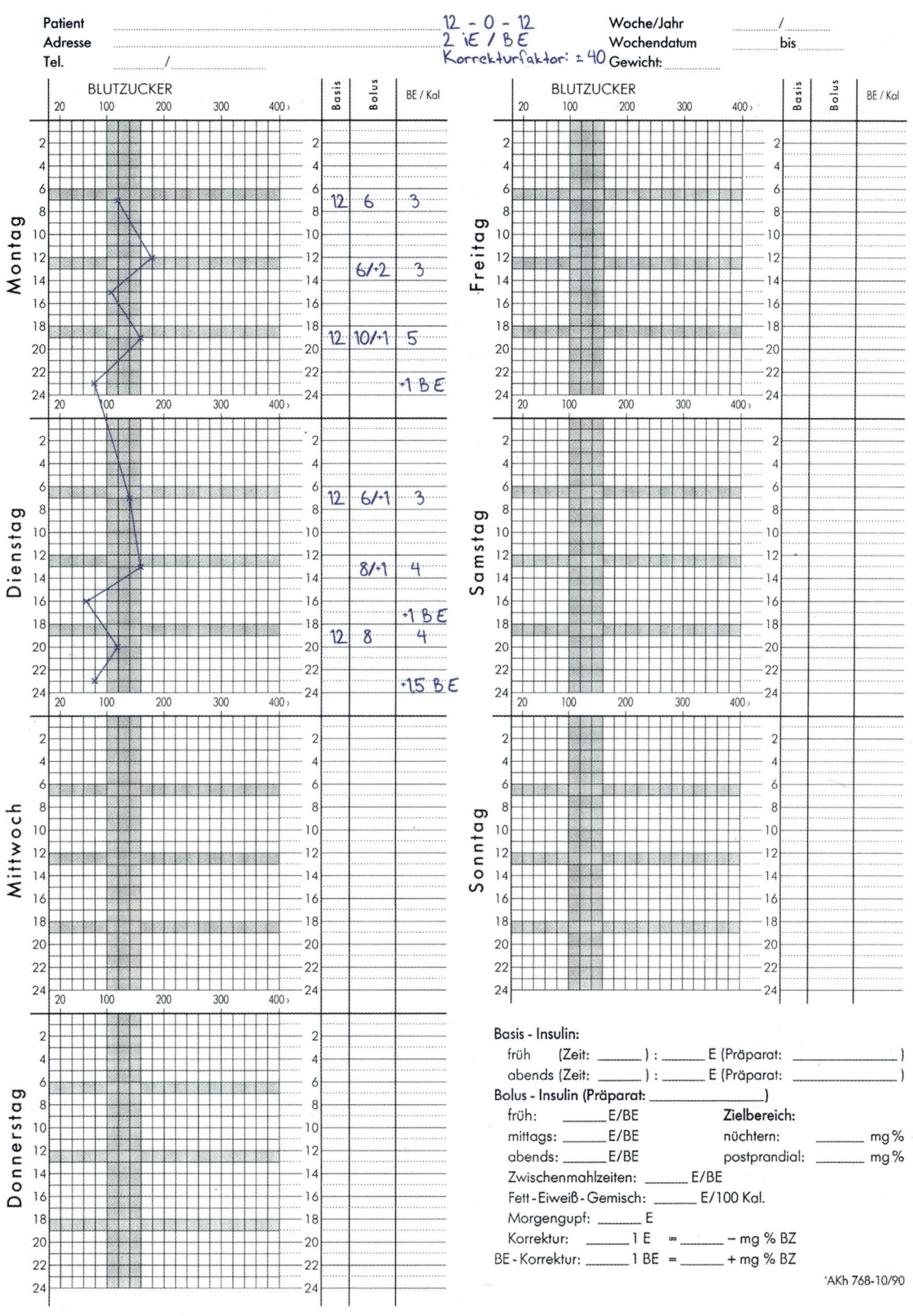

Abb. 52.1: Vereinfachtes Beispiel für ein Blutzucker-Protokoll bei einem Patienten mit intensivierter konventioneller Insulintherapie. [M607]

52 BLUTZUCKER-PROTOKOLL

Der Patient misst jeweils vor den Mahlzeiten, sowie einmal nachmittags und einmal vor dem Schlafengehen (▶ Abb. 52.1). Er erhält je 12 IE (Insulineinheiten) Basisinsulin morgens und abends. Zu den Mahlzeiten spritzt er 2 IE/1 BE. Der Korrekturfaktor beträgt ± 40 mg/dl.

Montag:
- Morgens: BZ ca. 120 mg/dl; 12 IE Basisinsulin + 6 IE Bolusinsulin bei 3 BE zum Frühstück (bei einem Verhältnis von 2 IE/1 BE)
- Mittags: 180 mg/dl; 6 IE Bolusinsulin (für 3 BE) + 2 IE zur Korrektur
- 15:00 Uhr: BZ im Zielbereich (105 mg/dl)
- Abends: BZ bei ca. 160 mg/dl; 12 IE Basisinsulin + 10 IE Bolusinsulin (für 5 BE) + 1 IE zur Korrektur
- 23:00 Uhr: BZ ca. 80 mg/dl; Korrektur mit 1 BE (z. B: 1/8 l Fruchtsaft).

Dienstag:
- Morgens: BZ bei ca. 140 mg/dl; 12 IE Basisinsulin + 6 IE Bolusinsulin (für 3 BE) + 1 IE zur Korrektur
- Mittags: BZ 160 mg/dl; 8 IE Bolusinsulin (für 4 BE) + 1 IE zur Korrektur
- Am Nachmittag lassen Stress und körperliche Anstrengung im Beruf den Blutzucker fallen: 16:00 Uhr: BZ bei ca. 70 mg/dl; Korrektur mit 1 BE
- Abends: BZ im Zielbereich (110 mg/dl) 12 IE Basisinsulin + 8 IE Bolusinsulin (für 4 BE)
- 23:00 Uhr: BZ bei ca. 80 mg/dl; Korrektur mit 1,5 BE.

53 QUELLENVERZEICHNIS

Der Verweis auf die jeweilige Abbildungsquelle befindet sich bei allen Abbildungen im Werk am Ende des Legendentextes in eckigen Klammern.

[E356] Katz, V. L./Lentz, G. M./Lobo, R. A./Gershenson, D. M.: Comprehensive Gynecology. Elsevier/Mosby, 5. Aufl. 2007.
[E420] Talley, N. J./O'Connor, S.: Clinical Examination. A Systematic Guide to Physical Diagnosis. Elsevier/Churchill Livingstone, 6. Aufl. 2010.
[E426] Kanski, J. J.: Clinical Diagnosis in Ophthalmology. Elsevier/Mosby 2005.
[E467] Marchiori, D.: Clinical Imaging: With Skeletal, Chest and Abdomen Pattern Differentials. Elsevier/Mosby, 2. Aufl. 2004.
[E492] Bolognia, J. L./Jorizzo, J. L./Rapini, R. P.: Dermatology. Elsevier/Mosby, 2. Aufl. 2008.
[E508] Swartz, M. H.: Textbook of Physical Diagnosis – History and Examination. Elsevier/Saunders, 5. Aufl. 2005.
[E882] Yannuzzi, L. A.: The Retinal Atlas. Elsevier/Saunders 2010.
[E936] Melmed, S./Polonsky, K. S./Larsen, P. R./Kronenberg, H. M.: Williams Textbook of Endocrinology. Elsevier/Saunders, 12. Aufl. 2011.
[E942] Nerad, J. A.: Techniques in Ophthalmic Plastic Surgery. Elsevier/Saunders, 1. Aufl. 2009.
[E984] Klinke, R./Silbernagl, S.: Lehrbuch Physiologie. Thieme, 5. Aufl. 2005.
[E985] Chew, S.L./Leslie, R.D.: An Illustrated Colour Text. Clinical Endocrinology and Diabetes. Elsevier/Churchill Livingstone 2005.
[E986] Resnick, D./Kransdorf, M. J.: Bone and Joint Imaging. Elsevier/Saunders, 3. Aufl. 2005.
[F111-001] Liu/Lei: Histopathologic and scanning electron microscope examination of the nail and hair in chronic mucocutaneous candidiasis. Journal of the American Academy of Dermatology. Volume 49, Issue 2, Supplement 2. Elsevier, August 2003.
[F384-001] Callender/Rich/Perrier: Multiple Endocrine Neoplasia Syndromes. Surgical Clinics of North America. Volume 88, Issue 4. Elsevier, August 2008.
[F496] Kellerer, Matthaei: Praxisempfehlungen der Deutschen Diabetes Gesellschaft. Diabetologie und Stoffwechsel. 7. Jahrgang. Thieme, Oktober 2012.
[F497] Jayarao/Devaiah/Chin: Utility and Safety of the Flexible-Fiber CO_2 Laser in Endoscopic Endonasal Transsphenoidal Surgery. World Neurosurgery. Volume 76, Issue 1–2. Elsevier, July–August 2011.
[F498] Jevtic: Imaging of renal steodystrophy. European Journal of Radiology. Volume 46, Issue 2. Elsevier, May 2003.
[F499] Österreichische Diabetes Gesellschaft: Diabetes mellitus – Anleitungen für die Praxis. Wiener Klinische Wochenschrift. 124. Jahrgang, Supplement 2. Springer-Verlag 2012.
[L106] Henriette Rintelen, Velbert.
[L157] Susanne Adler, Lübeck.
[L190] Gerda Raichle, Ulm.
[L217] Esther Schenk-Panic, München.
[L231] Stefan Dangl, München.
[M468] Prof. Dr. S. Sollberg, Schwerin.
[M607] Dr. Clemens Marischler, Linz (Österreich).
[O522] Dr. Wolfgang Zettlmeier, Barbing.
[O891] emer. Prim. Dr. Wilhelmine Maschek, Linz.
[R132] Classen, M./Diehl, V./Kochsiek, K.: Innere Medizin. Elsevier/Urban & Fischer, 5. Aufl. 2003.
[R235] Böcker, W. et al.: Pathologie. Elsevier/Urban & Fischer, 4. Aufl. 2008.
[T127] Prof. Dr. med. Dr. med. h. c. Peter C. Scriba.
[T409] Archiv des Dr. von Haunerschen Kinderspitals, Ludwig-Maximilians-Universität München.

54 REGISTER

Symbols
21-Hydroxylase-Defekt 87
α-Glukosidase-Hemmer 32

A
ACTH 38
Addison-Krise 89
Adenohypophyse 38
ADH 38
ADH-Störungen 47
Adipositas 124
adrenale Hyperandrogenämie 86
adrenales Inzidentalom 81
adrenogenitales Syndrom (AGS) 86, 87, 127
Akromegalie 42
Alkalose, metabolische 14
Amenorrhö 102
Amine 2
Aminosäurederivate 3
Anabolika 117
Anamnese 8
Androgene 80, 101
Androgeninsensitivität 104
Androgenresistenz 99
Androgensubstitution 97
Andropause 99
Anorexie 102
Antidiabetika 31
Asherman-Syndrom 104
Autoimmunthyreoiditiden 62
Azidose, metabolische 14

B
Bulimie 102

C
Calcitonin 67
chronische lymphozytäre Thyreoiditis 62
Coma diabeticum 26
Conn-Syndrom 84
Cushing-Syndrom 82, 125

D
Diabetes insipidus 47, 122
Diabetes mellitus 122
– Diagnostik 24
– Ernährung 31
– Klassifikation 20
– Klinik 23
– Komplikationen, akute 26
– Spätkomplikationen 28
– Therapie 31
– Typ 1 20
– Typ 2 21
diabetisches Fußsyndrom (DFS) 30
DNA-Chips 11
DNA-Sequenzanalyse 11
Doping 117
Dopingmaskierer 119
DPP-4-Hemmer 32
Dyslipoproteinämien 36

E
Elektrolytstörungen 14
ELISA (enzyme-linked immunosorbent assay, Enzymimmunoassay) 10
Empty-Sella-Syndrom 46
Entwicklungsstörungen 96

F
Fallbeispiel 122, 124
Fertilitätstherapie 98
Fettstoffwechsel 36
Fettstoffwechselstörungen 36
Follikelphase 100
Friedewald-Formel 37
FSH 39
Funktionstests 10

G
Gastrinom 115
Gestationsdiabetes 22
Glinide 32
Gliptine 32
Glitazone 32
GLP-1-Analoga 32
Glucagon-like-Peptid-1 (GLP-1) 19
Glukagon 18
Glukokortikoide 78
Glukokortikoidtherapie 78
Glukosehomöostase 19
Glykoproteine 2
Gonadendysgenesie 104
Guanylylcyclase 5
Gynäkomastie 97

H
Hashimoto-Thyreoiditis 62
Hirsutismus 86, 126
Hodenschädigung 99
Homa-Index 22
Hormonbestimmung 10
Hormone 2
– glandotrope 38
– Klassifikation 2
– nichtglandotrope 39
– Regelkreise 6
– Rezeptoren 4
– Schilddrüse 50
– Transport 3
Hymenalatresie 104
Hyperaldosteronismus 84
Hyperandrogenämie 104, 126
Hypercholesterinämien 36
Hyperkaliämie 15
Hyperkalzämie 68, 123
hyperkalzämische Krise 69
Hyperlipoproteinämien 36
Hyperparathyreoidismus 123
– primärer (pHPT) 68
– sekundärer (sHPT) 71, 129
– tertiärer 71
Hyperprolaktinämie 40
Hyperthyreose 58
Hypertriglyzeridämien 36
Hypervolämie 13
Hypoglykämie 27
Hypogonadismus
– funktioneller hypogonadotroper 99
– hypergonadotroper 99
– idiopathischer hypogonadotroper (IHH) 98
– männlicher 96
Hypokaliämie 15
Hypokalzämie 70
Hypoparathyreoidismus 70
Hypophyse 38
Hypophysentumoren 40
Hypopituitarismus 44
Hypothalamus 38
Hypothalamus-Hypophysen-System 6
Hypothyreose 56, 124
– amiodaroninduzierte 63
Hypovolämie 13

I
IFN-α-induzierte Thyreoiditis 62
Inkretinmimetika 32
Insulin 18
– Präparate 33
Insulinom 115
Insulinresistenz 21
Insulintherapie 33
Ionenkanäle 4

J
Jod 50
Jodmangel 54

K
Kalzium 66
Karzinoidtumor 114
Katecholamine 2, 92
Klimakterium 108
Klinefelter-Syndrom 99
Knochenmineraldichte 75
Knochenstoffwechsel 66
Kohlenhydratstoffwechsel 18
Koma
– hyperosmolares 26
– hypophysäres 45
– ketoazidotisches 26
– Myxödem 61
konstitutionelle Entwicklungsverzögerung (KEV) 98
Kontrazeption, hormonelle 109
Kontrazeptiva 109
Kortisol 78

L

Late-Onset-AGS 87
LH 39
Lifestyle-Therapie 31
Lipidsenker 37
Lipoproteine 36
Low-T_3-Syndrom 57
Lutealphase 101

M

Makroangiopathie 29
Marine-Lenhart-Syndrom 59
Mayer-Rokitansky-Küster-Syndrom 104
Membranrezeptoren 4
MEN Typ 1 110
MEN Typ 2 111
Metformin 31
Mikroangiopathie 28
Mineralokortikoide 80
Morbus Addison 88
Morbus Basedow 58, 62
Morbus Cushing 41, 83
multiple endokrine Neoplasie (MEN) 110
Myxödemkoma 61

N

Nebennierenmark 91
Nebennierenrinde 78
Nebennierenrindeninsuffizienz 88
Nephropathie 29
neuroendokrine Neoplasien 114
Neurohypophyse 38
Neuropathie 29
NNR-Hormone 78
NNR-Tumoren 86

O

oraler Glukosetoleranztest (oGTT) 24
Osmoregulation 13
Osteomalazie 72
Osteopathie 71
Osteopathien 128
Osteoporose 74, 128
Östrogene 101
Ovar 100

Ovarialinsuffizienz 103
Ovarien 100
Oxytocin 38

P

Parathormon 66
Peptidhormone 2
Phäochromozytom 11, 91
polyglanduläres Autoimmunsyndrom (PAS) 112
Polyurie 122
polyzystisches Ovar-Syndrom (PCOS) 106, 126
Postkoitalpille 109
Post-partum-Thyreoiditis 62
Prader-Labhart-Willi-Syndrom 99
Progesteron 101
Prolaktin 39
Proteohormone 2
Pubertät 94, 100

R

Rachitis 72
Radiojodtherapie (RIT) 59
RANK-System 67
Renin-Angiotensin-Aldosteron-Systems (RAAS) 80
Retinopathie 28
Rezeptoren 4
Rezeptorproteinkinasen 5
RIA (Radioimmunoassay) 10

S

Salzverlustkrise 86
Säure-Basen-Haushalt 14
Schilddrüse
– Diagnostik 52
– Entzündungen 62
– Funktionsstörungen 56
– Hormone 50
– Karzinome 64
– Malignome 64
– Notfälle 60
– solitärer Knoten 55
– Struma 54

Sensitivität 11
Serotonin 2
SGLT-2-Hemmer 33
SIADH 48
Silent-Thyreoiditis 62
solitärer Knoten 55
Southern-Blot-Analyse 11
Spezifität 11
Steroidhormone 3
Steroidsynthese 78
Stimulanzien 118
Struma 54, 124
Sulfonylharnstoffe 32
Systemanamnese 8

T

Testes 94
Testosteron 94, 95
Thyreoiditis 62
– de Quervain 62
– Riedel 63
Thyreostatika 59
thyreotoxische Krise 60
Transportproteine 3
TSH 39

U

Überfunktion 7
Ullrich-Turner-Syndrom 103
Unterfunktion 7
Untersuchung
– biochemische 10
– körperliche 9

V

Vitamin D 67, 72, 128
Volumenregulation 13

W

Wachstumshormon 39
Wasserhaushalt 13

Z

Zyklus, weiblicher 100